Katharine Kolcaba

Pflegekonzept *Comfort*

Verlag Hans Huber

Programmbereich Pflege

HUBER

Katharine Kolcaba

Pflegekonzept Comfort

Theorie und Praxis der Förderung von Wohlbefinden, Trost und Entspannung in der Pflege

Aus dem Amerikanischen von Michael Herrmann

Deutschsprachige Ausgabe herausgegeben
von Diana Staudacher, Jürgen Georg und Angelika Zegelin

Verlag Hans Huber

Katharine Kolcaba. Dr., RN, MScN, USA
Jürgen Georg (dt. Hrsg.). RN, MScN, Pflegefachmann, -lehrer, -wissenschaftler (MScN), Programmplaner und Redakteur beim Verlag Hans Huber, Bern
Diana Staudacher (dt. Hrsg.). Dr. phil. Freie Publizistin mit Schwerpunkt Pflege, Medizin und Gesundheit. Wissenschaftliche Mitarbeiterin am Universitätsspital Zürich.
Angelika Zegelin (dt. Hrsg.). Hon.-Prof. Dr., Krankenschwester, Lehrerin für Pflegeberufe, Mag. Erziehungswissenschaft. Pflegewissenschaftlerin und Curriculumsbeauftragte an der Uni Witten-Herdecke. Honorarprofessorin an der Fachhochschule Rheine.

Lektorat: Jürgen Georg, Diana Staudacher, Andrea Weberschinke
Herstellung: Daniel Berger
Titelillustration: pinx. Winterwerb und Partner, Design-Büro, Wiesbaden
Umschlag: Claude Borer, Basel
Satz: Claudia Wild, Konstanz
Druck und buchbinderische Verarbeitung: AZ Druck und Datentechnik GmbH, Kempten
Printed in Germany

Bibliografische Information der Deutschen Nationalbibliothek
Die Deutsche Nationalbibliothek verzeichnet diese Publikation in der Deutschen Nationalbibliografie; detaillierte bibliografische Angaben sind im Internet unter http://dnb.d-nb.de abrufbar.

Anregungen und Zuschriften bitte an:
Verlag Hans Huber
Lektorat: Pflege
Länggass-Strasse 76
CH-3000 Bern 9
Tel: 0041 (0)31 300 45 00
Fax: 0041 (0)31 300 45 93
verlag@hanshuber.com
www.verlag-hanshuber.com

Das vorliegende Buch ist eine Übersetzung aus dem Amerikanischen.
Der Originaltitel lautet «Comfort Theory and Practice» von Katharine Kolcaba.

(E-Book-ISBN_PDF 978-3-456-95193-5)
(E-Book-ISBN_EPUB 978-3-456-75193-1)
ISBN 978-3-456- 85193-8

Inhaltsverzeichnis

Geleitwort der amerikanischen Ausgabe

Dr. Katharine Kolcaba arbeitet seit 1987 an einer Theorie, die das Ziel hat, *Comfort* für Patienten zu gewährleisten. Die Liste ihrer Publikationen ist zugleich die Chronik des Konzeptentwicklungsprozesses ihrer *Comfort*-Theorie. Dr. Kolcaba beginnt dieses Buch, indem sie *Comfort* aus der Sicht des Patienten definiert. Dann stellt sie ein Messsystem vor, das zur Validierung dieses Begriffs dient. Sie arbeitet heraus, wie bedeutsam *Comfort* im größeren Zusammenhang einer Theorie der Gesundheitsversorgung für das 21. Jahrhundert ist.

Dieses Buch bietet eine Grundlage, um die *Comfort*-Theorie anzuwenden – in der Praxis, in der Ausbildung, in der Forschung und im Qualitätsmanagement.

Es ist ein integraler Bestandteil der Pflege, Patienten *Comfort* zu vermitteln. *Comfort* verbindet *Caring* mit den physischen, psychischen und spirituellen Aspekten der Patientenversorgung.

Dr. Kolcaba versteht *Comfort* für Patienten als ein sehr komplexes, reichhaltiges, geschätztes und für die Gesundheitsversorgung nützliches Konzept. Die energiespendende Eigenschaft von *Comfort* ist besonders wichtig für Patienten, die anstrengende Therapien oder Rehabilitationsprogramme bewältigen müssen oder friedvoll sterben möchten.

Wie Dr. Kolcaba darlegt, geht es Patienten, die *Comfort* erleben, besser und sie werden schneller wieder gesund, wodurch wertvolle finanzielle Mittel eingespart werden können.

Höheres *Comfort*-Erleben als unmittelbares, wünschenswertes Pflegeergebnis hängt zusammen mit gesundheitsförderlichen Verhaltensweisen. Diese werden positiv beeinflusst durch «institutionelle Integrität» (Werte, finanzielle Stabilität und ein ganzheitlicher Ansatz der Gesundheitsversorgung). Organisationen des Gesundheitswesens möchten auch in Zeiten sinkender personaler und finanzieller Ressourcen ein hohes Versorgungsniveau aufrechterhalten. Für sie stellt der *Comfort Care*-Ansatz ein kosteneffektives Modell dar. Der *Comfort*- Bezugsrahmen bietet Pflegenden und anderen Mitgliedern des Gesundheitsversorgungsteams eine Leitlinie für das ganzheitliche Assessment sowie ein Konzept für die Intervention, Evaluation und Planung der Patientenversorgung.

Darüber hinaus empfiehlt Dr. Kolcaba, ein Arbeitsumfeld zu gestalten, das auch Pflegenden eine Atmosphäre von *Comfort* bieten kann. Dies steigert ihre Ressourcen und befähigt sie, ihrerseits *Comfort* für Patienten zu erhöhen.

Comfort für Pflegende umfasst u. a. folgende Komponenten: Autonomie, eine Personalausstattung in Übereinstimmung mit Best-Practice-Modellen, Unterstützung durch das Management, Fortbildung und einfühlsame Patientenedukation.

Es ist mir eine Ehre und zugleich eine große Freude, dieses Werk allen Pflegenden und Mitarbeitenden im Gesundheitswesen zu empfehlen, die Patienten versorgen und denen diese Patienten etwas bedeuten.

May Wykle, RN, PhD, FAAN
Dekanin, The Frances Payne Bolton School of Nursing
Case Western Reserve University
Cleveland, Ohio

Geleitwort der deutschen Herausgeber *Comfort* – die «Spitze des Pflegebewusstseins»

Zur Aktualität und Bedeutsamkeit von *Comfort Care* für die Pflege

Diana Staudacher

Comfort als höchster Wert der Pflege

Inmitten einer seelischen Krisensituation auf einmal Sicherheit und Halt erleben, mitten im Schmerz unerwartet Linderung empfinden, im Fieber von einer Minute zur anderen Kühlung spüren – dies bezeichnet Katherine Kolcaba als das Erleben von *Comfort.* Das Empfinden eines seelisch und körperlich angenehmen, entspannenden und energiespendenden Zustands zeigt sich als Lebensnotwendigkeit und als Grunddimension des heilenden Geschehens. Nicht das Beseitigen von Schmerz und Leiden, nicht das Lindern von Symptomen ist das primäre Ziel der Pflege, sondern das Vermitteln eines positiven, vitalisierenden Empfindungszustands für Körper und Seele. Das Erleben von *Comfort* erweist sich als wichtiger Moment in Krankheits- und Leidenssituationen. Durch *Comfort* kann eine Person im Zustand äußerster Verletzlichkeit, Schwäche und Bedürftigkeit für Augenblicke, Minuten oder Stunden wieder Lebensenergie, Bewältigungskraft und ein gestärktes Selbstempfinden spüren. Dies ermöglicht ihr, einen Leidenszustand zu durchbrechen, heilsame Sinneserfahrungen zu erleben und Hoffnung zu schöpfen. So verbindet *Comfort Care* Situationen äußerster Negativität mit dem Empfinden maximaler Positivität. Dank dieses positiven Erlebens kann ein Mensch zeitweise seine Leidenssituation loslassen und sich «über seine Situation erheben». Kranksein und Heilsein sind nicht mehr voneinander getrennte Welten – sie durchdringen einander.

Als Katherine Kolcaba begann, Pflegende für *Comfort* zu sensibilisieren, war noch nicht bekannt, welche biologischen Wirkungsweisen dem Erleben von *Comfort* zugrundeliegen. Erst heute, zwanzig Jahre nach dem Entstehen dieser Theorie, können wir ihre Bedeutung für die professionelle Pflege wertschätzen und ihre biologischen Grundlagen beschreiben.

Die therapeutische Kraft von *Comfort Care* beruht darauf, in einem verletzten oder erschöpften Organismus *Entspannungszustände* auszulösen (Esch & Stefano, 2010). Die Entspannungsreaktion («relaxation response») ist dem Menschen angeboren und dient seinem Überleben. Denn sie bildet das biologische Gegenwicht zur anhaltenden Stressreaktion («stress response»), in der sich ein erkrankter und verletzter Körper befindet (McEwen, 2012).

Im Entspannungszustand aktiviert der Organismus spezifische Stoffe, die den Stresshormonen Cortisol und Noradrenalin direkt entgegenwirken. Zugleich werden körpereigene «Beruhigungsmittel» aktiviert («endogene Opiate»), die schmerz- und angstlindernd wirken (Esch & Stefano, 2010). Eine vitalisierende, stimmungserhellende Kraft geht von Dopamin aus. Dessen Konzentration steigt im Entspannungszustand um 65 % an (Rubia, 2009). Dopamin aktiviert motivationsbezogene Gehirnbereiche, wirkt stimmungsstabilisierend und zugleich antidepressiv. Somit aktiviert die Entspannungsreaktion das körpereigene Selbstheilungspotenzial in Belastungssituationen (Esch et al., 2003) und gewährleistet das biologische Gleichgewicht (Homöostase).

Wie keine andere Pflegetheorie steht *Comfort Care* im Einklang mit dem aktuellen Wissen über den Einfluss therapeutischen Handelns auf physiologische Homöostase-Prozesse: «Das Erleben feinfühliger Zuwendung und Pflege führt dazu, dass der Organismus weniger Stresshormone ausschüttet und das Nervensystem sein Gleichgewicht (Homöostase) aufrechterhalten kann» (Adler, 2002, 883). Vor dem Hintergrund dieser Forschungsergebnisse zeigt sich, welches therapeutische Potenzial das *Comfort*-Pflegekonzept besitzt.

Entspannung als heilsame Grunddimension

«Wer innerlich *Comfort* empfindet, ist seelisch gestärkt. Er kann den Widrigkeiten und Herausforderungen des Lebens die Stirn bieten» (Kolcaba, 2013). Diese Aussage verdeutlicht eines der wichtigsten Anliegen von *Comfort Care:* Die seelische Widerstandskraft der Patienten in Leidenssituationen zu steigern. Wechselwirkungen zwischen körperlichen, innerseelischen und sozialen Vorgängen erhalten somit hohe Aufmerksamkeit im *Comfort*-Pflegekonzept. Dies hat bedeutsame Folgen für die Pflegepraxis. Zu den zentralen Aufgaben der Pflegenden gehört die «Positivierung des Patientenzustands» – in körperlicher, seelischer, spiritueller und umgebungsbezogener Hinsicht. «Positivierung» meint «mehr als die Abwesenheit von Schmerz, Leiden und Symptomen»: Ziel ist das Erleben tiefer seelischer Sicherheit, das Gefühl, feinfühlig verstanden zu werden, das Empfinden von Zuversicht und Vertrauen. Solche Erfahrungen erleben Patienten als *existenziell tragend.* Sie ermöglichen ihnen, eine positive Beziehung zum Dasein aufrecht zu erhalten – selbst in extrem belastenden Situationen und Krankheitsphasen. Das Erleben von *Comfort* kann sie davor schützen, an ihrer Situation zu zerbrechen.

Comfort Care sorgt dafür, dass Patienten *heilsame Gegenerfahrungen* zu körperlichem und seelischem Belastungserleben machen können. *Comfort*-Interventionen gleichen negative Empfindungszustände durch positive aus. Dank aktueller biologischer Forschungsarbeiten können wir nachvollziehen, wie *Comfort*-Interventionen physiologisch wirken:

- Sie lösen einen Wechsel zur *parasympathischen* Aktivität des Nervensystems aus. Atem-, Herz- und Pulsfrequenz verlangsamen sich, der Tonus von Zellwänden und Muskeln lässt nach: Die stressbedingte Sympathicus-Reaktion klingt ab (Esch & Stefano, 2010).
- Ein physiologischer Ruhezustand tritt ein, der durch Alpha- und Theta-Wellen im EEG erkennbar ist (Esch et al., 2003).
- Die linke Gehirnhälfte ist stärker aktiviert, wodurch Wahrnehmungsreize als positiv und angenehm bewertet werden (Davidson et al., 2003).
- Im Entspannungszustand setzt der Körper Stoffe frei, die aggressive Sauerstoffradikale daran hindern, in Zellkerne einzudringen und dort Schäden auszulösen («oxidativer Stress»). Der Organismus ist geschützt vor Entzündungsprozessen, Tumorbildung und vorzeitiger Zellalterung (Esch & Stefano, 2010). Erst unter diesen Bedingungen kann er sich regenerieren und *Ressourcen* aufbauen.

Diese physiologischen Eigenschaften des Entspannungszustandes liegen der Wirkungsweise von *Comfort Care* zugrunde. Das *Comfort*-Pflegekonzept ermöglicht, die Entspannungsreaktion als *heilsame Grunddimension* zum Tragen zu bringen. Umso wichtiger ist es, *Comfort* als ressourcenzentriertes Konzept ins Zentrum des professionellen Pflegeverständnisses zu rücken.

«Inseln der Ruhe» als Energiequellen

Als «Insel der Ruhe und Resilienz» dient das parasympatische Nervensystem (Porges, 2011). Der Parasympathicus gilt als «Ruhenerv». Er gewährleistet Ausgeglichenheit und schont den Organismus. Somit ermöglicht er regenerative und ressourcenbildende Prozesse («trophotrope Wirksamkeit»). Diese können in Situationen erhöhter seelischer und körperlicher Belastung hohe Priorität haben. Eine überwiegend symptomlindernde Pflege kann diesen regenerativen Bedürfnissen nicht umfassend gerecht werden. Interventionen, die Entspannungszustände auslösen und eine parasympatische Aktivität einleiten, gelten deshalb als «relevante therapeutische Instrumente», besonders bei kardiovaskulären, neurodegenerativen und psychischen Erkrankungen (Esch et al., 2003). Das *Comfort*-Konzept bietet Pflegenden die Möglichkeit, «Insel der Ruhe» und Regenation für Patienten zu gestalten und dabei das komplexe Zusammenspiel zwischen dem parasympatischem und sympatischem Nervensystem in die Pflege einzubeziehen.

Katherine Kolcaba weist wiederholt auf die «energiespendende, vitalisierende» Wirkkraft von *Comfort Care* hin. Aktuelle Forschungsergebnisse zeigen, welche biologischen Ursachen dafür verantwortlich sein könnten. Die Energieleistung der Zellen steigt im Entspannungszustand (Bhasin, 2013). Eine Schlüsselrolle spielen hierbei die «Energiekraftwerke» der Körperzellen, die Mitochondrien. Sie stellen dem Körper im entspannten Zustand mehr Energie zur Verfügung: «Mitochondrien helfen den Zellen, Stressoren standzuhalten. [...] Sie fördern die Widerstandskraft der Zellen und darüber hinaus die Widerstandskraft des gesamten Organismus» (Bhasin, 2013, 11). *Comfort*-Interventionen mit entspannender Wirkung können nicht nur Zellprozesse beeinflussen. Auch das emotionale Erleben der Patienten positiviert sich. Dies hat weitreichende Folgen für die Kognition und das Bewältigungsvermögen eines Patienten. Ein angenehmer Empfindungszustand

- löst ein ganzheitliches, tiefgreifendes Sicherheitserleben aus (Gasper & Clore, 2000).
- erweitert den Denk- und Handlungshorizont (Fredrickson, 2001).
- regt flexible, kreative Gedankengänge an (Fredrickson, 2001).
- ermöglicht, aktiv mit einer Situation umzugehen, sich Problemen zu stellen, statt auszuweichen (Jackson et al., 2003).
- führt dazu, auch in extremen Belastungssituationen einen positiven Sinn zu finden (Jackson et al., 2003).

Die Konzentration auf positives seelisches Erleben und Resilienz macht *Comfort Care* in besonderer Weise wertvoll für drei spezifische Patientengruppen: Personen mit chronischen Krankheiten, geriatrische und palliative Patienten.

Comfort im Rahmen eines systemischen Krankheitsverständnisses

Comfort Care sensibilisiert das pflegerische Denken und Handeln für die komplexen Wechselwirkungen zwischen seelischem Erleben und körperlichen Reaktionen. So kann das *Comfort*-Pflegekonzept in einzigartiger Weise einem integrativen Krankheitsverständnis entsprechen: Erkrankungen sind keine «Störungen», sondern der Versuch des Organismus, eine extreme Belastungssituation zu bewältigen (McEwen, 2012). Ein Krankheitsgeschehen setzt ein, wenn der Mensch allzu häufig, allzu stark oder allzu lange Zeit Situationen ausgesetzt ist, die Stressreaktionen auslösen. Dadurch ist das sympathische Nervensystem dauerhaft erregt. Der Körper ist ständig angespannt und hohen Mengen an Stresshormonen ausgesetzt, die schädliche Reaktionsketten anregen (McEwen, 2012):

- Entzündungsprozesse werden ausgelöst und lassen sich nicht mehr regulieren (Cohen et al., 2012). Entzündungsförderliche Stoffe (Zytokine) können auch zur Entstehung von Depression beitragen (Krishandas & Cavanagh, 2012).

- Nervenzellen sterben ab und neue Nervenzellen können sich nicht mehr bilden (McEwen & Gianaros, 2011).
- Im Zellkern wird die Erbsubstanz geschädigt: vorzeitige Zellalterungsprozesse finden statt (McEwen & Gianaros, 2011).
- das Risiko tumorbildender Prozesse steigt (Antoni et al., 2006).
- das Herz ist belastet, der Blutdruck erhöht sich, das Angsterleben intensiviert sich (Porges, 2011): kardiovaskuläre und neurodegenerative Krankheitsprozesse beginnen.
- das Immunsystem ist geschwächt (McEwen, 2012).

Dieses integrativ-systemische Krankheitsverständnis erfordert ein Pflegekonzept, das auf den fein abgestimmten Dialog zwischen Nerven-, Hormon- und Immunsystem abgestimmt ist. Diesem Anspruch kann *Comfort Care* entsprechen – durch Interventionen, die möglichst genau dem momentanen Aktivierungsgrad des sympatischen bzw. parasympatischen Nervensystem entsprechen.

Comfort Care an der Grenzen zwischen Körper und Seele

«Der eigentliche Zweck der Pflege besteht darin, *Comfort* für Patienten zu fördern statt nur *Caring* (Fürsorge) zu leisten», betonte die Pflegewissenschaftlerin Janice Morse (Morse, 1992, 92). Diese Aussage ist heute aktueller als jemals zuvor. *Caring* ist primär auf das Handeln der *Pflegenden* bezogen. *Comfort* hingegen konzentriert sich auf das Erleben der Patienten und orientiert sich konsequent an ihrer Perspektive.

Katherine Kolcaba betont jedoch, dass das *Comfort-Konzept* stets *Caring* voraussetzt: «Der Begriff *Comfort Care* ist eine dynamische Kombination aus *Comfort* und *Care*. Beide fügen sich zu einem ganzheitlichen Bild gesundheitsbezogener Unterstützung zusammen, wobei *Comfort* das Ziel (Substantiv) *und* die Art der geleisteten Versorgung (Adjektiv) ist. Der Begriff *Care* steht für intensive Zuwendung zum Patienten (Substantiv) *und* umfasst zugleich eine Handlung (Verb): sich kümmern um. In diesem Bezugsrahmen leisten Menschen Fürsorge für das spezifische Ziel, *Comfort* für Patienten zu erhöhen» (Kolcaba, 2013).

Caring bildet somit ein zentrales Wirksamkeitselement von *Comfort Care:* «Um *Comfort* zu erhöhen, muss die Pflegeperson eine Intervention auf fürsorgliche Weise durchführen» (Kolcaba, 2013). *Jedes* pflegerische Tun sollte von *Caring* durchdrungen sein, wie Katherine Kolcaba betont. So können fürsorglich gestaltete *körperbezogene* Interventionen auf das *seelische* Erleben einwirken. Entscheidenden Stellenwert haben deshalb Interventionen, die Katherine Kolcaba als «*Comfort* für die Seele» bezeichnet. Darunter versteht sie beispielsweise Maßnahmen wie Massage oder «Therapeutic Touch». Wie die Forschung zeigt, greifen diese Interventionen tief in die Physiologie ein: Sie aktivieren nicht nur Gene, die Zellheilungsprozesse anregen und Entzündungsprozesse begrenzen (Crane, 2012). Berührungsreize an der Haut bewirken auch, dass das Hormon Oxytocin freigesetzt wird (Morhenn et al., 2012). Es beruhigt, senkt die Konzentration des Stresshormons Cortisol und löst Sicherheitsempfinden aus.

Wie entscheidend *Caring* für das *Comfort*-Konzept ist, zeigt die Reichweite des pflegerischen Auftrags, «umgebungsbezogenen *Comfort*» zu verwirklichen: Die Pflegeperson selbst *ist* die schützende, haltende und heilsame Umwelt für den erkrankten Menschen (Watson, 1979). Sie gestaltet den Erfahrungsraum, der ihm ein Empfinden von Integrität verleihen kann – trotz Krankheit, Schmerz und Leiden.

Erkennen Pflegende die *Comfort*-Bedürfnisse eines Menschen, können sie eine *individuell passende* Umwelt für ihn gestalten: Organismus und Umwelt ergänzen einander (Uexküll, 2002).

Comfort und *Caring* – Hand in Hand

In Krankheits- und Leidessituationen reagieren Menschen mit einem angeborenen Bindungsbedürfnis (Grossmann, 2003). *Caring* lässt sich somit sinnvoll im Rahmen der Bindungstheorie erklären. Die Qualität einer tragenden, sicherheitsgebenden Bindung setzt maximale «Feinfühligkeit» der Bindungsperson voraus (Grossmann, 2003). Verstehen wir *Caring* als Ausdruck pflegerischer «Feinfühligkeit», setzt *Comfort Care* folgende Fähigkeiten voraus: Die Pflegeperson

- hat eine geschärfte Wahrnehmung für den körperlichen und seelischen Zustand des Patienten. Dies bildet die Grundlage, um empathisch reagieren zu können.
- erkennt Signale von Übererregung, erhöhter Spannung sowie Anzeichen innerer Not und Verzweiflung.
- vermittelt emotionale Resonanz, indem sie den Empfindungszustand des Patienten «mit ihm teilt» und ihm zurückspiegelt.
- negative Zustände möglichst rasch positiviert. Dies ist erforderlich aufgrund der krankheitsbedingt veränderten Emotionsregulation: In Krisen- und Leidenssituationen ist die rechte Gehirnhälfte stark aktiviert. Dadurch werden Wahrnehmungseindrücke überwiegend negativ gedeutet («Persistenz des negativen Affekts», Davidson et al., 2002). Dieser Zustand ist aus eigener Kraft nicht überwindbar. Er kann nur durch einen anderen Menschen unterbrochen und positiviert werden («externe Emotionsregulation»).

Die Wirkungskraft des *Caring* hat tiefe biologische Wurzeln: Das Erleben einfühlsamer und fürsorglicher Zuwendung aktiviert das Hormon Oxytocin (Rodriguez et al., 2009). Es wirkt beruhigend auf angstbezogene Gehirngebiete (Heinrichs et al. 2003), lässt die Stressreaktion abklingen und löst Vertrauen aus (Bartz & Hollander, 2006). Das Erleben fürsorglicher *Comfort*-Interventionen wirkt wie eine Schutzhülle für den Organismus in Belastungssituationen. Denn das menschliche Gehirn ist ein «soziales Organ» (Frith, 2007): Mitmenschliche Nähe und therapeutische Zuwendung führen dazu, dass das Gehirn körperlich schmerzhafte und seelisch belastende Sinneseindrücke anders bewertet. Nervenzellnetze werden *in abgeschwächter Weise* aktiviert («attenuation» «neuronale Abschwächung») (Cassidy & Shaver, 2008). Belastungserleben kann dank sozialer Zuwendung *rational* und nicht *emotional* bewertet werden (Taylor, 2008). Dadurch bleiben schädliche stressbedingte Reaktionsketten aus (Entzündung, Zellalterung, Tumorbildung, Veränderungen des Immunsystems). Panisches Bedrohungserleben tritt nicht ein. Somit ist der Körper vor einem hochgradigen Erregungszustand geschützt (McEwen, 2012).

Spirituelle Bedürfnisse erhalten hohe Aufmerksamkeit im Rahmen von *Comfort Care*. Menschen können Spiritualität als eine Form der Fürsorge und Zuwendung erleben, die stärker und unerschütterlicher ist als menschliche Hilfe (Granqvist et al., 2013).

Das Bezogensein auf eine Macht, die grösser ist als das eigene Selbst, vermag absolute Sicherheit zu vermitteln. Dank einer tiefen spirituellen Bindung kann es Menschen gelingen, sich selbst und ihre Situation «loszulassen». Dieses befreiend-«transzendierende» Erleben löst im Organismus eine überwiegend parasympatische Aktivität aus: Entspannung und ein «tiefes Empfinden innerer Ruhe» treten ein (Mohandas, 2008). Spirituelles Erleben hat sich als bedeutsame Quelle der Resilienz erwiesen. Es ist u. a. verbunden mit deutlich weniger Stresserleben (erniedrigte Cortisol-Konzentration) und Schutz vor Depression. Eine gesteigerte Selbstkohärenz wird möglich (Lawler & Younger, 2002).

Diese Forschungsergebnisse belegen eindrucksvoll die Notwendigkeit integrativer Pflegekonzepte: Um das *organische* Leben zu erhalten, brauchen Menschen unterstützendes *soziales, seelisches* und *spirituelles* Erleben (Barchas, 2011). Im Licht dieses ganzheitlich vertieften Betreuungsverständnisses stellt

Comfort Care tatsächlich «die Spitze des Pflegebewusstseins» (Kolcaba, 2003) dar.

Ein Ruf über die Pflicht hinaus

«Wer *Comfort Care* praktiziert, lebt eine Ethik, die danach strebt, das ‹ethisch Gute› für den Patienten zu bewirken» (Kolcaba, 2013). Katherine Kolcaba erinnert daran, dass pflegerisches Handeln immer eine *ethische* Dimension hat. Ethisches Handeln beruht jedoch nicht nur auf Pflichten und Regeln. Es gründet wesentlich in der *inneren Haltung* der pflegerischen Persönlichkeit, die «das Gute» für den Patienten anstrebt und verwirklicht.

> «Handle so, dass Du für den einzelnen Patienten ein maximal positives Erleben bewirken kannst – in körperlicher, seelischer, spiritueller und umgebungsbezogener Hinsicht».

Im Rahmen von *Comfort Care* besteht das «ethisch Gute» darin, *Comfor*t für den individuellen Patienten zu verwirklichen. Dies setzt eine ausgeprägte «ethische Sensibilität» (Weaver, 2000) voraus – die Fähigkeit, sich in das Erleben, Denken und Fühlen des Patienten hineinzuversetzen: «Wir können nicht wissen, worin das Wohl des anderen besteht. Dennoch sollten wir uns darum bemühen, die Perspektive der anderen Person einzunehmen und uns von ihrer Sichtweise der Realität leiten zu lassen. Welche Handlungen erhöhen den *Comfort* eines Patienten tatsächlich?» (Kolcaba, 2013). Dies könnte zur Leitfrage ethischer Entscheidungsfindungsprozesse in der Pflege werden. Dann lassen sich «alle Behandlungsentscheidungen danach beurteilen, ob sie *Comfort* für den Patienten fördern können» (Kolcaba, 2013). Das handlungsleitende Prinzip von *Comfort Care* könnte dann lauten: «Handle so, dass Du für den einzelnen Patienten ein maximal positives Erleben bewirken kannst – in körperlicher, seelischer, spiritueller und umgebungsbezogener Hinsicht». Dieses Prinzip darf niemals verletzt werden. *Comfort*-Interventionen hätten somit aus ethischen Gründen *höchste Priorität*. Sie zu unterlassen, wäre ethisch nicht zu verantworten. In der klinischen Realität wird jedoch allzu oft «bei fehlenden Ressourcen ... das ethisch gute Handeln geopfert zugunsten näherliegender, dringender Verpflichtungen». Da Kliniken vor allem wirtschaftliche Prioritäten setzen, ist es umso wichtiger, dass «*Comfort* als Wert für Patienten bei Leitungspersonen in Kliniken und Institutionen eine hohe Priorität hat» (Kolcaba, 2013).

Katherine Kolcaba ruft deshalb Pflegefachpersonen dazu auf, «*Comfort* höhere Priorität zu verleihen». Dieses Engagement ist notwendig, denn «*Comfort*, *Caring* und Empathie für Patienten sind nicht im Ethikkodex der Pflege enthalten» (Kolcaba, 2013).

Comfort Care umfasst *mehr* als eine «Ethik der Pflicht»: Sie ist ein «Ruf über die Pflicht hinaus» und beruht auf der Bereitschaft der Pflegenden, im Einsatz «für die Verwirklichung des Guten Verwundungen hinzunehmen» (Pieper, 2000). Katherine Kolcaba hebt hervor, dass *Comfort* Care «verbunden ist mit Tugenden wie außerordentliches Durchhaltevermögen, Hingabe, äußerstes Mitgefühl, Vorbildlichkeit und hohe Achtung vor Mitmenschen. Pflegende zeigen also ein Handeln jenseits des Erwarteten und jenseits dessen, wozu sich die meisten Menschen im Stande sehen» (Kolcaba, 2013).

Somit stellt *Comfort Care* nicht nur die «Spitze des Pflegebewusstseins» dar, sondern auch die «Spitze der Pflege-Ethik».

«Ethisch besonders bewusste Pflegende» nennt Katherine Kolcaba «*unvergessliche Pflegende*» (Kolcaba, 2013). Sie zeichnen sich dadurch aus, dass sie trotz vielfältiger Hindernisse *Comfort* für Patienten bewirken können. Sie machen den Weg frei für *Comfort* als Höchstwert der Pflege. Es bleibt zu wünschen, dass *Comfort Care* auch für Pflegende im deutschsprachigen Raum eine Inspiration sein kann – zum Besten der Patientinnen und Patienten.

Referenzen

Adler, H. (2002). The Sociophysiology of Caring in the Doctor-Patient Relationship. J Gen Intern Med., 17 (11), 883–890.

Antoni, M., Lutgendorf, S., Cole, S., Dhabhar, F., Sephton, S. (2006).The influence of bio-behavioural factors on tumour biology: pathways and mechanisms. Nat. Rev. Cancer, 6, 240–48.

Barchas, P., Barchas, J. (2011). Sociophysiology 25 years ago. Early perspectives of an emerging discipline now part of social neuroscience. Ann N.Y. Academy of Sciences, 1231, 1–16.

Bartz, J., Hollander, E. (2006). The neuroscience of affiliation: Forging links between basic and clinical research on neuropeptides and social behavior. Hormones Behav 50:518–528.

Bhasin, M., Dusek, J., Chang, B., Joseph, M. (2013). Relaxation response induces temporal transcriptome changes in energy metabolism, insulin secretion and inflammatory pathways. PloS ONE, 8 (5), 1–13.

Cahn, B.R., Polich, J., 2006. Meditation states and traits: EEG, ERP, and neuroimaging studies. Psychological Bulletin 132 (2), 180–211.

Cassidy, J., Shaver, P. (2008). Handbook of Attachment. New York: Guilford Press.

Chrousos, G. (2009). Stress and disorders of the stress system. Nat. Rev. Endocrinol. 5, 374–381.

Cohen, S. (2012). Chronic stress, glucocorticoid receptor resistance, and disease risk. PNAS, 109 (16), 5995–5999.

Crane, J., Ogborn, D., Cupido, C. (2012). Massage Therapy Attenuates Inflammatory Signaling After Exercise-Induced Muscle Damage. Sci Transl Med, 119 (4), 1–8.

Davidson, R., Kabat-Zinn, J., Schumacher, J., Rosenkrantz, M., Muller, D., Santorelli, S. (2003). Alterations in brain and immune function produced by mindfulness meditation. Psychosomatic Medicine, 65, 564–570.

Davidson, R., Pizagalli, D., Nitschke, J., Putnam, K. (2002). Depression: Perspectives from Affective Neuroscience. Annual Rev Psychol., 53, 545–574.

Dusek, J., Out, H., Wohlhueter, A., Bhasin, M., Zerbini, L. (2008) Genomic counter-stress changes induced by the relaxation response. PLoSONE3, 1–13.

Esch, T., Fricchione, G., Stefano, G. (2003). The therapeutic use of the relaxation response in stress-related diseases. Med Sci Monit, 9 (2), 23–34.

Esch, T., Stefano, G. (2010). Endogenous reward mechanism and their imbalance in stress reduction exercise and the brain. Arch Med Sci 6 (3), 447–455.

Exline, J., Jones, W. (Ed.) APA handbook of psychology, religion and spirituality: cardiovascular responses, stress, mood and physical health. Journal of Religion and Health, 41 (4), 347–362.

Fredrickson, B., Branigan, C. (2005). Positive emotions broaden the scope of attention and thought-action repertoires. Cognition and Emotion, 19 (3), 313–332.

Fredrickson, B., Joiner, T. (2002). Positive emotions trigger upward spirals toward emotional well-being. Psychological Science, 13 (2), 172-5.

Fredrickson, B. (2001). The role of positive emotions in positive psychology: The broaden-and-built theory of positive emotions. American Psychologist, 56, 218–226.

Frith, C. (2007). The social brain? Philos Trans R Soc Lond Biol Sci., 29, 671–678.

Gasper, K., Clore, G. (2000) Do you have to pay attention to your feelings to be influenced by them? Personality and Social Psychology Bulletin, 26, 698–711.

Gasper, K., Clore, G. (2002). Attending to the big picture: Mood and global versus local processing of visual information. Psychological Science, 13, 34–40.

Grossmann, K.E., Grossmann, K. (2003). Bindung und menschliche Entwicklung, Stuttgart: Klett-Cotta.

Granqvist, P., Kirkpatrick, L.A. (2013). Religion, spirituality and attachment. In K. Pargament (Ed.). APA Handbook for the psychology of religion and spirituality, 1, 129–155.

Heinrichs, M., Baumgartner, T., Kirschbaum, C., Ehlert, U. (2003). Social support and oxytocin interact to suppress cortisol and subjective responses to psychosocial stress. Biol Psychiatry, 54, 1389–1398.

Jackson, D., Burghy, C., Hanna, A., Larson, C., Davidson, R. (2000). Resting frontal and anterior temporal EEG asymmetry predicts ability to regulate negative emotion. Psychophysiology, 37, 50.

Jackson, D. Mueller, C.J., Dolski, I., Dalton, K.M., Nitschke, J.B., Urry, H.L., Rosenkranz, M.A., Ryff, C.D., Singer, B.H., & Davidson, R.J. (2003). Now you feel it, now you don't: Frontal brain electrical asymmetry and individual differences in emotion regulation. Psychological Science, 14, 612–617.

Kirschbaum, C. (2001). Das Stresshormon Cortisol – ein Bindeglied zwischen Psyche und Soma? http://www.uni-duesseldorf.de/Jahrbuch/2001/PDF/pageskirschbaum.pdf

Krishnadas, R., Cavanagh, J. (2012). Depression: an inflammatory illness? J Neurol Neurosurg Psychiatry, 83 (5), 495–502.

Kolcaba, K. (2013). Pflegkonzept Comfort. Bern: Verlag Hans Huber. Granqvist P.; Kirkpatrick L., Pargament, K. (2013). Religion, spirituality, and attachment.

Lawler, K., Younger, J. (2012). Theobiology: Analysis of spirituality, cardiovascular responses, stress, mood, and physical health. Journal of Religion and Health, 41 (4), 347–362.

McEwen, B. (2012). Brain on Stress. How the social environment gets under the skin.

McEwen, B., Gianaros, G. (2011). Stress and allostasis-induced brain plasticity. Ann Rev Med, 62, 431–45.

Mohandas, E. (2008). Neurobiology of spirituality. Mens Sana Monogr, 6 (1), 63–80.

Morhenn, V., Beavin, L., Zak, P. (2012) Massage increases oxytocin and reduces adrenocorticotropin in humans. Altern Ther Health Med, 18 (6), 11–18.

Morse, J. (1992). Comfort: The refocusing of nursing care. Clinical Nursing Research, 1 (1), 91–106.

Pieper, J. (2000). Werke. Bd. 7: Religionsphilosophische Schriften. Hamburg: Felix Meiner.

Porges, S. (2011). The Polyvagal Theory: Neurophysiologiocal foundations of emotions and attachment, communication, and self-regulation. New York: Norton.

Taylor, S., Burklund, L., Eisenberger, N. (2008). Neural Bases of moderation of cortisol stress Responses by psychological resources. Journal of Personality and Social Psychology, 95 (19), 197–211.

Rodrigues, S., Saslow, L., Garcia, N., John, O. (2009). Oxytocin receptor genetic variation relates to empathy and stress reactivity in humans, PNAS, 106 (50), 21437–21441.

Rubia, K. (2009). The neurobiology of meditation and its clinical effectiveness in psychiatric disorders. Biological Psychology, 82, 1–11.

Trope, Y., Ferguson, M., Raghunathan, R. (2001) Mood as a resource in processing self-relevant information. In J. P. Forgas (ed.), Handbook of affect and social cognition (pp. 256–274). Mahwah, NJ, US: Lawrence Erlbaum Associates, Publishers.

Uexküll, T. (2002). Psychosomatische Medizin. Modelle ärztlichen Denkens und Handelns, München: Urban & Fischer.

Watson, J. (1979). Nursing. The philosophy and science of caring. Boston: Little Brown.

Weaver, K., Morse, J., Mitcham, C. (2008). Ethical sensivity in professional practice: concept analysis. Journal of Advanced Nursing, 62 (5), 607–618.

Vorwort

Dieses Buch ist die Summe meiner Arbeiten zu *Comfort* für Patienten. Darin wende ich mich an Pflegende und Mitarbeitende des Gesundheitsversorgungsteams, die eine *Comfort*-orientierte, theoriebasierte Praxis als wertvoll erachten – für Patienten, für Pflegende und für das Gesundheitswesen. Ich habe versucht, dieses Buch persönlich und nutzerfreundlich zu gestalten. Es soll das Selbstvertrauen der Pflegenden stärken.

Viele Autorinnen aus der Pflege und ergänzenden Disziplinen haben zu meiner *Comfort*-Theorie beigetragen. Auf sie weise ich in der Literaturliste am Schluss dieses Buches hin.

Keine Theorie entsteht im Vakuum. Auch die *Comfort*-Theorie wurde aus einem gemeinschaftlichen Bewusstsein heraus geschaffen: Viele Pflegende haben erkannt, wie bedeutsam *Comfort* in der Pflege und im gesamten Versorgungsprozess ist.

Rückblickend erkenne ich deutlich, dass es im Gesundheitswesen und in der pflegerischen Grundausbildung reiche Impulse für *Comfort* gab. Meine *Comfort-Theorie* hat viele Helferinnen und dank ihnen ist mir oft «ein Licht aufgegangen». Diese Impulse habe ich hier nachgezeichnet. Dabei wollte ich deutlich machen, dass viele mit ihren Ideen zur *Comfort*-Theorie beigetragen haben.

Als ich dieses Buch schrieb, konnte ich erneut überprüfen, wie die *Comfort*-Theorie in der Praxis anwendbar ist, ob sie frei von Widersprüchen ist und welche Konsequenzen sie hat. Bei dieser Untersuchung habe ich neue Einsichten gewonnen. Meine Vorstellungen von *Comfort* und seinen Möglichkeiten haben sich erweitert.

Das interaktive Denken, das beim Ausarbeiten und Gestalten eines Buches entsteht, habe ich als sehr anregend empfunden. Es entsteht eine Art schriftstellerisches System von Kräften und Gegenkräften. Das Schreiben dieses Buches war eine wertvolle Zeit der Integration, des Erörterns und Verfeinerns. Dabei kamen neue Ideen zum Vorschein vor dem Hintergrund der veränderten Situation in der Gesundheitsversorgung und in der Wirklichkeit unserer Welt.

Selbst nach vielen Jahren, die ich der *Comfort*-Theorie gewidmet habe, glaube ich daran, dass sie weiter wachsen kann. Dies spricht für die Dynamik des Konzepts und für die Entwicklungsmöglichkeiten unseres Wissens im Bereich der Pflege und der Gesundheitsversorgung. Mein Wunsch, die Nuancen von *Comfort* zu erfassen, lebt weiter.

Dieses Buch wendet sich an Pflegefachpersonen in der Praxis. Ihnen soll die Theorie einen Nutzen bringen. Wenn sie die *Comfort*-Theorie nicht verwenden oder verstehen können, wird sie nach und nach untergehen. Beim Schreiben dieses Buches wurde mir jedoch klar, dass *Comfort Care* (d. h. die praktizierte *Comfort*-Theorie) nicht auf die Pflege als Berufsgruppe beschränkt ist. Sie hat zwar ihren Ursprung in der Pflege – und ich bin stolz auf ihre traditionellen Wurzeln. Sie kann jedoch ein interdisziplinäres Modell für die Gesundheitsversorgung darstellen. Ich hoffe sehr, dass dies in Zukunft so sein wird.

Comfort Care kann eine einigende Kraft in der praktischen Gesundheitsversorgung ausüben. Denn sie ist auf das Wesentliche ausgerichtet, das allen Disziplinen im Gesundheitswesen gemeinsam ist: die Arbeit für Patienten. Wer mit Patienten und pflegebedürftigen Menschen arbeitet, kann den Bezugsrahmen von

Comfort Care nutzen. Dies gilt für die Prävention, die Patientensicherheit, die Versorgung chronisch oder akut kranker Menschen sowie für den Anfang und das Ende des menschlichen Lebens.

Die Gesundheitsversorgung der Zukunft wird interdisziplinär sein. Deshalb sollten wir alle Hand in Hand arbeiten. Pflegende leisten einen wertvollen Beitrag zu den Patientenergebnissen (Buerhaus, 2000). Ich bin davon überzeugt, dass Pflegepersonen die Qualität ihrer eigenen *Prax*is kontinuierlich verbessern werden. Wie ihnen dies gelingen kann, werden Pflegepädagoginnen im Unterricht deutlich machen. Definitionsgemäß erfordert Qualitätsverbesserung, positive und negative Patientenergebnisse, die durch die Pflege oder die interdisziplinäre Versorgung beeinflusst werden, zu dokumentieren und zu messen. Das Ziel besteht darin, auf einer Station die negativen Ergebnisse zu *senken* und die positiven zu *steigern*. *Comfort* ist ein positives Ergebnis und ich hoffe, dass alle Pflegenden und Mitarbeitende des Teams *Comfort* optimieren und dokumentieren möchten. Pflegende können spezifische standardisierte, computergestützte Datensätze nutzen, um eine verbesserte Qualität nachzuweisen. Der entscheidende Punkt besteht jedoch darin, dass die Pflege und die interdisziplinäre Versorgung in die Forschung integriert sein sollten. Unsere alltägliche Praxis wird zum Teil im Messen von Ergebnissen bestehen. Im gesamten Buch sind deshalb Praxis und Forschung miteinander verbunden. Ich hoffe, das Buch kann als Leitfaden dienen, um die Gesundheitsversorgung und die Ergebnisforschung eng miteinander zu verknüpfen.

Das Buch endet mit einer Vision von weltweitem *Comfort*. Ich hoffe, dass Leserinnen und Leser sich über diese Vision Gedanken machen, sie vor Augen halten und auf sie hinarbeiten.

Ich danke meinen Leserinnen und Lesern und hoffe, dass sie sich angesprochen fühlen und auf ihre persönliche Weise Mitglied unseres *Comfort*-Teams werden möchten:

In Ihrer Praxis, in Ihrem Unterricht, in Ihrem Ringen mit Problemen in Forschung, Ethik und in Ihrem Leben möge die Zukunft von *Comfort* liegen.

Kathy Kolcaba

Referenz

Buerhaus, P., Needleman, J. (2000). Policy implication of research on nurse staffing and quality of care. Policy, Politics, & Nursing Practice, 1, 5–16.

Danksagung

Das Verfassen dieses Buches gelang nur durch viel Liebe und Unterstützung. An erster Stelle ist dieses Buch eine Hommage an Sie, meine Studierenden und KollegInnen sowie an alle AnwenderInnen der *Comfort*-Theorie. Ihre Rückmeldung und Ihre Anfragen haben mich motiviert, alles, was ich über *Comfort* weiß, in diesem Buch zusammenzufassen. Nun können Sie alles, was Sie für Ihre Forschung und Ihre klinischen Initiativen benötigen, in diesem Buch nachlesen.

Ich hoffe, dass diese Publikation als handliches Nachschlagewerk für alle dienen kann, die jetzt oder in Zukunft die *Comfort*-Theorie anwenden möchten.

Beim Schreiben dieses Buches haben mich viele Menschen unterstützt. Meine Lektorin Ruth Chasek war freundlich, energisch und entschlussfreudig. Die Dekanin des College of Nursing an der Universität von Akron, Dr. Cynthia Capers, gewährte mir ein Sabbatical, um dieses Buch zu schreiben. Sie zeigte mir dadurch, dass sie mein Engagement für *Comfort* wertschätzte. Für technische Unterstützung danke ich John Gurnak, Rick VanDerveer und Dave Jansen. Meine Freundin und Forschungspartnerin, Dr. Therese Dowd, diskutierte mit mir über *Comfort*, redete mir gut zu, half mir, *Comfort* bei Patienten und Studierenden anzuwenden und redigierte die Kapitelentwürfe aufmerksam und sorgfältig. Der Illustratorin Karen Crabtree, die ihr Talent einbrachte, danke ich dafür, dass sie verstand, was ich vermitteln wollte.

Ein Dank gilt auch den ProfessorInnen der Western Case University, die mich unterstützten. Prof. Dr. May Wykle war stets ein *Comfort*-Vorbild und eine Mentorin in jedem Sinne für mich. Sie verteidigte meine Ideen über Ganzheitlichkeit, als ganzheitliches Denken noch nicht anerkannt war. Prof. Dr. Richard Steiner führte mir die Kunst der statistischen Analyse vor Augen und würdigte die Komplexität von *Comfort*-Messungen. Die Alumni Association der Frances Payne Bolton School of Nursing und Sigma Theta unterstützten mich finanziell. Diesen Menschen und Organisationen werde ich immer dankbar sein.

Meine Familie ist mein Schutzort und meine Basis. Ich danke ihr von ganzem Herzen, dass sie stets für mich da war. Meine Mutter war der erste Mensch, der mich mit *Comfort* vertraut machte – durch ihre bedingungslose Liebe und ihre Zuversicht hinsichtlich meiner Zukunft.

Sie ist ein Vorbild an Ausdauer und Durchhaltekraft. Mein Mann, der Philosoph Raymond Kolcaba, leistete einen bedeutenden Beitrag zu den Kapiteln 6 und 8. Er ist noch immer begeistert von *Comfort* und glaubt daran. Meine Töchter, Christine, Jill und Liz sowie meine sieben Enkel unterstützen mich und erinnerten mich daran, im Augenblick zu leben. Ihre Gesundheit und Vitalität inspirierten mich.

Dieses Buch ist dem Andenken meines Bruders, John Arnold, und meines Vaters, John Arnold Jr., gewidmet. Beide starben zu jung und ich vermisse sie sehr – auch nach vielen Jahren. Doch sie lächeln mir zu, ermutigen mich in meinen Träumen und ich glaube, dass ich sie wiedersehen werde. Euch allen möchte ich danken.

Kapitel 1 – *Comfort* als Herzstück der Pflege

Comfort kann eine schützende Decke sein
oder ein Gespräch,
eine Salbe für mein wundes Knie;
ein offenes Ohr für mein Leiden,
Socken, die meine Füße wärmen;
ein Medikament gegen Schmerzen,
jemand, der mich beruhigt;
ein Anruf meines Arztes oder eines Freundes,
ein Rabbi oder ein Priester,
wenn mein Leben endet.
Comfort ist, was auch immer ich als wohltuend
wahrnehme,
etwas Lebensnotwendiges – und zugleich
sehr Persönliches.

S. D. Lawrence
(Kolcaba, 1995b: 289)

Comfort für Patienten und *Comfort Care* sind individuelle, ganzheitliche und vielschichtige Begrifflichkeiten. Vor etwa 15 Jahren begann ich, mich in diese Themen zu vertiefen, nachdem ich sie in meiner täglichen pflegerischen Praxis «entdeckt» hatte. Nach der Erkundungs- und Erklärungsphase verbrachte ich viele Jahre damit, zu analysieren, zu definieren, zu operationalisieren, zu theoretisieren und zu testen, was *Comfort* für Patienten in verschiedenen Situationen bedeutet. In diesem Kapitel beschreibe ich, wie mein Anliegen sich entwickelt hat und warum mir *Comfort* so wichtig war. Dann stelle ich dar, wohin mich dieser Forschungsprozess führte, wie ich *Comfort* in einfachen Worten erklärte, als Pflegeergebnis definierte und schließlich in die interdisziplinäre Gesundheitsversorgung einführte. Schließlich stelle ich im Detail dar, wie sich *Comfort* anhand eines Diagramms messen lässt. Ergänzend dazu formuliere ich eine Definition dieses reichhaltigen Begriffs, der so viele Dimensionen hat. Die Klassifikation von *Comfort* bildet das Fundament für die Arbeit mit dem Konzept. Wie bedeutsam diese Klassifikation ist, wird im Folgenden deutlicher werden. Am Schluss des Kapitels stehen Gedanken zum *Comfort*-Zitat.

Das Wesentliche der Pflegepraxis

Seit fünfzehn Jahren beschäftige ich mich mit dem Begriff *Comfort*. Diese Arbeit begann mit einer Aufgabe von Dr. Rosemary Ellis in einem Seminar zum Thema «Einführung in Pflegetheorie». Wir sollten unsere Pflegepraxis in einem Diagramm darstellen. Dies schien eine leichte Aufgabe. Dabei sollten wir Begrifflichkeiten verwenden, die für unser Setting spezifisch waren und sich in der Literatur fanden. Zwischen den Begrifflichkeiten sollten wir Zusammenhänge herstellen und sie mit Richtungspfeilen sowie Plus- und Minuszeichen graphisch sichtbar machen. Diese Aufgabe forderte uns zum Nachdenken heraus: Was war das Wesentliche unserer Pflegepraxis? Welche Hoffnungen machten wir uns in Bezug auf unsere Patienten? Was wollten wir für Patienten in einem spezifischen Pflegesetting erreichen? Wie könnten wir die Patienten beim Erreichen dieser Ziele unterstützen? All dies in einem einzigen Diagramm darzustellen, war eine Übung, die präzises Denken erforderte. So begann meine intensive Reflexion hinsichtlich des Stils und der Werte meiner Pflege.

Sensibilität für die Bedürfnisse der Patienten

In den späten 1980er Jahren leitete ich eine Station für Patienten mit Demenz. Es gab vieles, das ich an der Pflege dieser Menschen sehr ansprechend empfand. Ein besonders interessanter Aspekt beeinflusste jedoch meine Reaktion auf Rosemary Ellis' Aufgabe: Die fünfzehn Bewohnerinnen und Bewohner waren der Sprache im üblichen Sinne nicht mächtig. Sie sprachen auf eine sehr individuelle Weise. Vor allem in den späteren Stadien der Demenz waren mir ihre Laute zwar vertraut, doch sie waren auf ungewohnte, eigenwillige Weise miteinander verbunden. Darüber hinaus waren die Bewohnerinnen und Bewohner sehr verletzlich, da jede geringfüge körperliche oder emotionale Veränderung sie aus dem Gleichgewicht bringen konnte. Dann hatten sie nicht mehr die Kraft, ihre Emotionen zu kontrollieren. Die Literatur zur Demenzpflege beschreibt dieses Verhalten als «herausfordernd», «agitiert», «aggressiv» oder «unkooperativ» (Schwab et al., 1985). Eine solche emotionale Erregtheit kann entstehen, sobald der Organismus aus seinem Gleichgewicht gerät, etwa durch eine Verletzung, eine Infektion, Dehydratation, Obstipation oder durch ein emotionales Trauma.

Zeigte einer unserer Bewohner eine intensive emotionale Reaktion, befand sich bald die ganze Station in Aufruhr. Die «Agitiertheit» einer Person führte dazu, dass die übrigen Bewohnerinnen und Bewohner ebenfalls ein solches Verhalten zeigten. Es war daher wichtig, solche Situationen zu verhindern oder möglichst wirksam auf sie einzuwirken.

Unser Problem lag darin, dass die Bewohnerinnen und Bewohner nicht mit Worten zum Ausdruck bringen konnten, was mit ihnen geschehen war oder woran sie litten. Wir mussten «Detektive» sein und anhand der Körpersprache eines Bewohners, seiner Langzeitanamnese, seines Ausdrucksverhaltens, seiner Handlungen, seiner Besucher und jeglicher individueller Risikofaktoren Vermutungen über sein momentanes Problem anstellen. Beispielsweise konnte ein leichter Harnwegsinfekt zu «Agitiertheit» ohne jedes weitere Symptom führen. Angesichts dieser besonderen kommunikativen Voraussetzungen wurden wir sehr sensibel für die Bedürfnisse der Bewohner und für die Hintergründe ihres Verhaltens.

Comfort als wünschenswerter Zustand

In der Literatur zur Pflege von Menschen mit Demenz fand ich außer «Agitiertheit» auch Begriffe wie *«förderliche Umgebung»* und *«Optimalfunktion»*. Diese drei Begriffe waren die Grundlagen meines Diagramms und ich stellte Beziehungen zwischen ihnen her. Eine «förderliche Umgebung» ist das therapeutische Milieu, das den Bedürfnissen gebrechlicher Patienten entsprechend angepasst wird (Wolanin & Phillips, 1981).

Im Diagramm unterteilte ich die Erscheinungsformen der «Agitiertheit» in physische und psychische, da unsere «Detektivarbeit» mit der Untersuchung dieser beiden unterschiedlichen, aber miteinander verflochtenen Ursachen begann. Dann dachte ich darüber nach, wie wir auf unserer Station «Agitiertheit» zu verhindern versuchten. Diese pflegerischen Interventionen nannte ich *Comfort*-Interventionen.

Als «Optimalfunktion» konzeptualisierte ich die Fähigkeit, am Alltagsleben teilzunehmen, beispielsweise den Tisch zu decken, sich zu waschen und anzuziehen, einen Salat zuzubereiten oder sich einem ergotherapeutischen Programm bis zum Schluss zu widmen (Wolanin & Phillips, 1981). Was taten die Bewohnerinnen und Bewohner in der Zwischenzeit? Wie sollte ich als Stationsleiterin den Zustand der «Normalität» für die Bewohnerinnen und Bewohner beschreiben? Welche Verhaltensweisen zeigten sie, wenn sie sich im Gleichgewicht befanden und nicht «agitiert» waren? Wie könnte ich diesen Zustand nennen, der für meine Pflegepraxis so wichtig schien und den die Bewohnerinnen und Bewohner nicht in Worte fassen konnten?

Nach langen Diskussionen und intensivem Nachdenken kam mir das Wort «*Comfort*» in den Sinn. Diese Begrifflichkeit beschrieb sehr gut den wünschenswerten Zustand, den wir für die Bewohnerinnen und Bewohner erreichen wollten. Der Begriff selbst stand für einen entspannten, gesunden, friedlichen und für jede Bewohnerin bzw. jeden Bewohner *individuell* gestalteten Zustand. Waren diese Menschen in einem Zustand von *Comfort*, fühlten sie sich wohl, nahmen Kontakt zu anderen auf, bewegten sich entspannt, machten es sich bequem, ruhten sich aus, kamen mit den Mitarbeitenden gut zurecht, lachten oder summten vor sich hin. Sie zeigten also eine allgemeine Behaglichkeit und Zufriedenheit innerhalb ihrer Umgebung.

Darüber hinaus schien dieser *Comfort*-Zustand eine notwendige Bedingung für jene speziellen Aufgaben zu sein, die «Optimalfunktion» erforderten. Sich behaglich zu fühlen, bevor man etwas Schwieriges tut, schien für die Bewohnerinnen und Bewohner eine Grundvoraussetzung zu sein. Im Zustand von *Comfort* war auch «normales», sozial erwünschtes Verhalten möglich.

Das Wort *Comfort* schien den Zustand auszudrücken, den wir uns für die Bewohnerinnen und Bewohner wünschten, wenn sie gerade keine Aktivitäten ausübten bzw. bevor sie mit diesen Aktivitäten begannen. Der *Comfort*-Begriff konnte also tatsächlich diesen so schwer greifbaren und für die Bewohnerinnen und Bewohner so entscheidenden Zustand bezeichnen. Dies begeisterte mich und ich fügte diesen Begriff in mein ursprüngliches Diagramm ein. Der Aufbau dieses Bezugsrahmens prägte die ersten Schritte in Richtung einer *Comfort*-Theorie und war der Ausgangspunkt meiner Gedanken zur Vielschichtigkeit dieses Begriffs (Abb. 1-1).

Als wir unsere Seminaraufgabe zum Abschluss brachten, war Dr. Ellis sehr krank und konnte nicht mehr unterrichten. Sie empfahl mir jedoch, meinen Bezugsrahmen auszuarbeiten und einen Text über *Comfort* zu verfassen. Als ich Dr. Adams den Bezugsrahmen zeigte, reagierte sie sofort: «*Comfort*? Sie interessieren sich für *Comfort*? Das ist ein wundervolles Pflegekonzept. Sie sollten Ihre Arbeit an *Comfort* auf jeden Fall fortsetzen.» Ich war überrascht und glücklich, aber sicherlich auch sehr naiv hinsichtlich dessen, was das «Arbeiten mit *Comfort*» bedeutete. Damals hatte ich *Comfort* noch nicht definiert. Es war mir noch nicht bewusst, welche Konsequenzen der Begriff *Comfort* in meinem Diagramm hatte. Außerdem war ich noch weit davon entfernt, mich intensiver mit dem Thema *Comfort* zu beschäftigen.

Vor dem Abschluss meines Masterstudiums reichte ich für eine gerontologische Tagung in Toronto ein Abstract ein, in dem ich meinen Bezugsrahmen für die Pflege von Menschen mit Demenz beschrieb. Als dieser Beitrag angenommen wurde, begann ich, nervös zu werden. Dies war meine erste Pflegetagung kurz nach meinem Masterexamen. Ich wusste nicht, was mich erwartete, außer dass ich – als noch unerfahrene Pflegende – meinen Bezugsrahmen vorstellen wollte, der für erfahrene Kolleginnen interessant sein könnte – oder auch nicht.

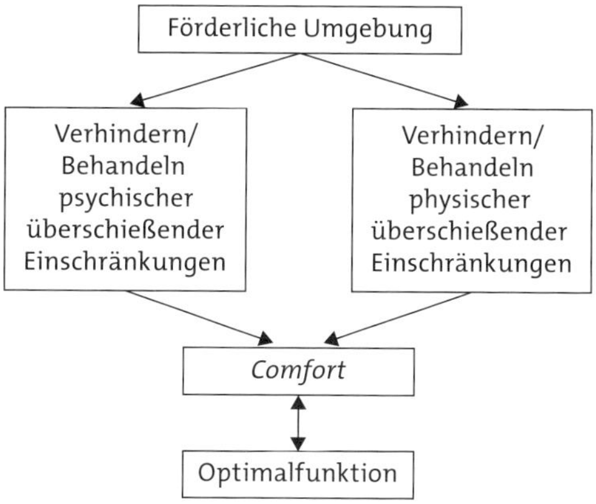

Abbildung 1-1: Ein Pflegebezugsrahmen für gerontologische Pflege (Quelle: Kolcaba, K. [1992a]. The concept of comfort in an environmental framework. *Journal of Gerontological Nursing, 18*[6], 33–38. Abdruck mit Genehmigung der Slack Corporation)

Comfort als Bezugsrahmen der Pflege

Die Rückmeldungen, die ich auf der Tagung erhielt, waren gedankenreich und regten mich zu weiterem Nachdenken an. Ein Hinweis bezog sich auf die vielfältigen Anwendungsmöglichkeiten des Bezugsrahmens: Er eigne sich für verschiedene Pflege-Settings und müsse hinsichtlich seines Spektrums nicht auf die Pflege von Menschen mit Demenz beschränkt werden. Eine Frage aus dem Auditorium war für den Rest meiner Laufbahn entscheidend: «Haben Sie eine Begriffsanalyse von *Comfort* durchgeführt?» Zu diesem Zeitpunkt wusste ich kaum, was eine Begriffsanalyse ist, ganz zu schweigen, was dies für die komplexe Begrifflichkeit von *Comfort* bedeutete. Ich antwortete: «Nein, aber dies ist mein nächster Schritt.» Die Tagung verlief erfreulich, da die erfahrenen Pflegenden mir das Gefühl gaben, willkommen zu sein. Ich empfand eine Verpflichtung, das «Versprechen» einlösen zu müssen, das ich der Person im Auditorium gegeben hatte – tatsächlich eine Begriffsanalyse von *Comfort* durchzuführen. Es dauerte zwei Jahre, um den Bezugsrahmen zu erarbeiten und zu veröffentlichen (Kolcaba, 1992a). Der Artikel, der daraus entstand, verlieh mir den Mut, meine Arbeit an *Comfort* fortzusetzen.

Aspekte des *Comfort*-Begriffs

Nach meiner Rückkehr aus Toronto begann ich intensiv mit einer Begriffsanalyse von *Comfort*. Da ich jedoch noch kein Promotionsstudium begonnen hatte, brauchte ich Hilfe. Glücklicherweise ist mein Mann Philosoph und sein Spezialgebiet ist Epistemologie, die Theorie des Wissens. Er unterstützte mich bei der Begriffsanalyse. Als erstes untersuchte ich, wie der Begriff *Comfort* in der Pflege und in anderen Disziplinen eingesetzt wird. So begann ich, Literatur über *Comfort* aus den Disziplinen Pflege, Medizin, Psychologie, Theologie, Psychiatrie und Ergonomie zu untersuchen. Ich betrachtete auch zeitgenössische und frühere Anwendungen von *Comfort* in englischer Sprache, einschließlich seines Gebrauchs bei Shakespeare, der diesen Begriff in all seinen Formen liebte. «Webster's Dictionary» (1979) enthielt sechs verschiedene Definitionen von *Comfort*.

In der Pflege fand sich eine reichhaltige historische Dokumentation über den Einsatz von *Comfort* in Florence Nightingales *Notes on Nursing* (1859), in alten und neuen Lehrbüchern sowie in den Schriften von Pflegetheoretikerinnen. Pflegediagnosen konzentrierten sich zu dieser Zeit auf «Beeinträchtigtes Wohlbefinden» und nannten drei spezifische Faktoren, die *Comfort* verhindern: Schmerzen, Übelkeit/Erbrechen und Juckreiz (Carpenito, 1987). Beispielhaft für diese Tendenz, *Comfort* anhand hemmender Faktoren zu diskutieren, war eine Tagung im Jahre 1988 unter dem Motto «*Key Aspects of Comfort: Management of Pain, Fatigue, and Nausea*»[1] (Funk et al., 1989). Zeitgenössische Pflegelehrbücher gingen zwar auf *Comfort* für den Patienten ein, verstanden darunter jedoch meistens Schmerzmanagement.

Während der Entdeckungsphase der Begriffsanalyse ergab sich aus drei verschiedenen Quellen eine wichtige Komponente von *Comfort*, die in ihrer Bedeutung für die Pflege wesentlich war: die *energiespendende* Komponente. Die erste Quelle dieser Komponente lag im lateinischen Wort «comfortare», was «Kraft spenden» bedeutet. Die zweite Quelle stammt von Josephine Paterson und Loretta Zderad (1976, 1988). Sie stellten fest, dass *Comfort* dem Patienten die momentan größtmögliche Freiheit in seinem Dasein verleiht. Diese Bedeutung stimmt mit dem antiken Ursprung des Begriffs überein. Die dritte Quelle fand ich in der Ergonomie und in der Psychologie. Beide Disziplinen waren daran interessiert, Produktivität, Effizienz oder Leistungsvermögen zu steigern, wenn spezifische Aufgaben erforderlich waren. Das Leistungsvermögen ließ sich durch Umgestalten des Umfelds, des Mobiliars, der psychologischen Botschaften steigern. Dadurch

1 Dt.: Zentrale *Comfort*-Aspekte: Management von Schmerz, Fatigue und Übelkeit [A.d.Ü.]

erhöhte sich der *Comfort* des arbeitenden Menschen bzw. des Sportlers. Ein intensiveres Erleben von *Comfort* inspiriert dazu, «es besser zu machen» (Kendall et al., 1990; Lee, 1990; McClelland, 1988; Suin, 1972). Zu entdecken, dass *Comfort* in seinen Ursprüngen und in seinem Gebrauch in anderen Disziplinen eine kraftspendende Komponente hatte, war faszinierend. Dies ging über die altruistischen Gründe hinaus, welche die Pflegetheoretikerinnen beschrieben hatten und könnte Pflegenden eine weitere Begründung dafür verleihen, das *Comfort-Erleben* von Patienten zu stärken.

Zur Komplexität der Begriffsanalyse kam hinzu, dass *Comfort* ein Verb, ein Substantiv, eine Verlaufsform [«comforting» – dt.: tröstend], ein Adjektiv [«comfortable» – dt.: angenehm, behaglich], ein Prozess oder ein Ergebnis sein konnte. Die nächsten zwei Jahre verbrachte ich damit, den Sinn der verschiedenen Gebrauchsformen von *Comfort* herauszuarbeiten und dann die Resultate zu strukturieren.

Es dauerte zwei Jahre, bis der erste Artikel über *Comfort* abgeschlossen war. Er war kompliziert, dicht und schwer zu publizieren, da die Sprache viele philosophische Begriffe und Formulierungen enthielt. Er wurde im *Journal of Advanced Nursing* veröffentlicht. Bis heute finde ich diesen Artikel (Kolcaba & Kolcaba, 1991) zwar komplex und schwierig zu lesen, aber gründlich und akkurat. Er hat die Zeit überdauert.

Nach Abschluss der Begriffsanalyse, sendete ich eine Zusammenfassung an «Sigma Theta Tau International»[2] zur Präsentation. Darin schlug ich vor, den Begriff *Comfort* für die Pflege zu definieren. Es handelte sich um eine vereinfachte, natürliche Erweiterung der Begriffsanalyse. Als der Beitrag angenommen wurde, überarbeitete ich die Analyse und gelangte zu drei Arten von *Comfort*, die in der Pflegepraxis relevant und waren.

2 Honour Society of Nursing: Internationale Gemeinschaft von Pflegenden, die auf Ehrenmitgliedschaft beruht.

Drei Arten von *Comfort*

Die drei Bedeutungen von *Comfort* waren *Linderung, Behaglichkeit* und *Erneuerung* (später ersetzt durch *Transzendenz). Linderung* definierte ich damals als das Erleben eines Patienten, bei dem ein spezifisches *Comfort*-Bedürfnis befriedigt wurde. *Behaglichkeit* beschrieb ich als einen Zustand der Ruhe oder Zufriedenheit. Unter Erneuerung (*Transzendenz*) verstand ich den Zustand, in dem sich jemand über Probleme oder Schmerzen erhebt. Es dauerte weitere zwei Jahre, um diese drei *Comfort*-Arten auszuarbeiten sowie anschließend eine Arbeit über Ganzheitlichkeit (Kolcaba, 1991) zu publizieren.

Physischer und psychischer *Comfort*

Was würden unsere Zuhörer bei «Sigma Theta Tau» über die drei Arten von *Comfort* denken? Würden sie hinsichtlich der Ergebnisse anderer Meinung sein oder etwas anderes vorschlagen? Zum ersten Mal war die *Comfort*-Analyse einer öffentlichen und fachspezifischen Überprüfung ausgesetzt. Die Reaktion des Auditoriums war heftig und offen feindselig: «Warum machen Sie *Comfort* so kompliziert? Wir alle wissen, was *Comfort* bedeutet!» Genau dies hatte ich befürchtet, da ich keine Publikationsliste und nur sehr wenige akademische Referenzen vorzuweisen hatte. Mit dem Selbstvertrauen eines Philosophen und Ausbilders mit 20-jähriger Erfahrung vermochte Ray Kolcaba dieser Kritik jedoch entgegenzutreten: «Wenn Ihr Fachgebiet als Wissenschaft vorankommen soll, müssen Sie Ihre zentralen Termini präzise definieren, um sich untereinander verstehen und Wege entwickeln zu können, um sie zu erforschen. Jede Disziplin muss ihre Begrifflichkeiten definieren. Wir haben nachgewiesen, dass *Comfort* auf vielfältige Weise angewendet wird und verschiedene Bedeutungen hat. Unsere Arbeit ist das Bemühen, Klarheit darüber zu schaffen, was Sie meinen, wenn Sie über *Comfort* sprechen und sich um *Comfort* für Patienten bemühen.» Die Zuhörer beruhigten sich und die Diskussion verlief danach auf eine offenere und anregende Weise. Danach wurde mir klar: «*Comfort* kann körperlich und seelisch empfunden werden!» Ich zeichnete ein zweidimensionales, sechszelliges «*Comfort*-Raster» mit drei Arten von *Comfort* in der Kopfzeile – Linderung, Behaglichkeit und Erneuerung – und den Worten «körperlich» und «seelisch» in der linken Spalte. Meiner Ansicht nach repräsentierten diese sechs Zellen alle Aspekte von *Comfort*.

Die *Comfort*-Klassifikation

In einem Doktorandenseminar über Pflegeterminologie zeigte ich Professor Beverly Roberts mein Raster. «Das ist interessant», sagte sie, «nächste Woche kommt eine neue Doktorandin in unserer Seminar, um eine Arbeit zu besprechen. Es geht um Klassifikation. Ich glaube, Ihr *Comfort*-Raster ist dem, was sie gemacht hat, sehr ähnlich.» Als Margaret England ihre Definition von Klassifikation vorstellte, dachte ich, das *Comfort*-Raster passe zu dieser Beschreibung. Eine Klassifikation ermöglicht, Begrifflichkeiten für die Wissenschaft zu qualifizieren oder zu ordnen. Klassifikationen eignen sich für Pflegephänomene wie *Comfort* oder Leiden, lassen sich aber auch auf biologische Spezies (z. B. Pflanzen oder Tiere), Dinge (z. B. Steine) oder komplizierte Systeme (z. B. Pflegediagnosen) anwenden. Das klang vielversprechend.

Margret England betrachtete interessiert mein Raster und bestätigte, dass es sich ihrer Meinung nach um eine Klassifikation handelte. Sie wies jedoch darauf hin, dass die Unterteilung in «physischen» und «psychischen *Comfort*» keine ganzheitliche Sichtweise zulässt. Die Pflege geht über dieses Klassifikationsschema hinaus. «Sie sollten Literatur über Ganzheitlichkeit lesen», sagte sie. Auch schlug sie vor, «Transzendenz» anstelle von «Erneuerung» zu verwenden, da «Transzendenz» dank der Arbeit von Josephine Paterson und Loretta Zderad (1976, 1988) bereits zum Pflegevokabular gehörte.

Die *Comfort*-Erlebensbereiche

Das nächste Jahr verging damit, die Pflegeliteratur zum Thema «Ganzheitlichkeit» zu studieren. Dabei machte ich mir darüber Gedanken, wie sich die Klassifikation erweitern ließe, um wirklich «ganzheitlich» zu sein. Aus dem ursprünglich vorgesehenen Schema mit einer «physischen» und eine «psychischen» Dimension entwickelten sich vier menschliche Erlebensbereiche, die im Folgenden beschrieben werden.

Physischer *Comfort*

Als ich begann, die Pflegeliteratur über «Ganzheitlichkeit» zu sichten, war mir klar, dass physischer *Comfort* der am deutlichsten fassbare Erlebensbereich von *Comfort* war. In diesem Bereich bestand auch in der Literatur der höchste Grand an Einigkeit. Im Rahmen meiner Masterarbeit schrieb ich über die Komplexität von *Comfort*: «Die physiologische Dimension befasst sich mit Faktoren, die sich auf den körperlichen Zustand des Klienten auswirken, etwa Ruhe und Entspannung, die Behandlung von Krankheiten bzw. Zuständen, den Ernährungszustand und den Hydratationsgrad sowie die Ausscheidung von Stoffwechselendprodukten» (Kolcaba, 1992a: 24). In diesem weitgefassten Gebrauch von physischem *Comfort* wurde ich bestärkt durch meine Betrachtung des eigenen physischen *Comfort* und durch Ergebnisse von Pflegewissenschaftlerinnen wie Joan Hamilton, Patricia Benner und Marilyn Donahue. Nachdem die Klassifikation vollständig entwickelt war, stieß ich auf Arbeiten dieser Wissenschaftlerinnen. Ihre Sichtweisen zeigten mir, dass ich auf dem richtigen Weg war.

In einer Studie, die sehr wertvoll war, um die Klassifikation zu untermauern, hatte Joan Hamilton Interviews mit dreißig Bewohnerinnen und Bewohnern einer Langzeitpflege-Einrichtung im Alter von 65 Jahren geführt und ihnen folgende vier Fragen gestellt:

1. Wie definieren Sie *Comfort*?
2. Was trägt zu Ihrem *Comfort* bei?
3. Was stört Ihren *Comfort*?
4. Wie können Sie mehr *Comfort* erreichen? (Hamilton, 1989)

Aus den Antworten der Teilnehmenden ergaben sich fünf *Comfort*-Themen von gleicher Gewichtung. Diese Themen ordnete ich den Erlebensbereichen in der Klassifikation zu. In Tabellen hatte Joan Hamilton *Comfort*-fördernde und *Comfort*-hemmende Faktoren zusammengestellt. Dies hat mir einen Einblick in die ganzheitliche Natur von *Comfort* vermittelt.

Das erste Thema waren *Comfort*-Bedürfnisse in Bezug auf den *Krankheitsprozess*. Der am stärksten vorherrschende *Comfort*-hemmende Faktor war Schmerz. Dies hätten wir erwartet – umso wichtiger war es, dass die befragten Bewohnerinnen und Bewohner dies selbst äußerten. Als wichtige Faktoren, die physischen *Comfort* beeinflussen, nannten sie das Vorbeugen bzw. Behandeln von Beschwerden und Schmerzen sowie das Diagnostizieren der Ursachen und regelmäßigen Stuhlgang.

Die Patientenaussagen, die Joan Hamilton zusammengestellt hatte, bestärkten meine Ansicht, dass physischer *Comfort* alle physiologischen Konsequenzen medizinischer Probleme umfasst, die unmittelbar *zu körperlichen Empfindungen führen können*. Beispiele für einige notwendige Bedingungen von physischem *Comfort* in diesem weitgefassten Sinne sind Homöostase-Prozesse, etwa das Gleichgewicht des Flüssigkeits- und Elektrolythaushalts, ein normales Blutbild, eine ausreichende Sauerstoffsättigung und andere Stoffwechselindikatoren von Gesundheit. Unregelmäßigkeiten dieser physiologischen Prozesse müssen behandelt werden (Linderung) oder unter Kontrolle gehalten werden (Behaglichkeit), um physischen *Comfort* aufrechtzuerhalten.

Mein Verständnis von physischem *Comfort* vertiefte sich durch Joan Hamiltons Studie über Lagerung (1989). Darin hatte sie Bewohnerinnen und Bewohner nach Faktoren gefragt, die für das Erleben von *Comfort* entscheidend sind. Dazu zählen korrektes Sitzen, die Freiheit, sich unabhängig auf dem Stuhl zu bewegen, gute Lagerung in bequemem Mobiliar und die Fähigkeit, bei Bedarf ins Bett zurückkehren zu können.

Diese Art von *Comfort* war im Bereich der Ergonomie von herausragender Bedeutung und ging dort mit erhöhter Leistungsfähigkeit einher. Aus Joan Hamiltons Arbeiten ergab sich folgende Definition: «*Physischer Comfort* betrifft Körperempfindungen und Homöostase-Prozesse, die mit spezifischen Diagnosen zusammenhängen können» (Kolcaba, 1997).

Psychospiritueller *Comfort*

Den Zusammenhang zwischen *Comfort* und *Selbstwertgefühl* hatte Joan Hamilton ebenfalls untersucht (1989). Hier kam es zu einer Überschneidung von spirituellem und psychischem *Comfort* – ein Dilemma, dem ich bei meiner Sichtung der Literatur über «Ganzheitlichkeit» immer wieder begegnete. Zu den wichtigsten Faktoren gehörten: der Glaube an Gott, Unabhängigkeit, sich entspannt fühlen, informiert sein und sich nützlich fühlen. Dabei lassen sich intellektuelle Erfahrungen unmöglich von psychischen und emotionalen trennen. Wie Faith Howard (1982) feststellte, lauten in einem ganzheitlichen Bezugsrahmen die einigenden Begrifflichkeiten «physisch», «intellektuell» und «spirituell». Den spirituellen Bereich verstand die Autorin als unabhängig von einem religiösen Bezug. Ich kombinierte die beiden Erlebensbereiche des psychischen und spirituellen *Comfort* und sprach von psychospirituellem *Comfort*. Psychospiritueller *Comfort* verbindet intellektuelle, emotionale und spirituelle Aspekte des Selbst. Daraus ergibt sich eine Definition, wonach sich psychospiritueller *Comfort* auf das bezieht, «was immer einem Individuum Lebensbedeutung verleiht, ihm Selbstwertgefühl vermittelt sowie zu seinem Selbstkonzept, seiner Sexualität und seiner Beziehung zu einer höheren Ordnung oder einem höheren Selbst beiträgt» (Kolcaba, 1997).

Umgebungsbezogener *Comfort*

Menschen interagieren stets mit ihrer Umgebung. Deshalb schlug die Pflegewissenschaftlerin Myra Levine (1967) – im Schatten von Florence Nightingale – ein Ganzheitlichkeitsmodell vor. Ähnlich formulierte Sarah Fuller (1978), der Fokus der Pflege läge in der Person in ihrer Ganzheitlichkeit sowie in ihrer Interaktionen mit dem Umfeld. Mary Wolanin und Linda Phillips (1981) beschrieben ein therapeutisches Milieu als zentral für die Pflege und Versorgung von Menschen mit Demenz. Auch C. Burkhardt (1989) bezog das Umfeld ausdrücklich in ihr Ganzheitlichkeitsmodell ein. Sie formulierte, dass eine ganzheitliche Sichtweise «ein Verständnis der menschlichen Person als Einheit zur Folge hat, wobei Körper, Geist, Seele und Umfeld grundlege Faktoren sind für die Wechselbeziehungen einer Person mit ihrer Umwelt» (Burkhardt, 1989, 60). Pflegende, die sich für Ganzheitlichkeit einsetzen, sahen eine förderliche Umgebung und eine sorgfältige Gesundheitsförderung als wichtige Quelle für *Comfort*.

Heute stellt umgebungsbezogener *Comfort* einen Schlüsselaspekt dar auf Stationen, die spezialisiert sind auf die Förderung physischer und kognitiver Funktionen hospitalisierter älterer Menschen. Diese Stationen werden «ACE units» genannt (ACE = «acute care for elders»[3]). Hilfsmittel tragen dazu bei, dass die Umgebung den Bedürfnissen der Bewohnerinnen und Bewohnern entspricht, beispielsweise Handläufe an den Wänden, blendfreie Beleuchtung, Kalender und Uhren in den Zimmern, erhöhte Toilettensitze mit Sicherheitsbügeln, ein Minimum an Lärm sowie seniorengerechtes Mobiliar. Dies verbessert die funktionellen Fähigkeiten der Bewohnerinnen und Bewohner (Panno et al., 2000). Solche Stationen sind beispielhaft. Sie zeigen, wie sich Pflegeumgebungen gestalten lassen, um *Comfort* für Patienten zu steigern.

Die Definition von *umgebungsbezogenem Comfort* bezieht sich auf «die äußere Umgebung sowie ihre Bedingungen und Einflüsse» (Kolcaba, 1997). Diese Definition umfasst auch Farbe, Lärm, Licht, Ambiente, Temperatur, die Aussicht aus dem Fenster, Zugang zur Natur und den Unterschied zwischen natürlichen und synthetischen Elementen (Kolcaba, 1991).

Soziokultureller *Comfort*

Die Freundlichkeit und Fürsorglichkeit aller Mitarbeitenden galt für die Teilnehmerinnen und Teilnehmer einer Studie als bedeutsam, um sozialen *Comfort* zu erreichen (Malilton, 1989). Unter Freundlichkeit und Fürsorglichkeit verstanden die Befragten auch das Vorgehen und die Einstellungen der Pflegenden, die Kontinuität der Pflege und Versorgung sowie einen sinnvollen zeitlichen Ablauf von Ereignissen und Aktivitäten. Die Teilnehmenden wollten auch besser informiert sein und stärker in die Pflege- und Versorgungsplanung sowie in die Entscheidungsfindung eingebunden sein. Bemerkenswert ist die Tatsache, dass sie sich in Bezug auf ihren sozialen *Comfort* ausschließlich auf die Pflegenden und Mitarbeitenden bezogen. Die soziale Unterstützung ihrer Familien erwähnten sie nicht als Beitrag zu *Comfort*. Haben Patienten nur ein begrenztes unterstützendes Netzwerk, können Pflegende die wichtigste Quelle für sozialen *Comfort* darstellen. Der «therapeutische Einsatz der eigenen Person» vermag *Comfort* stärker zu erhöhen als Pflegenden eventuell bewusst ist.

In Settings der Akut- und Langzeitversorgung und bei minimaler Personalausstattung mag dies anders sein. In solchen Situationen ist die Anwesenheit eines Familienmitglieds nahezu unverzichtbar, um Fürsprache und Sicherheit zu gewährleisten. Pflegende können den sozialen *Comfort* der Familie fördern, indem sie bewirken, dass sie sich wohl und wertgeschätzt fühlt. Administrative und finanzielle Fragen, der

3 Dt.: geriatrische Akutversorgung [A.d.Ü.]

aktuelle Verlauf und die Entlassungsplanung sollten gemeinsam mit der Familie besprochen werden. Diese Faktoren gelten demnach als Elemente von sozialem *Comfort*. Benötigt ein Patient oder seine Familie finanziellen Rat, können Pflegende rechtzeitig einen Sozialarbeiter um Unterstützung bitten. Hinsichtlich der Information über finanzielle Aspekte der Versorgung, der Medikation sowie der Hilfsmittel für eine optimale Umgebungsgestaltung oder einen bedürfnisgerechten Rollstuhl können Pflegende und/oder Sozialarbeiter bei Überweisungen helfen oder beim Ausfüllen von Formularen bzw. anderen Schreibarbeiten Unterstützung leisten.

Die Definition von *soziokulturellem Comfort* bezieht sich auf «die zwischenmenschlichen, familiären und gesellschaftlichen Beziehungen, einschließlich Finanzen, Bildung und Unterstützung». Zuletzt wurde noch die Kultur hinzugefügt, um auch Familiengeschichten, Traditionen, Sprache, Kleidung und Gebräuche zu berücksichtigen (Kolcaba, 1997). Für das Gesundheitsversorgungsteam kann es wichtig sein, einige dieser Traditionen bei Klinikaufenthalten oder in der häuslichen Pflege zu fördern, um den sozialen *Comfort* zu erhöhen.

Die *Comfort*-Definition

Drei Arten von *Comfort* (oberste Zeile) und vier Erlebensbereiche (linke Spalte, von oben nach unten) nebeneinander zu stellen, ergibt ein 12-zelliges Raster (Abb. 1-2). Der Begriff «Erneuerung» wurde auf Anregung von Dr. Margret England durch «Transzendenz» ersetzt, wobei die Definition jedoch unverändert blieb. Aus der Klassifikation von *Comfort* und aus den literaturgestützten *Comfort*-Aspekten ergab sich

	Linderung	Behaglichkeit	Transzendenz
physisch			
psychospirituell			
umgebungsbezogen			
soziokulturell			

Comfort-Art:

- *Linderung* – der Zustand, in dem ein spezifisches Bedürfnis befriedigt wurde
- *Behaglichkeit* – der Zustand von Ruhe und Zufriedenheit
- *Transzendenz* – der Zustand, in dem man sich über Probleme oder Schmerzen erheben kann.

Erlebensbereich, in dem *Comfort* auftritt:

- *physisch* – Körperempfindungen, Homöostasemechanismen, die Immunfunktion etc. betreffend
- *psychospirituell* – das bewusste Selbsterleben betreffend, z. B. Selbstachtung, Identität, Sexualität, Bedeutung im eigenen Leben und die eigene, als sicher angenommene Beziehung zu einer höheren Ordnung oder einem höheren Wesen betreffend
- *umgebungsbezogen* – den äußeren Hintergrund menschlichen Erlebens (Temperatur, Licht, Schall, Geruch, Farbe, Mobiliar, Landschaft etc.) betreffend
- *soziokulturell* – zwischenmenschliche, familiäre und soziale Beziehungen (Finanzen, Edukation, Gesundheitsversorgungspersonal etc.) sowie Familientraditionen, Rituale und religiöse Praktiken betreffend.

Abbildung 1-2: Die Klassifikation von *Comfort* (Quelle: Kolcaba, K.; Fisher, E. [1996]. A holistic perspective on comfort care as an advance directive. *Critical Care Nursing Quarterly, 18*[4], 66–76. Modifiziert mit Genehmigung von Aspen Publishers) die folgende Definition von *ganzheitlichem Comfort:*

Comfort ist ein energiespendendes Erleben, wobei Bedürfnisse nach Linderung, Behaglichkeit und Transzendenz in vier Erlebensbereichen (physisch, psychospirituell, sozial und umgebungsbezogen) erfüllt werden (Kolcaba, 1997).

Comfort zeichnet sich durch folgende Eigenschaften aus:

1. *Comfort* ist ein Ergebnis der Gesundheitsversorgung. Er ist patientenzentriert. Wir sprechen nicht über den *Comfort* der Pflegeperson, der sich oft erhöht, wenn es ihr gelungen ist, Patienten effektiv *Comfort* zu spenden.
2. *Comfort* ist ein ganzheitlicher und komplexer Zustand und seine Aspekte werden von Patienten gleichzeitig wahrgenommen.
3. Die Aspekte von *Comfort* stehen miteinander in Wechselbeziehung. Man kann jedoch die *Comfort*-Bedürfnisse von Patienten in den vier Erlebensbereichen einschätzen.

Indem Pflegende die drei Arten und vier Erlebensbereiche von *Comfort* berücksichtigen, können sie *Comfort Care* durchführen, und zwar in einem aktiven, therapeutischen Sinn. *Comfort Care* erfordert in jedem Setting und in jeder Population

- das Assessment aller *Comfort*-Bedürfnisse des Patienten
- die Konzeption von Interventionen zur Erfüllung der *Comfort*-Bedürfnisse, die durch die bestehenden Unterstützungssysteme des Patienten nicht befriedigt wurden, und
- die Evaluation der Effektivität solcher Interventionen.

Interventionen lassen sich evaluieren, indem *Comfort*-Werte vor und nach einer Intervention verglichen werden. Um *Comfort* zu klassifizieren, sind Unterschiede zwischen Linderung und Behaglichkeit nicht bedeutsam. Wir sollten uns jedoch daran erinnern, dass wir uns allen bekannten Beschwerden oder Risikofaktoren eines jeden Patienten widmen, um einen Zustand der Behaglichkeit für ihn aufrecht zu erhalten. Zu bedenken ist auch, dass wir selbst dann intervenieren können, wenn sich Linderung oder Behaglichkeit nicht erreichen lassen. Dazu dienen *Comfort*-Maßnahmen, die auf Transzendenz ausgerichtet sind. Sie helfen Patienten, ihre Belastungen und Ängste zeitweise nicht mehr zu spüren und sich über sie zu «erheben». Dies ist sehr befreiend, wenn Patienten an Schmerzen oder Leiden erfahren, eine Chemotherapie erhalten oder Trauer durchleben.

Erfährt ein Patient *Comfort* in jedem *Erlebensbereich*, kann man sagen, dass er sich wohlfühlt [«comfortable»]. In belastenden Situationen, in denen hoher *Comfort*-Bedarf besteht, dürfte solch ein Zustand eher selten sein. Das Ziel der Gesundheitsversorgung besteht demnach darin, *Comfort* im Vergleich zu einem vorherigen Ausgangswert zu erhöhen. Dieser *Comfort*-Zustand ist das unmittelbare Ergebnis eines Gesundheitsversorgungsteams, das *Comfort*-Care praktiziert.

Bei einem individuellen *Comfort*-Assessment oder einer *Comfort*-Intervention ist es von höchstem Nutzen, *Comfort*-Bedürfnisse mit einer einzelnen oder einer Reihe von Interventionen gleich in allen vier Erlebensbereichen (physisch, psychospirituell, soziokulturell und umgebungsbezogen) anzusprechen. Eine einfache Rückenmassage kann beispielsweise alle vier Erlebensbereiche verbessern, wenn sie von einem einfühlsamen Vorgehen begleitet wird und in einer entspannungsfördernden Umgebung geschieht. Dies führt zu einer wirksamen Pflege und Versorgung, die für Patienten und Pflegende befriedigend ist. Als Leitfaden für die Praxis, Ausbildung und Forschung hat sich die *Comfort*-Klassifikation bewährt (Kolcaba, 1991). Sie lässt sich flexibel und kontinuierlich weiterentwickeln, wenn sich die Gesundheitsversorgung verändert.

Gedanken zum *Comfort*-Zitat (Kap. 1)

Comfort kann eine schützende Decke
oder ein Gespräch sein,
eine Salbe, um meine wundes Knie
zu bedecken;
ein offenes Ohr für mein Leiden,
ein Paar Socken für meine Füße;
ein Medikament nach Bedarf gegen Schmerzen,
jemand, der mich nochmals beruhigt;
ein Anruf meines Arztes oder gar eines Freundes,
ein Rabbi oder ein Priester, wenn mein Leben
endet.
Comfort ist, was auch immer ich als wohltuend
wahrnehme,
etwas Lebensnotwendiges – und zugleich
sehr persönliches.

S. D. Lawrence (Pflegeschülerin)
(Kolcaba, 1995b: 289)

Dieses Gedicht hat eine meiner Studentinnen während ihrer klinischen Ausbildung verfasst, nachdem sie acht Wochen lang die *Comfort*-Theorie angewandt hatte. Sie hat verstanden, was *Comfort* für den einzelnen Patienten bedeuten könnte.

Das Gedicht gefällt mir sehr gut, weil es eine persönliche Aussage darstellt über individuelle Vorlieben und Bedürfnisse in Bezug auf *Comfort*-Maßnahmen. Es macht uns deutlich, wie wichtig es ist, die richtige *Comfort*-Maßnahme zur richtigen Zeit (ganz gleich, wie geringfügig sie erscheinen mag) zu erhalten. Das Gedicht zeigt uns das Herzstück der Fürsorge und die zentrale Idee, dass *Comfort* aus der Sicht des Patienten beurteilt werden sollte.

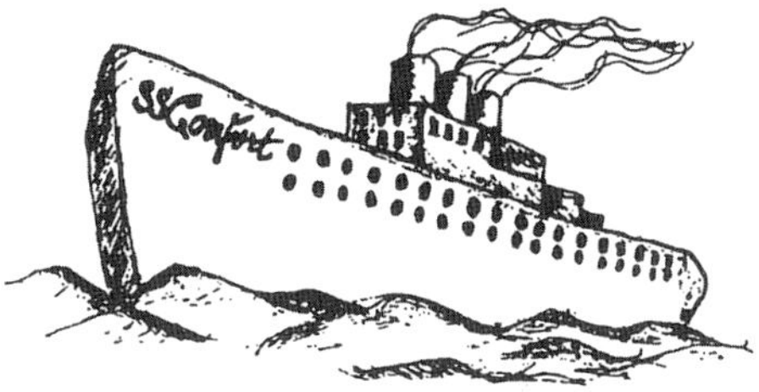

Kapitel 2 – Der pflegerische Auftrag

> Ich hoffe, dass Pflegende gemeinsam mutig in eine Zukunft gehen, in der es im Bereich der Pflege liegt, menschliche Bedürfnisse nach *Comfort* und Schmerzlinderung zu kennen und entsprechend tätig zu werden.
>
> *P. Chinn (1992: VII)*

Meinen Auftrag sehe ich stets darin, *Comfort* wieder die Bedeutung zu verleihen, die dieser Begriff in den frühen Jahren für die Pflege hatte. Dazu gehört auch, professionell Pflegende und Angehörige anderer Gesundheitsberufe davon zu überzeugen, dass sie *Comfort Care* leisten können und sollten. Wäre es nicht wundervoll, wenn wir alle Hand in Hand arbeiten würden? Seitdem ich das Konzept bei Bewohnerinnen und Bewohnern mit Demenz anwandte, staunte ich über die Reichhaltigkeit und Komplexität von *Comfort*. Diese Reichhaltigkeit hat wichtige Folgen für *Comfort Care*. Die Komplexität erfordert jedoch einen systematischen Ansatz für die Praxis. Dieses Buch soll hierzu das Fundament legen. Es stellt ein Plädoyer für *Comfort Care* dar und ist Ausdruck meines persönlichen Auftrags. *Comfort Care* beginnt in der Pflege, lässt sich jedoch auf das gesamte Gesundheitsversorgungsteam ausweiten.

Die Klassifikation von *Comfort* erfasst die verschiedenen Aspekte des Begriffs und erleichtert die Definition von *Comfort*. Der Begriff stand jedoch schon seit Florence Nightingales Zeiten mit Gesundheit in Verbindung. Damals wurde jedoch zwischen körperlichen und seelischen Aspekten von *Comfort* differenziert. Es war bekannt, dass zwischen *Comfort* und gesundheitlichen Beschwerden Wechselwirkungen bestehen. Infolge einer zunehmend technischen Pflegeauffassung verblasste die ganzheitliche, selbstverständliche Aufassung und Wertschätzung von Patienten-*Comfort*. Eine Zeit lang galt *Comfort* hauptsächlich als Abwesenheit von Beschwerden. Für mein gegenwärtiges Verständnis von *Comfort* boten daher Schriften aus den frühen Jahren die Einsicht und Bestätigung, dass die Ursprünge von *Comfort* in der Gesundheitsversorgung eine ganzheitliche Bedeutung implizierten. Um Ihnen mein Verständnis zu vermitteln, beginne ich Kapitel 2 mit einer retrospektiven Betrachtung der Anwendung von *Comfort* in der Pflege.

Den letzten Teil dieses Kapitels bilden die Ansichten zeitgenössischer Pflegender über *Comfort*.

Als ich in den 1980er-Jahren mit meiner Arbeit begann, waren die Arbeiten von Joan Hamilton, Patricia Benner, Janice Morse und Marilyn Donahue noch nicht veröffentlicht. Nur an wenigen Stellen der Pflegeliteratur fand ich Hinweise auf ganzheitlichen *Comfort*. So fühlte ich mich als einsame *Comfort*-Pionierin. Später entdeckte ich, dass mehrere Pflegende gleichzeitig an diesem Thema arbeiteten, ohne voneinander zu wissen. Im zweiten Teil dieses Kapitels fasse ich daher jene Artikel zusammen, die ich später entdeckte. Sie beeinflussten und bestärkten einige meiner gegenwärtigen Positionen. Dieser Rückblick umfasst die Jahre von 1982 bis 1992. Das Kapitel endet mit einer Zusammenfassung der Erkenntnisse, die ich aus meiner Analyse gewonnen habe.

Comfort als Wert in der Pflege

Auf meiner Suche nach Informationen über *Comfort* in der Pflege wollte ich feststellen, ob dieser Begriff in den frühen Jahren überhaupt definiert worden war und ob es sich dabei um eine ganzheitliche Definition handelte. Schon 1859 erkannte Florence Nightingale, dass *Comfort* für Patienten wesentlich ist: «Es darf nie aus dem Blick geraten, wozu Beobachtung dient. Es geht dabei nicht um das Anhäufen von Informationen oder Fakten, sondern darum, Leben zu retten sowie Gesundheit und *Comfort* zu mehren» (Nightingale, 1859: 70). Dies war eine allgemeine Auffassung von *Comfort*, ohne die Bedeutung dieses Begriffs einzugrenzen.

Auch zu Beginn des 20. Jahrhunderts sprach man von *Comfort* in einer allgemeinen Bedeutung. So formulierte beispielsweise Aikens (1908), kein Aspekt dürfe unbeachtet bleiben, um *Comfort* für den Patienten zu erreichen. Denn *Comfort* für den Patienten galt als der erste und letzte Gedanke einer Pflegeperson. Eine hervorragende Pflegeperson zeichnete sich dadurch aus, dass sich Patienten bei ihr wohlfühlten und *Comfort* erlebten [«comfortable»]. Für *Comfort* zu sorgen war ein primäres Kennzeichen der Fähigkeit und des Charakters einer Pflegeperson. 1926 formulierte Berta Harmer, es gehe in der Pflege darum, für eine «allgemeine Atmosphäre von *Comfort*» zu sorgen. Die individuelle Pflege von Patienten betrifft nicht nur Ruhe und Schlaf, Ernährung, Hygiene und Ausscheidung, sondern auch «Glücklichsein, *Comfort* und Behaglichkeit, und zwar in körperlicher und seelischer Hinsicht» (Harner, 1926: 25). Minnie Goodnow (1935) widmete ein Kapitel ihres Buches «The Technique of Nursing» dem *Comfort* des Patienten («The Patient's Comfort»). Sie schrieb: «Die Pflegende wurde anhand ihrer Fähigkeit beurteilt, *Comfort* für den Patienten zu gewährleisten [«comfortable»]. *Comfort* war sowohl körperlicher als auch seelischer Natur und die Verantwortung einer Pflegenden endete nicht bei der körperlichen Pflege» (ebd.: 95).

In dieser frühen Phase genoss Patienten-*Comfort* hohe Wertschätzung unter Pflegenden. Sie sahen es als ihren einzigen Auftrag an, für *Comfort* zu sorgen (McIlveen & Morse, 1995). *Comfort* war wichtig, weil den Ärzten im Wesentlichen keine Heilverfahren zur Verfügung standen. Patienten-*Comfort*, der mit Hilfe der Pflegenden erreicht wurde, wirkte vitalisierend und deutete in manchen Fällen auf eine Besserung gegenüber einem früheren Zustand oder einer Erkrankung hin. *Comfort* ergab sich aus körperbezogenen, emotionsbezogenen und umgebungsbezogenen Interventionen. Verordnungen für spezifische *Comfort*-Maßnahmen mussten durch einen Arzt erfolgen. Einige häufige *Comfort*-Verordnungen in dieser Zeit waren Umschläge, Wärme und die Stellung des Bettes.

Pflegende führten damals noch keine gesundheitsbezogenen Gespräche mit Patienten. Dies war Aufgabe des Arztes. Obwohl psychosoziale Unterstützung nicht in den Zuständigkeitsbereich von Pflegenden gehörte, bewirkten physische *Comfort*-Maßnahmen bei Patienten anerkanntermaßen innerlichen *Comfort*. In frühen pflegetheoretischen Texten war die Bedeutung von *Comfort* eher unausgesprochen, verborgen, vielschichtig und allgemein. Man bediente sich vieler semantischer Variationen, wie «*Comfort* vermittelnd» [«comforting»], «*Comfort* vermitteln» [«to comfort»], «sich im Zustand von *Comfort* befindend» [«in comfort», «comfortable»]. *Comfort* konnte sowohl ein Verb, ein Substantiv, ein Adjektiv oder ein Adverb sein und sich dabei entweder auf einen Prozess oder auf ein Ergebnis beziehen.

Seit dieser frühen Zeit haben sich die Bedeutung und der Stellenwert von *Comfort* parallel zu den Entwicklungen in der Gesundheitsversorgung verändert. *Comfort* wurde zu einem unbedeutenden pflegerischen Wert und seine Bedeutung lag eher im körperlichen Bereich. Zu den vielen gesundheitsförderlichen Strategien gehörte unter anderem auch *Comfort*. Dieser Begriff war jedoch anderen Zielen untergeordnet, etwa der Prävention von Komplikationen. Als in den 1950er-Jahren Analgetika zum Einsatz kamen, wurden nur wenige *Comfort*-Behandlungen beschrieben (McIlveen & Morse, 1995). Zu dieser Zeit übernahmen Pflegende die Verantwortung für die emotionale Unterstützung der Patienten, obwohl es noch immer nicht zu ihren Aufgaben gehörte, krankheitsbezogene Gespräche zu führen.

In den 1970er-Jahren hatten Pflegende mehr Autonomie und konnten *Comfort*-Maßnahmen ohne ärztliche Verordnung durchführen. Dadurch nahm jedoch die Motivation und Anerkennung für *Comfort*-bezogenes Pflegen ab. Außerdem wurden viele traditionelle *Comfort*-Maßnahmen aufgrund eines technologischen Behandlungsverständnisses weniger bedeutsam. Sie galten als einfach anwendbar und wurden dann von Assistenzpersonal durchgeführt. Jede/r konnte *Comfort* fördern. Somit war *Comfort* kein spezialisiertes Pflegeziel mehr und auch nicht mehr in den Definitionen einer professionellen und fachlich korrekten Pflege enthalten. Der Begriff war noch immer undefiniert und mit vielen verschiedenen Bedeutungsschattierungen verbunden. Er wurde jetzt jedoch eng ausgelegt. Selten kam *Comfort* in der Pflegeliteratur vor und wurde selbstverständlich auch nicht gemessen.

Die 1980er-Jahre standen im Zeichen bedeutender medizinischer Fortschritte durch Chirurgie, Antibiotika, Strahlen- und Chemotherapie und Analgesie. Damals wurde *Comfort* zu einer Sekundärstrategie, um das übergeordnete Ziel der Heilung zu erreichen. In der Pflegeliteratur wurde *Comfort* selten beschrieben und bezog sich meist auf den physischen Zustand des Patienten (McIlveen & Morse, 1995). Zu dieser Zeit wurde deutlich, wie bedeutsam *Comfort* für Familien ist. Seitdem gelten familienbezogene Pflege- und *Comfort*-Maßnahmen als wichtig (McIlveen & Morse, 1995). Es ist davon auszugehen, dass zwischen dem *Comfort* des Patienten und dem der Familie eine Wechselwirkung besteht.

Während der Geschichte der Pflege bestand in der Literatur eine unausgesprochene Verbindung zwischen *Comfort* und optimaler Vorbereitung für die Rehabilitation. Florence Nightingale (1859) hatte behauptet, Patienten, die durch Pflegende *Comfort* erleben, hätten bessere Chancen, wieder gesund zu werden. 1931 bemerkte Harmer eine Verbindung zwischen Pflege-*Comfort* und der Definition im Wörterbuch, die eine Komponente des Stärkens enthielt. Emotionaler *Comfort* und Energie wurden in der Pflegeliteratur auch während der 1980er-Jahre noch stillschweigend miteinander in Verbindung gebracht (McIlveen & Morse, 1995). Im Rahmen einer Fallstudie wurde beispielsweise beschrieben, wie die Pflegefachperson erkannte, dass sich die Energie und die Motivation des Patienten im Kampf gegen die Krankheit aus den Besuchen seiner Mutter herleiteten (Oerlemans, 1972). Paterson und Zderad (1976, 1988) zufolge halfen Pflegende psychiatrischen Patienten «mehr Sein» (in existenziellem Sinne) zu erreichen, um deren Funktion auf höchstmöglichem Niveau zu fördern.

In den 80er-Jahren des 20. Jahrhunderts förderten Pflegende die Fähigkeit der Patienten, für sich selbst zu sorgen und *Comfort* war somit ein nachrangiges Ziel. Ein *Hauptziel* der Pflege war *Comfort* im Grunde nur, wenn der Patient terminal erkrankt war. *Comfort* wurde zum Pflegeziel, wenn kein Heilverfahren mehr zur Verfügung stand (Glaser & Strauss, 1965). Auch war *Comfort* als Pflegeziel vor allem in jenen Pflege-Settings wichtiger, die weniger technologisiert waren, also in der Hospiz- und Langzeitpflege. dieser Trend hatte weitreichende Implikationen für die Pflege im 21. Jahrhundert (McIlveen & Morse, 1995). In Zukunft wird es immer mehr ältere Menschen geben, die sich in den letzten Monaten ihres Lebens weniger Technologie und mehr *Comfort* wünschen.

Pflegewissenschaftliche Impulse für *Comfort*

Wissensentwicklung geschieht nicht im Vakuum. Die Samen für *Comfort* wurden in den frühen 1980er-Jahren in scheinbarer Isolation ausgesät und ermöglichten ein tieferes Verständnis und Fortschritte in der Theorie. Zehn Jahre später war die Zeit reif, *Comfort* in der Pflege neu zu entfalten und zu fördern.

Zum Fundament, das später meine Arbeit unterstützte, gehört ein Text von Janice Morse aus dem Jahr 1982. Darin richtete sie die Aufmerksamkeit der zeitgenössischen Pflege auf *Comfort*. Die Beiträge von Janice Morse, Patricia Benner, Denise Rankin-Box, Patricia Donahue, Dawn Arrington und Karen Walborn, Claire Andrews und Maureen Chrzanowski, Joan Hamilton, Elise Gropper und Eloita Neves-Arruda werden chronologisch in diesem Kapitel vorgestellt.

Tröstende Interventionen: Janice Morse

Janice Morse (1993, 1992) wählte qualitative, «ethnowissenschaftliche» Methoden, um tröstende Maßnahmen von Pflegefachpersonen zu untersuchen. Aus sorgfältigen Beobachtungen und Aufzeichnungen entstanden mehrere phänomenologische Studien mit Pflegenden in unterschiedlichen Settings. Die Autorin ging davon aus, dass tröstende Interventionen von zentraler Bedeutung für die Pflege sind und gründlich geklärt werden sollten. Zu diesen Maßnahmen gehörten Berührung, Gespräche sowie Zuhören. Janice Morse beschrieb den *Prozess* des *Comfort*-Vermittelns im Kontext der Pflege, ohne jedoch die Wortbedeutung von *Comfort* zu analysieren. Sie verwendete die Begriffe «*Comfort*» sowie «*Comfort* vermittelnd» [«comforting»], «Comfot erlebend» [«comfortable», «comforted»] austauschbar. Im reichen Fundus der qualitativen Studien von Janice Morse und ihren Studierenden wurden die *Comfort* vermittelnden Pflegeinteraktionen an vielfältigen Patientenbeispielen beschrieben, etwa auf einer Neugeborenenstation, in der Notaufnahme oder auf einer chirurgischen Station. Diese Studien hatten jedoch nicht das Ziel, das Eintreten von *Comfort* durch Modalitäten wie Berührung, Zuhören oder verbales Beruhigen zu beschreiben. Eine Struktur zur Verbesserung von *Comfort* für Patienten wurde ebenfalls nicht vorgeschlagen. Janice Morses Methode der *Comfort*-Forschung unterschied sich stark von meinem Vorgehen. Ich konzentrierte mich auf *Comfort* als Ergebnis spezifischer *Comfort*-Maßnahmen (Interventionen). Es irritierte mich, dass wir beide über dasselbe Thema arbeiteten und unsere unterschiedlichen Ansätze nicht aufeinander abstimmen konnten. Ich griff daher auf den philosophischen Ansatz zurück.

Comfort als Prozess und Ergebnis

Eine wichtige linguistische Unterscheidung zwischen Prozess und Ergebnis innerhalb eines Begriffs hat der Philosoph Fred Dretske beschrieben (1988). Ein Beispiele für solch einen Begriff war «*vermodern*»: «Der Baum vermodert» (Verb oder Prozess) und: «Das Ausmaß des Vermoderns (Substantiv oder Ergebnis) ist offensichtlich». Ein weiteres Beispiel war der der Begriff *Comfort*: «Die Pflegeperson vermittelt (Verb oder Prozess) dem Patienten Comfort» und: «der erhöhte *Comfort* für den Patienten» (Substantiv oder Ergebnis). Normalerweise erfassen wir die korrekte Bedeutung aus dem Zusammenhang durch den gesunden Menschenverstand. Fred Dretske (1988) traf jedoch einige Unterscheidungen zwischen Prozess und Ergebnis, die für das Herangehen an das Wortfeld *Comfort* wichtig sind. Ich ging davon aus, dass ein Prozess eine Methode ist, etwas zu tun, und mehrere Schritte umfasst. Der Philosoph fügte jedoch den zur Vorsicht mahnenden Hinweis hinzu, der Prozess *spezifiziere* das Ergebnis. Ein Ergebnis ist das Resultat des Prozesses. Da Ergebnis und Prozess einander entsprechen, würde *Comfort* als Prozess das Ergebnis *Comfort spezifizieren*. Bei *Comfort* ist das gewünschte Ergebnis des *Comfort*-Prozesses ein im Vergleich zu einem vorherigen Ausgangswert erhöhter *Comfort*. Wichtig ist hier allerdings, dass der Prozess nicht als eine vom Ergebnis getrennte Einheit auftritt. Der Prozess ist so lange unvollständig, bis das Ergebnis, erhöhter *Comfort*, erreicht ist. Zweitens kennzeichnet das spezifizierte Ergebnis den Abschluss des Prozesses. Einzelne Ereignisse im Laufe des Prozesses sind

Schritte, um das Ergebnis zu erreichen. Drittens kann das Ergebnis anschließend eine Kausalkette fortsetzen oder in einen größeren Prozess eingebettet werden. Und viertens ist das Ergebnis die Bestimmung des Prozesses, sodass es den Zweck darstellt (Dretske, 1988). Demnach ist es unzureichend, den *Comfort*-Prozess zu untersuchen, ohne die Qualität des gewünschten Ergebnisses – erhöhter *Comfort* für Patienten – zu evaluieren.

Das Vermitteln von *Comfort* stellt einen Prozess dar, dessen Ergebnis in erhöhtem *Comfort* besteht (Kolcaba, 1995a). Es handelt sich auch um einen Prozess, wenn die Handlungen auf das Vermitteln von *Comfort* zielen, das gewünschte Ergebnis jedoch aufgrund von Störvariablen verhindert wird oder wenn *Comfort* sich nicht verlässlich messen und bestimmen lässt. Janice Morse untersuchte in ihren Studien zwar den *Comfort*-Prozess (Pflegemaßnahmen), jedoch nicht das Ergebnis. Ich untersuchte in den ersten zehn Jahren meiner *Comfort*-Forschung das Ergebnis von *Comfort*-Interventionen (Definition und Messung), aber nicht den Prozess.

Janice Morse und ich näherten uns den Themen im Umfeld von *Comfort* aus unterschiedlichen Perspektiven an. Später kamen weitere Pflegewissenschaftlerinnen hinzu, die in diesem Kapitel vorgestellt werden. Gemeinsam widmeten wir uns der Aufgabe, Patienten-*Comfort* zu definieren, dessen beeinflussenden Faktoren zu beschreiben und die Wirksamkeit dieser Faktoren zu messen. Ich erarbeitete eine Synthese der Ergebnisse anderer *Comfort*-Forscherinnen. 1994 erschien meine Theorie des ganzheitlichen *Comfort* (Kolcaba, 1994). Sie diente als Grundlage eines Artikels, in den Dretskes Erkenntnisse integriert wurden (Kolcaba, 1995a). Darin habe ich auch die Beziehungen zwischen Janice Morse qualitativer Forschung und meiner quantitativen Arbeit zur Messung von *Comfort* beschrieben. Nach Dretske konnten *Comfort* spendende Handlungen oder Interventionen nur dann als erfolgreich gelten, wenn sie zu erhöhtem *Comfort* führten. Um sich zu vergewissern, ob sich das *Comfort*-Erleben der Patienten erhöhte, war ein kontinuierliches Beobachten erforderlich bzw. eine Modifikation der Interventionen bei Bedarf.

Die Arbeiten von Janice Morse unterstützten den ersten Teil meiner *Comfort*-Theorie, derzufolge Pflegende *Comfort*-Maßnahmen in der Absicht leisten, den Bedürfnisse von Patienten in belastenden Situationen zu entsprechen.

Im zweiten Jahrzehnt meiner Arbeit an *Comfort* begann ich, Interventionen zur Steigerung von *Comfort* bei verschiedenen Patientengruppen zu untersuchen. Ich wollte wissen, ob *Comfort* sich angesichts einer effektiven Intervention mit der Zeit steigern ließ. Ich formulierte drei Komponenten des Begriffs «*Comfort Care*»:

a) eine angemessene und rechtzeitige Intervention
b) eine Umsetzung, die Fürsorge und Empathie vermittelt, und
c) die Absicht, *Comfort* zu vermitteln (Kolcaba, 1995c).

Der Begriff *Comfort Care* bezeichnete eine proaktive, interaktive und kreative Technik, die weit über die frühere, eher negative Bedeutung von *Comfort* hinausreichte.

Die helfende Rolle der Pflegenden: Patricia Benner

Patricia Benner (1984) fasste das Durchführen von *Comfort*-Maßnahmen als Bestandteil der «helfenden Rolle» von Pflegenden. Diese Rolle umfasst «Veränderungen und den Mut, eine Situation mit dem Patienten gemeinsam durchzustehen und dabei so viel Comfort wie momentan möglich zu gewährleisten» (1984: 49). Patricia Benner hat acht Kompetenzen im Rahmen der «helfenden Rolle» beschrieben:

1. Ein heilungsförderndes Klima gewährleisten und sich zum Heilen verpflichten
2. Für *Comfort*-Maßnahmen sorgen und das Menschsein bewahren angesichts von Schmerzen und extrem geschwächter Lebenskräfte
3. Eine Situation mit dem Patienten gemeinsam durchleben («Nursing Presence»)

4. Die Partizipation des Patienten an seinem Heilungsprozess gewährleisten
5. Verschiedene Arten von Schmerz deuten können und entsprechende schmerzstillende bzw. schmerzlindernde Strategien durchführen
6. Durch Berührung und Kommunikation für *Comfort* sorgen
7. Die Familie emotional unterstützen und sie optimal informieren
8. Emotionalen und entwicklungsbezogenen Wandel bei Patienten anregen.

Diese Kompetenzen stehen in enger Wechselbeziehung miteinander, sind ganzheitlich, nichttechnisch und bedeutsam, um Hoffnung, Heilung und inneren Frieden bei Patienten zu fördern. Sie repräsentieren die Kunst des Pflegens. Die Studierenden waren jedoch besonders bemüht, sich technische Fertigkeiten anzueignen. Für sie ist es jedoch wichtig, zu verstehen, dass nichttechnische Fertigkeiten (einschließlich *Comfort*-Maßnahmen) für ihre Arbeit als Pflegeexpertin bzw. -experte ebenso wichtig sind wie technische Fertigkeiten – wenn nicht sogar wichtiger.

Als Beispiel beschrieb Patricia Benner *Comfort*-Maßnahmen während einer Intubation durch Berührung und Kommunikation. Eine Pflegeexpertin erzählte: «Wir hielten ihre Hand und sagten: ‹Alles ist unter Kontrolle›. Wir hatten das Gefühl, dass dies im Moment das Wichtigste für die Patientin war. Weil sie jemanden brauchte und sie *Comfort* und Fürsorge nur durch Berühren und Sehen erleben konnte» (Benner, 1984: 64). Patricia Benner betonte, dass es «zentral für die Pflege sei» (Benner, 1984: 64), *Comfort* durch Berührung zu vermitteln. Intuitiv haben Pflegende im wahrsten Sinne des Wortes die Hand ausgestreckt, um auf diese Weise Fürsorge zu zeigen und für *Comfort* zu sorgen. Patricia Benners Stimme stärkte alle Pflegenden, die sich dafür einsetzten, *Comfort* in der Pflege wieder zur Geltung zu bringen. Somit verlieh sie auch meinen Bemühungen Glaubwürdigkeit, die Bedeutung von *Comfort* an die Öffentlichkeit zu tragen und Studierende zu motivieren, *Comfort Care* für Patienten zu leisten.

Comfort vermitteln als Ziel der Pflege: Denise Rankin-Box

Denise Rankin-Box (1986) stellte fest, dass es bei *Comfort* sowohl um das körperliche als auch um das emotionale Wohlbefinden geht. Sie verwies auf die fehlende Definition von *Comfort* zur damaligen Zeit und fragte, wie wir ohne eine Definition Aussagen über die Bedeutung von *Comfort* interpretieren können. Sie schrieb beispielsweise: «Ein Umfeld, das *Comfort* optimal fördert, verkürzt und erleichtert die postoperative Phase». Die Autorin fragte, wie sich *Comfort* in der Pflege erreichen lässt. Ferner zeigte sie auf, wie wichtig es ist, auf empathische, fürsorgliche Weise zu pflegen. Denise Rankin-Box (1986) merkte an, Pflegende könnten Interventionen auf vielfältige Weise durchführen und eine Intervention, die nicht auf *Comfort*-fördernde Weise gestaltet wird, könne das *Comfort*-Erleben eines Patienten möglicherweise nicht erhöhen. Demnach sei das Vermitteln von *Comfort* für Patienten sowohl eine Kunst als auch eine Wissenschaft und sowohl ein Prozess als auch ein Ergebnis. Die Autorin bemerkte auch, wie selten *Comfort* in der Pflegeliteratur vorkam. Größtenteils ging es um das Management von Schmerzen, Übelkeit, Dekubitus, Angst oder Stress. Sie schlug vor, «Pflegende sollten nicht nur nach den Ursachen bestimmter Beschwerden und deren Linderung fragen, sondern auch danach, was dazu führt, dass Patienten sich wohlfühlen und wie Pflegende *Comfort* für Patienten gewährleisten und aufrechterhalten können» (1986: 340). Hier verstand die Autorin *Comfort* als ein Ergebnis. Einsichten zur Beantwortung dieser Fragen könnten sich sowohl aus der Introspektion hinsichtlich unserer eigenen Erfahrungen mit *Comfort* als auch aus Gesprächen mit Patienten ergeben.

Denise Rankin-Box betonte, dass Pflegende

- Patienten dabei unterstützen sollten, die Belastungen der Rehabilitation durchzustehen (durch psychospirituellen *Comfort*).
- physische, psychosoziale und umgebungsbezogene Variablen im Verlauf ihrer *Comfort* vermittelnden Handlungen einschätzen und angehen sollten.

Comfort im Spiegel der Kunst: Marilyn Donahue

Marilyn Donahue interpretierte Meisterwerke der Kunst, um humanistische Konzepte zu verdeutlichen. Ziel ihrer Auswahl von Kunstwerken war, die «ausdrucksvolle Schönheit des Pflegens und der Pflege» darzustellen. Ihre Sammlung führt uns beispielhaft ästhetisches und ethisches Wissen in der Pflege vor Augen. Durch künstlerische Darstellungen verdeutlichte sie die Essenz der Pflege. Sie beschrieb, was Pflege zu einer wertvollen Aufgabe macht und hob ihren Auftrag hervor. Die Kunst des Pflegens charakterisierte sie mit folgenden Worten:

- Einsatzbereitschaft
- Praktische Fähigkeiten
- Exzellenz
- Engagement
- Disziplin
- Wissenschaft
- engagiertes Interesse
- Dienstleistung
- Hingabe
- Liebe
- Barmherzigkeit
- Toleranz
- Achtsamkeit und Fürsorglichkeit
- Zärtlichkeit
- Treue
- Stärke
- Mut
- Innovation
- Vertrauen
- Würde
- Beschützen
- Professionalität und
- *Comfort*.

Marilyn Donahue schrieb über Comfort:

> Diese Begrifflichkeit hilft, eine Welt der Pflege zu schaffen, welche die Integration des engagierten Interesses für die spirituellen, emotionalen und physischen Aspekte der Pflege und Versorgung von Patienten herbeiführt. Gerade durch *Comfort* und *Comfort*-Maßnahmen sorgen Pflegende für Stärke, Hoffnung, Trost, Unterstützung, Ermutigung und Unterstützung für Individuen, Gruppen und Gemeinschaften in einer Vielfalt von Lebensumständen (ebd.: 27)

Diese Worte bestätigten meine ganzheitliche Konzeptualisierung von *Comfort*. Patricia Donahues Darstellung bestätigte, wie wichtig *Comfort* für Patienten ist und welchen zentralen Stellenwert *Comfort* in der Pflege hat.

Comfort in der häuslichen Pflege: Dawn Arrington und Karen Walborn

Dawn Arrington und Karen Walborn (1989) beschreiben ein Versorgungsmodell mit «*Comfort*-Betreuungspersonen». Als Beispiel dient die Geschichte einer Patientin, die täglich zuhause einige Stunden lang von einer Betreuungsperson unterstützt wurde. Dieses Modell ergänzte die Dienstleistungen der professionellen häuslichen Pflege.

Beim Lesen dieses Artikels fiel mir auf, dass in der häuslichen Pflege das Vermitteln von *Comfort* nicht honoriert werden kann. Leisten Pflegende *Comfort*, löst dies häufig Kritik beim Arbeitgeber aus, da diese Tätigkeit nicht in der Stellenbeschreibung enthalten ist. In der modernen Palliativpflege jedoch stellt *Comfort* tatsächlich ein primäres Pflege- und Versorgungsziel dar und ist als solches anerkannt. Die *Comfort*-Betreuungspersonen mobilisierten die Patientin, erledigten Telefonate für sie, kümmerten sich um Arzttermine bereiteten Mahlzeiten zu und sorgten für Ruhephasen. Sie widmeten der Patientin auch Zeit, um mit ihr über ihre momentane Situation, ihr Empfinden und ihre Belastungen zu sprechen. Dies wirkte sich positiv aus. Die Patientin «fühlte sich durch die Verbindung zur Welt ‹normaler› Aktivitäten mit *Comfort* versorgt» (Arrington & Walborn, 1989: 26). Die Betreuungspersonen dienten der «Gesamtpersönlichkeit», sagte die Patientin. Sie sorgten für «emotionale Unterstützung und Kontakt mit der Außenwelt», vermittelten der Patientin Lebensenergie und halfen ihr «sich auf die Genesung zu konzentrieren» (Arrington & Walborn, 1989: 26). Die Betreuungspersonen mussten nicht notwendigerweise Pflegepersonen sein.

Wie die Autorinnen berichteten, kam die Patientin besser mit ihren täglichen Problemen zurecht und blieb während ihres gesamten Behandlungs- und Genesungsprozesses Dank dieser zusätzlichen Unterstützung optimistisch (Arrington & Walborn, 1989). Auch hier bestand wieder die Verbindung zwischen *Comfort* und Lebensenergie, die bereits aus älteren Pflegetexten vertraut war und in der ursprünglichen Wortbedeutung enthalten war. Es ist wichtig, dass es für Pflegende eine greifbare praktische Begründung dafür gibt, *Comfort* zu vermitteln. Insbesondere die energiespendenden Eigenschaften von *Comfort* führten zu besseren Behandlungsergebnissen. Im Beispiel der Patientin bestanden sie in einer spürbar besseren Lebensqualität und im Gefühl von Kontrolle während eines Prozesses, der ansonsten schwieriger gewesen wäre.

Comfort in der Geburtshilfe: Claire Andrews und Maureen Chrzanowski

Claire Andrews und Maureen Chrzanowski (1990) entwickelten eine Sichtweise von *Comfort*, die *nicht* ganzheitlich ist. Zu Beginn der 1990er-Jahre waren Konzeptualisierungen von *Comfort* jedoch noch nicht systematisiert. Das *Maternal Comfort Assessment Tool* diente dazu, *Comfort* im Bereich der Geburtshilfe einzuschätzen. Es war jedoch begrenzt auf den Aufmerksamkeitsfokus der Mutter, den Blickkontakt während der Wehen, den Atemrhythmus und stimmliche sowie verbale Äußerungen hinsichtlich der Durchhaltekraft während der Wehen. Warum diese beobachtbaren Verhaltensweisen logische *Comfort*-Indikatoren waren, haben die Autorinnen nicht beschrieben. Interessanterweise haben sie die Frauen nicht nach ihrem *Comfort*-Erleben gefragt. Auch haben sie keine Indikatoren für psychischen *Comfort*, in das Assessment aufgenommen, etwa Ausdrucksformen der Ruhe, des Vertrauens, der Unterstützung oder einer Vorfreude auf das Kind.

Die Ergebnisse bestanden darin, dass Frauen in aufrechter Stellung ein signifikant kürzeres Wehenmaximum hatten als Frauen in liegender Position. Obwohl sich die *Comfort*-Durchschnittswerte nicht unterschieden, «schienen» sich Frauen in aufrechter Stellung wohler zu fühlen. Zusätzlich zu den kürzeren Wehen hatten Frauen in aufrechter Position möglicherweise ein angenehmeres Körpererleben während der Wehen und bei der Geburt, etwa das Gefühl der Kontrolle und das Empfinden ihrer natürlichen körperlichen Kräfte. Diese psychologischen Aspekte von *Comfort*, die nicht gemessen wurden, könnten bewirkt haben, dass sich Frauen in aufrechter Stellung wohler fühlten als Frauen im Liegen.

Einem Kommentar am Schluss der Studie zufolge haben sich Frauen in aufrechten Wehenstellungen während der intensivsten Wehenphase möglicherweise genauso unwohl gefühlt wie Frauen in liegenden Stellungen. Offensichtlich war ein Instrument erforderlich, um in dieser Population ganzheitlichen *Comfort* anhand psychologischer und physiologischer Faktoren mithilfe genauer und direkter Messmethoden zu erfassen. Direkte Angaben über *Comfort* seitens der Frauen selbst hätten zur klinischen Signifikanz beigetragen. Sie hätten sich mit visuellen Analogskalen oder kurzen *Comfort*-Fragebogen zu den Wehen und zur Entbindung quantifizieren lassen.

Die Vorstellung, *Comfort* sei komplex, multidimensional und ganzheitlich, bestätigte sich durch diese frühe Studie. Deutlich erkennbar war auch die Notwendigkeit, *Comfort* auf eine Weise zu messen, die sich mit klinischen Realitäten deckte. Mithilfe einer unterstützenden Pflege können Wehen sogar Transzendenz erfahrbar machen.

Comfort bei chronischer Krankheit: Joan Hamilton

Joan Hamilton (1989) betrachtete *Comfort* aus der Perspektive des Patienten und verwendete einen Interviewleitfaden zur Datenerhebung. Damit humanisierte und verbesserte sie meinen sowohl intuitiven wie auch akademischen Ansatz. Sie ergänzte meine literaturgestützten Daten durch Beschreibungen von *Comfort* aus Sicht der Patienten. Ihre Arbeit enthielt auch ethisches Wissen über *Comfort* für Patienten.

Die fünf *Comfort*-Themen, die Joan Hamilton anhand ihrer qualitativen Daten entdeckte, stützten meine Darstellung der Erlebensbereiche von *Comfort* in mehrerer Hinsicht.

Erstens stellte sie fest, dass physischer *Comfort* weit mehr umfasste als das, was in Lehrbüchern zur Behandlung von Übelkeit und Schmerzen bestand. Physischer *Comfort* beinhaltete unter anderem, wieder zurück ins Bett gehen zu können, bequem zu sitzen und regelmäßige Ausscheidung.

Zweitens unterstützten Joan Hamiltons Ergebnisse die These, dass das Umfeld ein wichtiger Bestandteil von *Comfort* ist. Pflegende können das Umfeld so gestalten, dass sich *Comfort* für Patienten erhöht. Dies wirkt sich auch funktionell aus, wie bereits Florence Nightingale feststellen konnte (1859). Dieser Aspekt geriet jedoch infolge der Hochtechnologie-Pflege in Vergessenheit. War in den 1980er-Jahren ein Patient auf der Intensivstation desorientiert, fixierten ihn die Pflegenden oder stellten ihn durch Medikamente so lange ruhig, bis er sich an die Situation auf der Station «angepasst» hatte.

Drittens entsprach Joan Hamiltons Thema des *Selbstwertgefühls* eindeutig meiner Kategorie des psychospirituellen *Comforts*. Ihre Probanden unterschieden nicht zwischen psychischem und spirituellem *Comfort*. Menschen können Spiritualität erleben, ohne in die Kirche zu gehen und umgekehrt. Demnach erwies es sich als sinnvoll, beide Erlebensbereiche zu psychospirituellem *Comfort* zu verbinden.

Viertens bestätigte das *Comfort*-Thema der *pflegerischen Haltung* und der *Einstellung des Personals* den Erlebensbereich des sozialen *Comforts*. Für Bewohnerinnen und Bewohner in der Langzeitpflege hing sozialer *Comfort* vom Pflegepersonal ab. So leisteten beispielsweise empathische und zuverlässige Pflegende einen Beitrag zu *Comfort*, während distanzierte und unempathische Pflegende das Erleben *Comfort* verhinderten. Außerdem wünschten Bewohnerinnen und Bewohner, Handlungen selbst auszuführen, auch wenn dies mehr Zeit in Anspruch nahm. Auf die Möglichkeit, selbst zu entscheiden, legten sie ebenfalls Wert.

Fünftens wiesen Joan Hamiltons Ergebnisse auf die drei unterschiedlichen Aspekte von *Comfort* hin. *Linderung* bezog sich auf Schmerzkontrolle und Obstipationstherapie. *Behaglichkeit* umfasste das Leben in der Klinik, das auf individuelle Bedürfnisse der Bewohnenden abgestimmt ist und Flexibilität ermöglicht. *Transzendenz* war verbunden mit sinnerfüllenden Aktivitäten und einer fürsorglichen Beziehung zwischen Pflegepersonen und Bewohnenden.

Sechstens stimmten die Bewohnenden darin überein, dass die fünf Themen in ihrer Langzeitpflegeeinrichtung jeweils von zentraler Bedeutung für *Comfort* waren. Sie zeigten jedoch auch individuelle Vorlieben für bestimmte *Comfort*-fördernde Pflegeinterventionen. Bewohnerinnen und Bewohner schilderten *Comfort* im Hinblick auf seine Komplexität und seine Bedeutung für ihr Wohlbefinden. Außerdem machte es ihnen Freude, über ihr *Comfort*-Erleben zu sprechen.

Joan Hamilton schrieb am Schluss ihrer Darstellung: «Die eindeutige Botschaft lautet, dass *Comfort* viele Dimensionen hat und für verschiedene Menschen jeweils etwas anderes bedeutet» (Hamilton, 1989: 7). Diese Feststellung war bedeutsam, weil sie zum Ausdruck bringt, wie wichtig es ist, den *Comfort Care*-Prozess individuell zu gestalten.

Comfort als primäres Patientenziel: Elise Gropper

Elise Gropper (1992) betonte ebenfalls die verschiedenen Dimensionen von *Comfort*. Sie wies darauf hin, dass jede Person physische, soziale, spirituelle, psychische und umgebungsbezogene Dimensionen von *Comfort* auf jeweils ganz individuelle Weise wahrnimmt. Sie erwähnte die energiespendende Komponente von *Comfort* und betonte, dass Kinder, die *Comfort* erleben, mehr Energie für ihre Genesung aktivieren können. Vermitteln Pflegende Patienten ganz bewusst *Comfort*, konzentrieren sie sich dabei auf ihre ausgesprochenen und unausgesprochenen Bedürfnisse in allen vier Dimensionen, beispielsweise auf physiologische Bedürfnisse wie Ausscheidung und Sauerstoffversorgung oder spirituelle Bedürfnisse wie das Erleben von Hoffnung als einem «notwendigen Bestandteil des Heilungsprozesses» (Gropper, 1992: 7).

Elise Gropper stellte *Comfort* als primäres Patientenziel dar. Dieses Verständnis erscheint mir besonders interessant und es ist mir seitdem nicht wieder begegnet. *Comfort* ist für Elise Gropper weit mehr als eine reine Pflegehandlung bzw. ein Pflegeziel. Sie ist überzeugt, dass sich *Gesundheit* für viele Menschen als physischer und emotionaler *Comfort* definieren lässt. Ferner stellte Elise Gropper fest, dass Menschen sich außerhalb des Gesundheitssystems sowohl auf konstruktive als auch auf destruktive Weise *Comfort* vermitteln. Ein Pflegeziel bestand demnach darin, Patienten konstruktive Wege zu vermitteln, wie sie für sich selbst *Comfort* bewirken können. Dazu gehören enge familiäre Beziehungen, Hobbys, Möglichkeiten gesunder Lebensführung und sinnerfüllende Aktivitäten. Zu den destruktiven *Comfort-Aktivitäten* gehören Rauchen, Drogen- und Alkoholmissbrauch, Suchtformen, Essstörungen, sexuelle Promiskuität und Suizid. Diese destruktiven Verhaltensweisen als *Comfort-Aktivitäten* zu betrachten, war innovativ. Elise Gropper hatte beobachtet, dass Menschen immer dann zu diesen Aktivitäten übergingen, wenn sie sich unwohl fühlten. Solche destruktiven Verhaltensweisen werden möglicherweise seltener, sobald sich die zugrundeliegenden Probleme behandeln lassen.

Transkulturelle Aspekte von *Comfort*: Eloita Neves-Arruda

Eloita Neves-Arrudas (1992) qualitative Studie über *Comfort* hatte einen transkulturellen Schwerpunkt. Zehn hispanische Tumorpatienten in einer texanischen Klinik wurden von einer Spanisch sprechenden Forschungsperson gebeten, in ihrer Muttersprache *Comfort* zu beschreiben sowie ihre *Comfort*-Bedürfnisse und ihre *Comfort*-Quellen zu nennen. Auch hier wurde die Komplexität von *Comfort* deutlich und viele Aspekte von *Comfort* in der hispanischen Kultur entsprachen der Klassifikation (Kolcaba, 1991).

Zwar waren die meisten Vorstellungen über *Comfort* transkulturell, einige der Begriffe ließen sich jedoch nicht leicht ins Englische übersetzen und zeigten, wie komplex *Comfort* ist. So nannten beispielsweise alle Teilnehmenden den Begriff «comodo» und bezogen ihn auf die Positionierung und Lagerung von Körperteilen. «Animo» bezeichnete das Bedürfnis nach einem positiven psychischen Zustand und nach Lebensenergie, um dem momentanen Erleben und Erleiden entgegentreten zu können. Funktion und Normalität waren in der hispanischen Kultur besonders wichtig. Konnten Patienten die Kraft finden, ihre alltägliche Routine beizubehalten – und sei es unter Schmerzen – gaben sie an, sich wohlzufühlen. «Sich wohlzufühlen heißt, ein normales Leben zu führen und sich nicht wie ein kranker Mensch zu fühlen» (Neves-Arruda et al., 1992: 390).

Alle Personen in der hispanischen Stichprobe stimmten mit vorangegangenen Stichproben kulturübergreifend darin überein, *Com-*

fort könne von Betreuungspersonen, Freunden, Familienangehörigen, der eigenen Person und von Gott vermittelt werden. Pflegende waren eine wichtige Quelle von sozialem *Comfort*.

Eloita Neves-Arruda entfaltete den Gedanken, dass sich Situationen in der Gesundheitsversorgung auf die *Comfort*-Erwartungen und -Bedürfnisse des Patienten auswirken. Sie nahm beispielsweise an, *Comfort*-Bedürfnisse in den Wehen und während der Entbindung seien weniger stark, weil sie erwünscht und antizipiert waren, als *Comfort*-Bedürfnisse während einer Tumortherapie. Patienten mit Krankheitsverläufen, die sich rasch und rapide verschlechterten und mit stark belastenden Symptomen einhergingen, erforderten rigorosere *Comfort*-Ansätze als Patienten mit eher chronischen Krankheiten. Demnach wird die Art und Weise, *Comfort* zu vermitteln, nicht nur durch die tatsächliche Art und Intensität der Beschwerden bestimmt, sondern auch durch die Prognose. Sinnerfüllenden, situationsentsprechenden *Comfort* zu gestalten, wurde als zusätzliche Herausforderung dargestellt. Weitere häufig wiederkehrende und im Hintergrund mitschwingende Themen waren:

a) *Comfort* ist Gesundheit.
b) *Comfort*-Bedürfnisse sind universell.

Ganz offensichtlich war *Comfort* für die Patienten in allen oben erwähnten Studien wichtig.

Zusammenfassung der Erkenntnisse

Aus der Literaturübersicht ergaben sich mehrere neue Erkenntnisse und unterstützende Argumente für *Comfort*:

1. *Comfort* vermittelnde Worte und Handlungen von Pflegenden und anderen Angehörigen des Gesundheitsversorgungsteams sowie die Absicht, *Comfort* zu vermitteln, sind wichtig, damit Interventionen von Patienten als *Comfort*-Maßnahmen wahrgenommen werden.
2. *Comfort* ist ein positiver, dynamischer Zustand und das Gesundheitsversorgungsteam kann mehr leisten, um *Comfort* zu erhöhen, indem es über die Behandlung von Beschwerden hinausgeht.
3. Die energiespendenden Eigenschaften von *Comfort* führen zu besseren Patientenergebnissen.
4. *Comfort*-Messungen sollten die Ganzheitlichkeit des *Comfort*-Erlebens mitberücksichtigen.
5. Das *Comfort Care*-Schema sollte individuell abgestimmt werden.
6. *Comfort* ist wichtig für alle Menschen.
7. *Comfort*-fördernde Verhaltensweisen können konstruktiv oder destruktiv sein.
8. Gesundheit ist *Comfort*.
9. *Comfort* ist kontextbezogen.
10. Fachkundige Pflegende sind stolz auf die verschiedenen Arten, in denen sie *Comfort* für einen Patienten steigern können. Ihre *Comfort*-fördernden Fähigkeiten tragen dazu bei, dass sie Expertinnen sind.
11. Eine Möglichkeit, um *Comfort* zu erhöhen, besteht im Umgestalten des Umfelds.
12. *Comfort Care* lässt sich mit anderen Gesundheitsberufen koordinieren.

Comfort dringt an die Spitze des Pflegebewusstseins

Nach drei Jahrzehnten, in denen *Comfort* als pflegerisches Ziel auf ein Minimum reduziert wurde, schlugen Pflegende vor, *Comfort* wieder zu einem hohen Wert zu machen und zu kultivieren. 1992 erklärten vier Pflegewissenschaftlerinnen *Comfort* zu einer entscheidenden Kategorie in der Pflege (Chinn, 1992; Gropper, 1992; Kolcaba, 1992a, 1992b; Morse, 1992). Peggy Chinn fragte sich, welches «Wissen Pflegende benötigen, um anderen Menschen *Comfort* zu vermitteln oder um Schmerzen und Leiden des Menschen zu lindern» (Chinn, 1992: VII). Janice Morse setzte sich dafür ein, dass *Comfort* anstelle von Fürsorge (Caring) den Fokus von Pflege bilden sollte: «Der eigentliche Zweck der Pflege besteht darin, *Comfort* für Patienten zu fördern, statt nur Caring zu leisten» (1992: 92).

Elise Gropper stellte fest: «Das traditionelle Ziel der Pflege lag immer im Vermitteln von *Comfort* und damit im Lindern von Schmerz und Leiden sowie im Wiederherstellen der Gesundheit des Patienten» (1992: 5). Für mich stellt *Comfort* ein wichtiges, pflegerisch beeinflussbares und messbares Patientenergebnis dar, das für die optimale Funktion des Patienten wesentlich ist (Kolcaba, 1992b).

In diesen Arbeiten kommt *Comfort* als wichtiger Auftrag in der Gesundheitsversorgung zur Geltung. Patienten wünschen sich von ihren Pflegenden *Comfort Care*.

Dieser Paradigmenwechsel trat ein, als ich *Comfort* als Ergebnis der Patientenversorgung operationalisierte. Das Fördern von *Comfort* erforderte, *Comfort*-Maßnahmen auf fürsorgliche Weise durchzuführen und dabei zugleich die eigenen Versuche des Patienten, *Comfort* zu erreichen, zu unterstützen. Fürsorgen war demnach ein essenzieller Bestandteil des Patienten-*Comfort*. Der Patient kann sich nicht wohlfühlen, wenn die Pflegeperson nicht auf fürsorglicher Weise handelt.

Gedanken zum *Comfort*-Zitat (Kap. 2)

> Ich hoffe, dass Pflegende gemeinsam engagiert und mutig einer Zukunft entgegengehen, in der sie die volle Verantwortung tragen werden für ihr Handeln im Dienst der menschlichen Bedürfnisse nach *Comfort* und Schmerzlinderung.
> *P. Chinn (1992: VII)*

Peggy Chinn war beunruhigt: Ihr Aufruf an Pflegende, in der Zeitschrift *Advances in Nursing Science* über *Comfort* zu publizieren, hatte nur zu wenigen Einreichungen führt. Dies deute auf ein mangelndes Interesse an *Comfort* für Patienten hin.

Mit diesem Zitat verdeutlichte Peggy Chinn, dass *Comfort* weit mehr ist als das Lindern von Schmerzen. Sie wies darauf hin, wie bedeutsam *Comfort* für Patienten und für die Erfüllung des pflegerischen Auftrags ist.

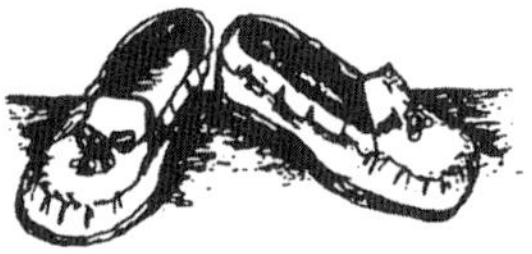

Kapitel 3 – *Comfort* messen

Täglich bezahlte er Comfort mit dem Geld seiner Illusionen. Dennoch schätzte er Comfort mit jedem Tag mehr und legte immer weniger Wert auf Geld.

Edith Wharton (1904),
The Descent of Man, Kapitel 1

In diesem Kapitel beschreibe ich, wie ich den «Allgemeinen *Comfort*-Fragebogen» («General Comfort Questionnaire») entwickelte. Dabei gehe ich auf Fragen und Probleme ein, denen ich im Erarbeitungsprozess begegnete. Anschließend lasse ich Sie an der Konzeption meiner *Comfort*-Dissertationsstudie teilhaben. Das kann Ihnen helfen, in Zukunft eigene *Comfort*-Studien zu planen und durchzuführen.

Konzeptuelle Fragen

Beim Konzipieren des ersten *Comfort*-Fragebogens musste ich im Vorfeld mehrere Fragen und Probleme klären. Die erste Frage lautete: In welcher Zeitform sollen die Fragen gestellt werden? In der Gegenwart oder in der Vergangenheit? Sollen sich die Antworten der Patienten darauf beziehen, wie sie *Comfort* erlebten oder wie sie sich momentan beim Beantworten des Fragebogens fühlen? Ich erkannte, dass Comfort ein augenblicksgebundener Zustand ist, der sich rasch ändern kann. Später bezeichnete ich diese fluktuierende und fragile Qualität von *Comfort* als «dynamisch» und «zustandsspezifisch». Dementsprechend sollten sich alle Items des «Allgemeinen *Comfort*-Fragebogens» auf die Gegenwart beziehen und im Präsens formuliert sein.

Die zweite Frage, die ich klären musste, lautete: Beeinflussen eventuell Persönlichkeitsmerkmale, wie Menschen *Comfort* wahrnehmen? Den Hintergrund dieser Frage bildete Charles Spielbergers «State-Trait-Angstinventar» (STAI). Ich fragte ich mich, ob es einen *Comfort*-Zustand gibt, der *situationsbezogen* und veränderlich ist sowie einen *persönlichkeitsbezogenen Comfort*-Zustand, der ein dauerhaftes Merkmal darstellt und sich kaum ändert. Dieser Unterschied ist wichtig, da eine Person mit starkem persönlichkeitsbezogenen *Comfort*-Erleben Interventionen möglicherweise anders wahrnimmt. Aus diesen Gründen beschloss ich, *Comfort*-Fragen situationsbezogen, zustandsspezifisch und in Hinblick auf den gegenwärtigen Moment zu formulieren. Keine Frage enthielt das Wort *Comfort*, um einen Antwort-Bias zu vermeiden.

Die dritte Frage bestand darin, wie hoch die Anzahl möglicher Antworten auf jede Frage sein sollte. Fünf Antworten hatte ich bereits ausgeschlossen, weil sie einen Mittelweg dargestellt hätten. Sechs Antworten bieten eine zu große Auswahlmöglichkeit. Also wählte ich vier Antworten, was auch Charles Spielbergers Ansatz (1983) entsprach. Später stellte ich fest, dass mehr Auswahlmöglichkeiten die Sensibilität erhöhen, ohne dass dies negative Konsequenzen hat. Deshalb empfehle ich jetzt, alle *Comfort*-Instrumente sollten sechs Antwortmöglichkeiten haben, sogar diejenigen für Patienten in der terminalen Phase.

Die vierte Frage bezog sich auf das Scoring-System des Instruments. Sollte ich der Antwort «stimme ausdrücklich zu» den höchsten Wert zuweisen, weil sie sich auf positive Aussagen über *Comfort* bezieht? Hohe Werte weisen dann auf hohes *Comfort*-Erleben hin. Diese Interpretation strebte ich an. Demnach sollte der höchste *Comfort*-Zustand die höchsten Werte in *Comfort*-Fragebögen erhalten.

Der ursprüngliche «Allgemeine *Comfort*-Fragebogen» durchlief mehrere Überarbeitungen. Das Endergebnis ist in Anhang C dargestellt. Crohnbach's Alpha betrug für diesen Fragebogen 0,88, was für ein neues Instrument sehr hoch ist (Kolcaba, 1992b).

Die spezifischen Ausgangspunkte, von denen jede Frage abgeleitet wurde, finden sich in Abbildung 3-1. Ich nehme diese Abbildung hier auf, um den Entstehungsprozess des Fragebogens transparent zu machen. An die LeserInnen habe ich die Bitte, die Fragen jeweils an ihr Setting anzupassen. Alle Fragen sind miteinander verbunden und Teil der ganzheitlichen Gestalt von *Comfort*. Jeder Mensch hat eigene, einzigartige Vorstellungen von *Comfort* und versteht dieselben Fragen jeweils anders. *Comfort* ist also sehr individuell. Bei einigen Fragen fällt es schwer, zwischen «Linderung» und «Behaglichkeit» zu unterscheiden. Dies ist darin begründet, dass sich eine Person «behaglich» fühlt, nachdem es gelungen ist, ihr spezifisches Leiden zu lindern.

Trotz solcher Uneindeutigkeiten ist die Klassifikation nützlich, um sicherzustellen, dass *Comfort* inhaltlich abgedeckt ist. Dies ist wichtig, wenn Pflegende den «Allgemeinen *Comfort*-Fragebogen» an ihr Setting anpassen möchten.

Viele Pflegende haben mich um ein Exemplar des Fragebogens gebeten. Sie waren daran interessiert, Comfort in den folgenden Settings zu messen:

- Intensivpflege
- Intensivstation für Patienten mit Brandverletzungen
- Notaufnahme
- Chirurgie
- Radiologie
- Innere Medizin
- Kardiologie
- Urologie
- Gynäkologie
- Geburtshilfe
- Neonatologie
- Psychiatrie
- Hospizpflege
- Langzeitpflege
- Geriatrische Akutversorgung.

	Linderung		Behaglichkeit			Transzendenz		
physisch	14–	19–	1+	36+		15+	29+	
	48–	25–	20–	28–		5–	6–	
psychospirituell	44+	46+	2+	7+	31+	9+	17+	
	22–	40–	38+	24–		41–	45–	
umgebungsbezogen	3+	27+	11+	47+		30+	33+	
	12–	34–	32–	42–		18–	21–	35–
soziokulturell	37+	8–	4+	23+		10+	16+	
	13–	26–	43+	39–				

Abbildung 3-1: Anordnung der Fragen des Allgemeinen *Comfort*-Fragebogens in der *Comfort*-Klassifikation
Anmerkungen: Es ist zulässig, dass aus jeder Zelle eine ungerade Anzahl Fragen generiert werden. Stellen Sie lediglich sicher, dass die Inhaltsdomäne in jeder Zelle beispielhaft vertreten ist.
Eine gleiche Anzahl positiver und negativer Fragen dient dazu, einen Antwort-Bias zu verhindern, ausgenommen bei Patienten mit verminderten kognitiven Fähigkeiten, etwa am Lebensende.
Positive Fragen im Allgemeinen *Comfort*-Fragenbogen = 24
Negative Fragen im Allgemeinen *Comfort*-Fragenbogen = 24

In allen Settings sind *Comfort*-Bedürfnisse jeweils sehr komplex und das Ergebnis von *Comfort*-Interventionen umfasst weit mehr als die Abwesenheit von Schmerz.

Comfort im onkologischen Setting

Es war eine große Herausforderung in meinem Leben, als mein Bruder mit der Diagnose «malignes Melanom» konfrontiert wurde. Er war damals 43 Jahre alt. Sein Zustand und seine Lebensqualität verschlechterten sich immer mehr. Viele Tage verbrachte er in der Klinik, in der ich arbeitete. Ich wurde mit der Welt der onkologischen Pflege vertraut und das meiste, was ich dort sah, regte mich dazu an, in diesem Bereich eine Forschungsarbeit über eine *Comfort*-Intervention durchzuführen. Mein Interesse an ganzheitlichem *Comfort* für Tumorpatienten intensivierte sich. Die Onkologiepflegenden kannten die Bedeutung von *Comfort* für Patienten. Auch glaubte ich, eine Veränderung von *Comfort* in einem onkologischen Setting leichter nachweisen zu können. Die *Comfort*-Bedürfnisse der Patienten waren sehr akut und zugleich bestand ein Bedürfnis nach seelisch unterstützenden Interventionen. Für meine Dissertationsstudie verließ ich daher meine Wurzeln in der Gerontologie. Dort waren *Comfort*-Bedürfnisse meiner Ansicht nach derart chronisch, dass es eventuell nicht möglich gewesen wäre, eine zeitliche Veränderung nachzuweisen.

In meiner Dissertation entwickelte ich eine «Geleitete Imagination» («Guided Imagery») für Frauen mit Mammakarzinom, die sich für eine konservative Behandlung entschieden hatten. Die brusterhaltende Therapie bestand in einer «weiten Exzision» des Tumors mit anschließender Strahlentherapie. Meine Forschungsfrage lautete: Erleben Frauen, die aufgrund eines Mammakarzinoms im Frühstadium Strahlentherapie in Verbindung mit «Geleiteter Imagination» erhalten, im zeitlichen Verlauf mehr *Comfort* als eine Kontrollgruppe? Was mich am meisten interessierte war jedoch folgende Frage: Kann ich bei Personen, die eine wiederholte, wirksame Intervention erhalten, im zeitlichen Verlauf eine Veränderung von *Comfort* nachweisen? *Comfort* war zwar ein dynamisches Phänomen und konnte sich rasch ändern, doch ich hoffte, dass sich empirisch eine Entwicklung zu erhöhtem *Comfort* nachweisen ließ.

Die «Geleitete Imaginitation» war tonbandgestützt. Die Patientinnen konnten sie mindestens einmal täglich zu einem beliebigen Zeitpunkt durchführen.

Um den «Allgemeinen *Comfort*-Fragebogen» auf Patientinnen mit Brustkrebs abzustimmen, entfernte ich Fragen, die für dieses Setting nicht relevant waren. Die Forschungsliteratur hat präzise aufgezeigt, welche spezifischen *Comfort*-Bedürfnisse für diese Population wesentlich sind. Auf der Basis dieser Erkenntnisse entwickelte ich Fragen, um die *Comfort*-Klassifikation für diese Population zu vervollständigen und ausgewogen zu gestalten. Dabei achtete ich darauf, *Comfort* inhaltlich abzudecken. Hinsichtlich der Feinabstimmung und der Studienkonzeption unterstützten mich Radiologiefachpflegende, medizinisch-technische RadiologieassistentInnen (MTRA) und Radioonkologinnen.

Auf diese Weise entstand der «*Comfort*-Strahlentherapie-Fragebogen» («Radiation Therapy Comfort Questionnaire», RTCQ). Die Patientinnen sollten den Fragebogen

1. vor Beginn der Strahlentherapie
2. drei Wochen nach Beginn der Strahlentherapie und
3. drei Wochen nach Abschluss der Strahlentherapie

ausfüllen.

Einen Fragebogen mit 48 Items hielten die Mitarbeiterinnen für zu umfangreich und möglicherweise zu belastend für die Patientinnen. Dieses Problem taucht häufig auf. Die Erfahrung zeigt jedoch, dass 48 Fragen zu einer hohen Reliabilität führen.

Dennoch kürzte ich den Fragebogen schliesslich auf 26 Items und testete ihn.

Zum ersten Mal entwickelte ich auch visuelle Analogskalen (VAS) zur Messung der drei *Comfort-Subskalen* (Linderung, Behaglichkeit und Transzendenz). Diese Subskalen ergaben sich aus der Faktorenanalyse in der psychometrischen Studie über den «Allgemeinen *Comfort*-Fragebogen» (Kolcaba, 1992b). Die Grundaussagen für die visuellen Analogskalen lauteten:

- «Ich habe gerade viele Beschwerden» (Linderung)
- «Ich fühle mich gerade wohl» (Behaglichkeit) und
- «Ich fühle mich gerade motiviert, entschlossen und bestärkt» (Transzendenz).

Die visuellen Analogskalen entwickelte ich, um mit dem Nachweis der Übereinstimmungsvalidität von *Comfort* zu beginnen. Zweitens wollte ich überprüfen, ob eine visuelle Analogskala *Comfort* effizienter messen konnte als der ausführliche Fragebogen. Dies könnte für meine spezielle Population, aber auch für andere Patientengruppen von klinischer Bedeutung sein. Der «*Comfort*-Strahlentherapie-Fragebogen» und die visuellen Analogskalen finden sich in Anhang D bzw. G.

Comfort-Datenanalyse

Eine weitere Frage, die Aufmerksamkeit erforderte, war die Methode der Datenanalyse.

Eine Statistikexpertin empfahl eine multiple Kovarianzanalyse mit Messwiederholungen (RM-MANCOVA). Die MANCOVA-Teststatistik eignete sich, weil sie «ganzheitlich» ist. Sie betrachtet Gruppenunterschiede in ihrem zeitlichen Verlauf und erfasst die Interaktionseffekte zwischen Zeit und Gruppe. Ausgangsdaten dienen als Kontrolle. Ist die Teststatistik signifikant, lässt sich anhand von Post-hoc-Tests feststellen, welche Gruppe das beste Ergebnis (in diesem Fall *Comfort*) hat. Meiner Ansicht nach erfasst die RM-MANCOVA genau das Wesentliche eines ganzheitlichen Studiendesigns (Kolcaba, 1998), indem sie alle Faktoren gleichzeitig betrachtet.

Ich konnte nachweisen, dass sich *Comfort* mit hinreichender Sensibilität (Stärke des Instruments) messen ließ, um bei einer effektiven Intervention im zeitlichen Verlauf eine Veränderung des *Comfort*-Zustands zu entdecken (p = 0,07 für Unterschiede zwischen Gruppen im zeitlichen Verlauf). Das Instrument zeigte mit Crohnbach's Alpha von 0,76 (n = 53, 26 Fragen) eine gute Leistung.

Die Aussagekraft der visuellen Analogskalen war jedoch nicht so hoch wie erwartet. Die Analogskala für Gesamt-*Comfort* (Total Comfort Line [TC]) war für *Comfort*-Unterschiede im zeitlichen Verlauf nicht sensibel (p = 0,82). Die Werte für die aufsummierten *Comfort*-Subskalen (Linderung, Behaglichkeit und Transzendenz) ergaben Daten, die nahezu signifikant waren (p = 0,17) und für individuelle Wahrnehmungen von *Comfort* sensibler zu sein schienen. Diese Ergebnisse legen nahe, dass zu viele Attribute von individuellem *Comfort* abgedeckt sind, wenn man Patienten bittet, ihr *Comfort*-Erleben auf einer Skala von 1 bis 10 zu bewerten. Eine Faktorenzerlegung in Unterschiede zwischen Probanden hinsichtlich der Bedeutung und Wichtigkeit führt zu einer Nivellierung der Antworten.

Korrelationen zwischen visuellen Analogskalen und dem «Allgemeinen *Comfort*-Fragebogen» bestätigten eine vorläufige Übereinstimmungsvalidität zwischen beiden *Comfort*-Messinstrumenten. Die Übereinstimmungsvalidität ist das Ausmaß, in dem eine Messung mit einer anderen, gleichzeitig durchgeführten Messung desselben Merkmals («trait») oder Zustands («state») korreliert (Goodwin/Goodwin, 1991). Da es keinen Goldstandard für das Messen von *Comfort* in dieser Population gab, berechneten wir Korrelationen zwischen der visuellen Analogskala für Gesamt-*Comfort* und dem «Allgemeinen *Comfort*-Fragebogen». Es war anzunehmen, dass letzterer eine mittlere bis starke positive Korrelation mit der visuellen Analogskala für Gesamt-*Comfort* zeigt, da beide Instrumente dazu dienten, ganzheitlichen *Comfort* zu messen und beide zu denselben drei Zeitpunkten bei denselben Patientinnen eingesetzt wurden. Die Daten zeigten eine rechtsseitige Verteilung, da die meisten Frauen auf den visuellen Analogskalen einen relativ hohen *Comfort* (7,3 auf der Skala von 1 bis 10, mit 10 als hohem *Comfort*) in einem relativ engen Wertebereich (Standardabweichung 1,58) angaben. Daher wurden nichtparametrische Verbundenheitsmessungen durchgeführt. Paarweise Korrelationen zwischen dem «Allgemeinen *Comfort*-Fragenbogen» und der visuellen Analogskala für Gesamt-*Comfort* zeigten für jeden der drei Zeitpunkte moderate Korrelationen: Zeitpunkt 1 = 0,31 ($p = 0{,}02$), Zeitpunkt 2 = 0,31 ($p = 0{,}02$) und Zeitpunkt 3 = 0,44 ($p = 0{,}00$). Es ergab sich eine mäßige Übereinstimmungsvalidität zwischen beiden *Comfort*-Instrumenten (Kolcaba/Steiner, 2000). Das Ergebnis der Studie lautete: *Comfort* war höher bei Patientinnen, die «Geleitete Imagination» erhielten.

Comfort-Sekundäranalyse

In einer Sekundäranalyse untersuchte ich zwei theoretische Propositionen in Bezug auf ganzheitlichen *Comfort*:

1. Hat *Comfort* als Ergebnis mehr *State*- als *Trait*-Merkmale?
2. Stellt Gesamt-*Comfort* mehr als die Summe seiner Teile dar (Addition von Linderung, Behaglichkeit und Transzendenz)?

Um das Ausmaß von *State*- versus *Trait*-Merkmalen in dieser Population zu bestimmen, wendete ich Heise's Methode (zit. in Knapp et al., 1998) mit Daten aus dem «*Comfort*- Strahlentherapie-Fragebogen» an. Um die Wirkungen der Intervention zu beseitigen, nahm ich nur Daten aus der Kontrollgruppe auf. Die Trait-Stabilität von *Comfort* wurde berechnet, indem Test-Retest-Korrelationen zu drei Zeitpunkten nach spezifischen Formeln für jedes Intervall in den Longitudinaldaten verglichen wurden (Knapp et al., 1998). Reliabilitätskoeffizienten mit Werten näher an 1 zeigten eine höhere Trait-Stabilität. Folgende Reliabilitätskoeffizienten ergaben sich:

- 0,63 zwischen Zeitpunkt 1 und 2
- 0,40 zwischen Zeitpunkt 1 und 3
- 0,53 zwischen Zeitpunkt 2 und 3.

Demnach schwankte die Trait-Stabilität zwischen den Zeitpunkten und war nicht dominant (Kolcaba/Steiner, 2000).

Intraklassenkoeffizienten, die Zeitunterschiede innerhalb eines Subjekts messen (Strout/Fleiss, 1979) habe ich für Kontrollgruppendaten zu drei Zeitpunkten erhoben. Über die Messpunkte hinweg hatten die Ergebnisse einen relativ niedrigen Grad an Wiederholbarkeit, wobei «Transzendenz» den höchsten Grad hatte. Belastende Situationen «transzendieren» zu können, ist möglicherweise ein Persönlichkeitsmerkmal. Im Unterschied dazu sind Bedürfnisse nach Linderung und Behaglichkeit stärker zustandsspezifisch.

Diese Ergebnisse bestätigten die mittels «*Comfort* Strahlentherapie-Fragebogen» erhaltenen Resultate, wonach *Comfort* generell einen höheren Anteil an *State*-Merkmalen hat (Kolcaba/Steiner, 2000).

Comfort-Verhältnisgleichung

Anhand der visuellen Analogskala lässt sich eine Comfort-Verhältnisgleichung aufstellen. Sie beruht auf einem Vergleich der Mittelwerte für Gesamt-*Comfort* (in Millimetern) mit den Mittelwerten für Linderung (nach reversem Codieren) plus Behaglichkeit plus Transzendenz. Diese Verhältnisgleichung lautet:

$$\frac{\text{Linderung plus Behaglichkeit plus Transzendenz}}{300\ \text{mm}} = \frac{\text{X}}{100\ \text{mm}}$$

Der Wert, der zu erwarten ist, wenn das Ganze dasselbe ist wie die Summe seiner Teile, heisst Erwartungswert (X). X lässt sich mit dem Wert vergleichen, den die Patientinnen tatsächlich auf der Gesamt-*Comfort*-Linie markiert haben.

Wäre der Gesamt-*Comfort* signifikant höher als X, ließe sich das ganzheitliche Theorem, das Ganze sei mehr als die Summe seiner Teile (Linderung, Behaglichkeit, Transzendenz), akzeptieren. Mathematisch stellt die Verhältnisgleichung dieselbe Operation dar, als würde man Linderung plus Behaglichkeit plus Transzendenz durch drei teilen und das Ergebnis mit dem Gesamt-*Comfort* vergleichen (Kolcaba/Steiner, 2000).

Daten aus den visuellen Analogskalen für Linderung, Behaglichkeit und Transzendenz (aufsummierte *Comfort*-Skalen) habe ich mittels Wilcoxon-Tests für gepaarte Stichproben mit Daten aus der visuellen Analogskala für Gesamt-*Comfort* verglichen. Die Unterschiede zwischen den gepaarten Stichproben der aufsummierten *Comfort*-Skalen und der Gesamt-*Comfort*-Skala waren zu allen drei Zeitpunkten hochsignifikant (p = 0,00). Die Hypothese bestätigte sich. Gesamt-*Comfort* war signifikant größer als die Summe seiner theoretischen Teile (Linderung plus Behaglichkeit plus Transzendenz) und die Synergie zwischen Teilen im Verhältnis zu einem komplexen Ganzen war damit erwiesen (Kolcaba/Steiner, 2000).

Qualitative *Comfort*-Daten

Während der Studie notierten die Patientinnen in einem Tagebuch, wann sie das Tonband mit «Geleiteter Imagination» hörten. Sie machten sich Notizen zu den Imaginationen und schrieben ihre Gedanken nieder. Diese Tagebücher waren eine reichhaltige Quelle qualitativer Daten, die ich in meiner Dissertation ausführlich interpretierte (Kolcaba/Fox, 1999). Beispielsweise konnte ich erklären, warum der Angstzustand mancher Patientinnen zum Ausgangszeitpunkt in einer positiven Beziehung zu *Comfort* steht. Ich stellte fest, dass sich Patientinnen, die hochgradigen Ängsten ausgesetzt waren, an Familienangehörige und Freunde wendeten. Dies war ein Ausdruck ihres Selbsterhaltungsstrebens. Sie erhielten soziale Unterstützung. Bereits zum Ausgangszeitpunkt und noch vor jeglichen strahlentherapeutischen Interventionen sowie vor dem pflegerischen Beziehungsaufbau fühlten sich die stark angstbedrohten Patientinnen auf Grund der erlebten sozialen Unterstützung sogar besser. Dieses Phänomen spricht für die adaptiven Eigenschaften von Angst und ebenso für die Welchselwirkung zwischen den *Comfort*-Komponenten. Ohne die qualitativen Daten wäre die Beziehung zwischen Angst und *Comfort* schwer zu verstehen gewesen.

Methodische Empfehlungen für *Comfort*-Studien

Forschenden, die eine *Comfort*-Studie durchführen möchten, kann ich Folgendes empfehlen:

1. Eine *Comfort*-Studie hat eine gute Chance, signifikante Unterschiede in Gruppen nachzuweisen, wenn sich die (mit der *Comfort*-Klassifikation entwickelte) Intervention mit dem (ebenfalls mit der *Comfort*-Klassifikation konzipierten) Ergebnis deckt. Ganzheitliche Interventionen wie Musik- oder Kunsttherapie, «Geleitete Imagination», Massage, «Therapeutic Touch» und kognitive Strategien, können auf jeden *Comfort*-Aspekt in der Klassifikation ausgerichtet sein. Intervention und Ergebnis sind demnach kongruent.
2. Sammeln Sie Daten im zeitlichen Verlauf, mit mindestens drei Messzeitpunkten einschließlich einer Ausgangsmessung. Dieser Teil des Konzepts ist ganzheitlich, weil das gesamte Erleben der Studienteilnehmenden betrachtet wird.
3. Wählen Sie einen Alpha-Wert von 0,10, wie Lipsey (1990) empfieht. Pflegende sollten bei Interventionen mit wenigen Nebenwirkungen ein größeres Risiko von Fehlern zweiter Ordnung eingehen, während sie sich offensiv gegen Fehler erster Ordnung schützen. Mit der strikten Wahl eines Alpha-Wertes von 0,05 übersehen wir oft die Signifikanz, wenn die Intervention in Wirklichkeit mit positiven Effekten einhergeht. Viele unserer ganzheitlichen Interventionen, von denen keine Nebenwirkungen bekannt sind, hätten bei

dem strikteren Alpha-Wert keine signifikanten Ergebnisse, würden jedoch bei einem Alpha-Wert von 0,10 für wirksam erklärt werden. Bei Interventionen mit Nebenwirkungen, werden jedoch noch immer Alpha-Werte von 0,05 oder 0,01 empfohlen.

4. Wenn MANCOVA signifikant ist, wird Ihre erste Post-hoc-Frage lauten: «In welcher Gruppe ist das *Comfort*-Niveau am höchsten?» Beim Testen von Annahmen für MANCOVA führen Sie zu jedem Zeitpunkt T-Tests durch, die Ihnen sagen, in welcher Gruppe das *Comfort*-Niveau am höchsten ist. Diese Frage ist also schon beantwortet worden. Sie müssen die Informationen nur zusammenführen. Ihr zweiter Post-hoc-Test kann eine Trendanalyse sein, welche die Steigung der Verbesserung – linear, kurvilinear, im Quadrat etc. – deutlich macht (Stevens, 1992). Eine lineare Beziehung zwischen Gruppen, bei der die Behandlungsgruppe zu drei Zeitpunkten einen stetig steigenden *Comfort* zeigt, während die Vergleichsgruppe in etwa unverändert bleibt, ist ein hervorragendes Ergebnis, das sich mit der Theorie deckt.
5. Um eine *Comfort*-Studie durchzuführen, ist es eventuell nicht nötig, Ihr eigenes Instrument zu entwickeln. Dies wäre schwierig und zeitraubend. Es stehen mehrere *Comfort*-Instrumente zur Verfügung. Sie können den «Allgemeinen *Comfort*-Fragebogen» Ihren Bedürfnissen anpassen. Tabelle 3-1 ver-

Tabelle 3-1: Psychometrische Eigenschaften bestehender quantitativer *Comfort*-Instrumente

Bezeichnung des Instruments	Reliabilität	Items [n]	Probanden [n]	Strukturanalyse	Quelle
Maternal Comfort Assessment Tool (Bewertung durch Beobachter)	Interrater-Reliabilität: 89 %	7	40	k. A.	Andrews & Chrzanowski, 1990
Dementia Comfort Checklist (Bewertung durch Beobachter)	Korrelationskoeffizient $r = 0{,}88$	8	82	k. A.	Hurley et al., 1992
Allgemeiner Comfort-Fragebogen (General Comfort Questionnaire) (Bewertung durch Patienten)[2)]	Crohnbach's Alpha: 0,88	48	256	Faktorenanalyse: Linderung, Behaglichkeit, Transzendenz	Kolcaba, 1992b
The Comfort Scale (Leiden auf pädiatrischen Intensivstationen)	Interrater-Reliabilität: 84 % interne Konsistenz: 0,90	8 und VAS	50	Korrelationen zwischen 8 Dimensionen	Ambuel, Hamlett, Marx & Blumer, 1992
Physical Bedrest Comfort Measure (Bewertung durch Patienten)	Crohnbach's Alpha: 0,73	19	30	nein (zu geringe Probandenzahl)	Hogan-Miller et al., 1995
Radiation Therapy Comfort (Stellung des Bettes)	Signifikante Unterschiede zwischen Gruppen	1 VAS	17	nein	Coc, 1996

Bezeichnung des Instruments	Reliabilität	Items [n]	Probanden [n]	Strukturanalyse	Quelle
Comfort Questionnaire (Dehydratation/Hydratation am Lebensende)	k. A.	Likert-Skala, 14 Pkt.	31	nein	Vullo-Navich et al., 1998
Comfort-Strahlentherapie-Fragebogen (Radiation Therapy Comfort Questionnaire) (Bewertung durch Patienten)[2]	Crohnbach's Alpha: 0,76	26 und VASs	53	nein (zu geringe Probandenzahl)	Kolcaba & Fox, 1999; Kolcaba & Steiner, 2000
Urinary Incontinence and Frequency Comfort Questionnaire (UIFCQ) (Bewertung durch Patienten)[1]	Crohnbach's Alpha: 0,82	23	40	nein (zu geringe Probandenzahl)	Dowd, Kolcaba & Steiner, 2000
Infant Comfort Behavior (Schmerz)	Kappa: 0,63–0,93	6 und VASs	158	LISREL	Van Dijk et al., 2000
Hospice Comfort Questionnaires (HCQ)[1] (Patient und Betreuungsperson bewerten jeweils den eigenen *Comfort*-Status)	Crohnbach´s Alpha: 0,98 Patient: 0,98 Betreuungsperson: 0,97 VASs[3]	48 48	48 38	nein (zu geringe Probandenzahl)	Novak et al., 2001

[1] Instrumente im Artikel abgedruckt
[2] Instrument erhältlich auf der Internet-Seite www.uakron.edu/comfort/comfort_theory.html
[3] Reliabilität für visuelle Analogskalen (VASs) bestimmt durch Test-Retest.

mittelt Ihnen eine Übersicht über *Comfort*-Instumente und deren Leistungsfähigkeit.

Comfort in Ihrer eigenen Population messen

Comfort-Messungen sind noch immer eine Innovation. Für viele Populationen und Forschungsprobleme gibt es noch keine *Comfort*-Instrumente. Dies sollte Forschende nicht davon abhalten, den «Allgemeinen *Comfort*-Fragebogen» für ihre eigenen Zwecke anzupassen. Zuvor sollten Sie unbedingt einen Pilottest des Instruments mit Personen Ihrer Zielpopulation durchführen, um den Reliabilitätskoeffizienten (Crohnbach's Alpha) für das überarbeitete Instrument zu bestimmen. An dieser Stelle ist darauf hinzuweisen, dass ein verkürzter Fragebogen möglicherweise auch einen niedrigeren Reliabilitätswert hat. Folgende Hinweise können Sie unterstützen:

1. Entfernen Sie Fragen aus dem «Allgemeinen *Comfort*-Fragebogen», die für Ihre Population nicht relevant sind.
2. Ordnen Sie die beibehaltenen Fragen in die *Comfort-Klassifikation* ein und notieren Sie dabei, ob sie positiv oder negativ sind. Dieser Vorgang führt zu einem Diagramm derjenigen Fragen, die sie gegenwärtig in der In-

haltsdomäne von *Comfort* bearbeiten[4]. Sie können auch die psychometrischen Eigenschaften des «Allgemeinen *Comfort*-Fragebogens» (Kolcaba, 1992b) zitieren, wenn Sie Ihre Pläne für ein adaptiertes Instrument vorstellen. Weisen Sie darauf hin, dass sie Ihrem adaptierten Instrument vorausgehend Validität und Reliabilität verleihen.

3. Tragen Sie Ihre eigenen positiven und negativen Items, die für Ihre Population und/oder Ihr Forschungsproblem spezifisch sind, in das Diagramm ein. Ihr Ziel ist es, ein Gleichgewicht über die gesamte Inhaltsdomäne von *Comfort* hinweg zu erreichen. Wenn Sie beschließen, das Assessment eines *Comfort*-Erlebensbereiches sei für Ihre Population beziehungsweise Ihr Problem nicht wichtig, streichen Sie diese Zeile oder Spalte. Begründen Sie Ihren Ausschluss in Ihrer schriftlichen Dokumentation.
4. Beim Konstruieren Ihres Fragebogens kann es schwer fallen, zwischen Fragen nach «Linderung» und nach «Behaglichkeit» zu unterscheiden. «Linderung» ist die unmittelbare Aufhebung eines bestehenden, akuten, unangenehmen Empfindungszustands, während «Behaglichkeit» ein länger anhaltender und positiver Zustand, etwa Zufriedenheit, Friedlichkeit oder Ruhe, mit der Konnotation einer möglichen Prädisposition für einen unangenehmen Empfindungszustand ist. Um einen Zustand der «Behaglichkeit» aufrecht zu erhalten, sollte sich das Gesundheitsversorgungsteam der akuten Beschwerden bewusst sein, zu denen dieser prädisponiert ist.
5. Das Scoring erfolgt durch reverses Codieren der negativen Items und durch Aufsummieren. Höhere Werte zeigen höheren *Comfort* an. Sie können auch Werte für jede Subskala (Linderung, Behaglichkeit, Transzendenz) erstellen, indem Sie Ihr Inhaltsdiagramm verwenden. Dies ermöglicht Ihnen, abzugrenzen, welche Items zu welcher Subskala gehören.
6. Ich würde mich sehr freuen, von Ihrer Studie zu erfahren, bei der Sie mit dem «Allgemeinen *Comfort*-Fragebogen» (oder einer Adaptation) arbeiten und die psychometrischen Eigenschaften in Ihrer Population deutlich werden. Ich bin auch an jeder Faktorenanalyse interessiert, die Sie durchführen. Auf Wunsch unterstütze ich Sie gerne bei Ihren Artikeln.

Gedanken zum *Comfort*-Zitat (Kap. 3)

Täglich bezahlte er Comfort mit dem Geld seiner Illusionen. Dennoch schätzte er Comfort mit jedem Tag mehr und legte immer weniger Wert auf Geld.

Edith Wharton (1904),
The Descent of Man, Kapitel 1

Dieses Zitat habe ich gewählt, weil es die wandelbare Natur von *Comfort* erfasst.

Die Wahrnehmung dessen, was *Comfort* ist, und der psychische Zustand, in dem man *Comfort* wahrnimmt, bestimmen das zu einem gegebenen Zeitpunkt erlebte Ausmaß von *Comfort*. In diesem Zitat ist *Comfort* als etwas gewürdigt, das sich mit jedem Tag intensiviert, sobald sein Wert erkannt ist. Um Comfort zu erhöhen, kann ein Mensch bereit sein, seine Illussionen, Träume und Wünsche aufzugeben.

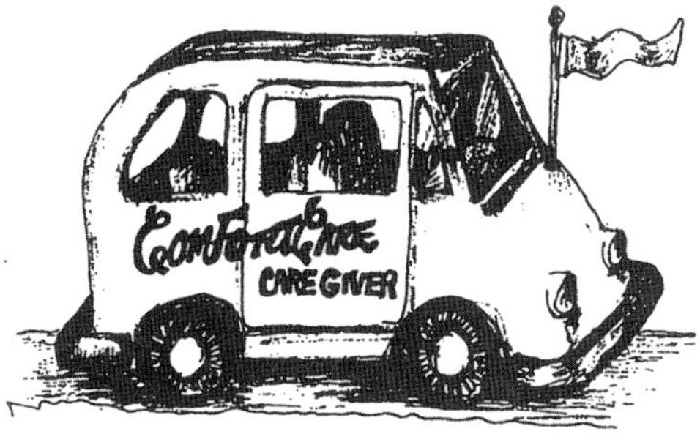

4 Bitte denken Sie daran, in Ihren Exposés/Artikeln die Quelle der *Comfort*-Klassifikation zu nennen (z. B. Kolcaba, 1991).

Kapitel 4 – Philosophische Perspektiven

> Nach zwei Regentagen war die Sonne herausgekommen. Wir breiteten uns aus und verbrachten den Morgen damit, Zelte, Kleidung und Schlafsäcke zu trocknen. Die vergangenen Tage waren vollkommen gewesen, selbst während des Regens. [...] Wir waren vollkommen ruhig, fühlten uns wohl, sonnten uns. [...] Da lagen wir nun, jung, gesund, entspannt, sorglos und vergaßen alles außer *Comfort* und die Sonne.
>
> *Wallace Stegner* (1988), *Crossing to Safety*, S. 199

Welche philosophische Perspektive hat die *Comfort*-Theorie? Diese Frage steht im Zentrum des Kapitels. Die höchste Abstraktionsebene der *Comfort*-Theorie, ihre alles umfassende Perspektive, bildet die *Ganzheitlichkeit*. Die tiefergelegene Ebene der Theorie bilden menschliche Bedürfnisse und «menschliche Umweltfaktoren»[5] (Murray, 1938). Am Schluss des Kapitels verweise ich auf drei Pflegetheoretikerinnen. Ergänzend definiere ich *Comfort* im Rahmen des pflegewissenschaftlichen Metaparadigmas.

Personale Ganzheitlichkeit

Ganzheitlichkeit beruht auf der Überzeugung, dass Personen ein geistiges, spirituelles und emotionales Leben führen, das mit ihrem physischen Körper untrennbar verbunden ist (R. Kolcaba, 1997). Personen in ihrer Ganzheitlichkeit sind auf komplexe Ökologien bezogen, die das Umfeld ihres Lebens und ihrer Erfahrung bilden.

Eine Person bildet keine Einheit mit ihrer Umgebung. Denn ihr Körper hat natürliche Grenzen. Menschen reagieren auf ihre unmittelbare Umgebung – körperlich, seelisch und verhaltensbezogen. Sie entwickeln Wissen über die Welt, bilden ein Selbstkonzept aus und versuchen, ihre Position im Lauf des Weltgeschehens zu verstehen. Sie haben Gefühle, ein Gedächtnis, eine Ethik und können für die Zukunft planen.

Menschen reagieren auf komplexe Wahrnehmungsreize als Einheit:

1. Ihre gesamte Reaktion umfasst mehr, als zu erwarten wäre, wenn wir alle einzelnen Reaktionen auf die jeweiligen Wahrnehmungsreize untersuchen würden und anschließend die Effekte dieser Reaktionen aufsummieren würden.
2. Personen in ihrer Ganzheitlichkeit lösen sich nicht in immer umfassendere Ganzheiten auf.

Pflegewissenschaftlerinnen haben die Wirksamkeit ganzheitlicher Interventionen, etwa progressive Muskelrelaxation, Musik- und Kunsttherapie sowie Massage, «Geleitete Imagination» und «Therapeutic Touch» untersucht. Diese und andere Interventionen sollen eine positive Reaktion der Person als Ganzes hervorrufen und ihr Ergebnis lässt sich am besten in Bezug auf die Person als Ganzes messen. Die unmittelbare und umfassende Reaktion sollte als Gesamtreaktion dokumentiert werden.

5 In der Literatur findet sich auch die Bezeichnung «Umweltgegebenheiten» oder «Umweltcharakteristika» [A.d.Ü.]

Ganzheitliche Interventionen

Ganzheitliche oder komplementäre Interventionen werden oft in Kombination mit medizinischen Standardbehandlungen eingesetzt. Wendet man Interventionen, wie «Geleitete Imagination» zusätzlich zu Standardbehandlungen an, können sie Nebenwirkungen, z.B. Blutungenen oder Übelkeit, verringern. Diese Interventionen werden als ganzheitlich bezeichnet, weil sie wünschenswerte Reaktionen der Person als Ganzes bewirken sollen. Pflegende müssen belegen können, dass ganzheitliche Interventionen wirksam sind, indem sie erwünschte, positive Effekte auf die Person als Ganzes dokumentieren. Ich bezeichne ganzheitliche Ergebnisse als *unmittelbar. Comfort* ist ein unmittelbares ganzheitliches Ergebnis, das zustandsspezifisch ist, das heißt, der *Comfort*-Status des Patienten kann sich rasch ändern, wenn sich die Umstände ändern.

Ein Patientenbeispiel

Ein Patient ist beunruhigt vor einer Knieoperation. Er sieht der Vollnarkose mit Sorge entgegen, befürchtet Schmerzen sowie den Verlust seiner Mobilität, seiner Würde und Unabhängigkeit während des Eingriffs und in der postoperativen Phase. Im Warteraum erlebt der Patient jede einzelne dieser Befürchtungen und sie bündeln sich zur Panik: «Was wird aus meinem Körper? Meine Operation steht unmittelbar bevor!» Die Reaktion der Person als Ganzes ist weitaus intensiver als wenn sie nur jeweils an einzelne Aspekte wie Immobilität oder Schmerz denken würde.

Wir können *Comfort* bei diesem Patienten im Warteraum messen, noch bevor jemand beginnt, ihn zu beruhigen. Dies wäre sein Ausgangs-*Comfort* zum Zeitpunkt 1. Nehmen wir an, das Design dieser Studie bestehe darin, dass der Patient einen *Comfort*-Fragebogen ausfüllen soll. Aufgrund seiner Panik wäre zu erwarten, dass der Gesamt-*Comfort* des Patienten im Warteraum sehr niedrig ist. Eine Operationspflegende erkennt seine Panik und misst seine Vitalzeichen: sein Blutdruck ist hoch, Puls und Atmung sind beschleunigt. Der Patient zeigt eine «Kampf-oder-Flucht-Reaktion» und würde am liebsten einfach weglaufen.

Die aufmerksame Pflegende spricht mit dem Patienten über Alternativen der Vollnarkose und über eine patientenkontrollierte Analgesie nach der Operation. Sie spricht von Übungen zur Kräftigung seines Knies. Sie versichert dem Patienten, der Anästhesist werde ihn während des gesamten Eingriffs kontinuierlich überwachen und der Chirurg werde ihn sorgsam verbinden. Am Beruhigendsten ist vielleicht die Tatsache, dass die Pflegende den Partienten in den Operationssaal begleitet und bei ihm bleiben wird. Sie versteht vollkommen, wie er sich hinsichtlich seiner persönlichen Würde fühlt und wird seine Fürsprecherin sein. All dies bezeichnen wir in einer Forschungsstudie als «übliche Pflege».

Der Patient beruhigt sich. Er füllt den *Comfort*-Fragebogen erneut aus (Zeitpunkt 2, nach der psychischen Unterstützung) und die Vitalzeichen haben sich verbessert. Dann geht die Pflegeperson über die «übliche Pflege» hinaus und beginnt mit dem Patienten eine Übung in «Geleiteter Imagination». Sie bittet den Patienten, die Augen zu schließen und sich vorstellen, er sei an einem sicheren Ort. Er kann seinen Körper entspannen und sich dann die Operation auf die positivste Weise vorstellen: «Sie werden nach dem Aufwachen keine Schmerzen verspüren und kaum irgendeine Blutung haben». Nach Abschluss der «Geleiteten Imagination» ist der Patient vollkommen entspannt und zuversichtlich. Er füllt einen dritten *Comfort*-Fragebogen (Zeitpunkt 3) aus und seine Vitalzeichen haben sich nochmals verbessert.

Die Pflegende addiert die drei *Comfort*-Werte zu jedem Zeitpunkt und stellt fest, dass sie sich stetig verbessert haben: «Die psychische Unterstützung verbesserte *Comfort*, jedoch nicht so stark wie die ‹Geleitete Imagination›. Es ist interessant, dass sich seine Vitalzeichen zu jedem Zeitpunkt verbesserten. Zwischen den Zeitpunkten 2 und 3 war die Veränderung jedoch größer. Ich frage mich, ob der erhöhte *Comfort* mit verbesserten Vitalzeichen in Beziehung steht.» Wie Sie im nächsten Kapitel lesen können, postuliert die *Comfort*-Theorie, dass das unmittelbare Ergebnis von *Comfort* durch die Folgeergebnisse verbesserter Vitalzeichen beeinflusst wird. Andere Folgeergebnisse könnten beispielsweise Schmerzen sein.

Das Patientenbeispiel zeigt, warum, wie und wo wir ein ganzheitliches Ergebnis messen können. Die Pflegefachperson wollte wissen, ob psychologische Unterstützung und «Geleitete Imagination» (eine ganzheitliche Intervention), *Comfort* für den Patienten erhöhen. Um aufzuzeigen, dass *Comfort* für Patienten wichtig ist, sollte die Pflegende auch in Erfahrung bringen, ob *Comfort* mit anderen Ergebnissen zusammenhängt, die klinisch als bedeutsam gelten können. Dies wäre auch für die Klinik eine wichtige Erkenntnis. Weitere Folgeergebnisse könnten die Heilung der Operationswunde, die Rückkehr zur früheren Funktionalität oder die Menge an Analgetika sein. Und noch etwas später könnte die Pflegende die momentane Zufriedenheit des Patienten erfassen. Für die Klinikverwaltung wäre es sinnvoll, sich für die Patientenzufriedenheit zu interessieren. So erhält *Comfort* eine konkrete Bedeutung durch Bezugnahme auf weitere Begrifflichkeiten.

Anhand des Patientenbeispiels erkennen wir das Ziel ganzheitlicher Interventionen. Es besteht darin, dass Personen mehrere wünschenswerte Veränderungen gleichzeitig erleben, z. B. intensivere Entspannung, positives Denken oder Zufriedenheit.

Comfort jeweils mit getrennten Instrumenten zu messen, ist zeitraubend, kostet viel Energie und schafft eine künstliche Unterteilung von Reaktionen der Person als Ganzes.

Comfort ist ein ganzheitlicher Zustand, der viele der gleichzeitigen und mit einander verbundenen Aspekte positiven menschlichen Erlebens erfasst. In zahlreichen Settings der klinischen Forschung ist *Comfort* ein wünschenswertes und bedeutsames Ergebnis. So erleben Personen beispielsweise bei Infertilität (Schoener/Krysa, 1996), bei Immobilisierung nach einer Koronarangioraphie (Hogan-Miller et al., 1995; Keeling et al., 1994), bei chronisch obstruktivem Lungenleiden oder während einer Stahlentherapie (Kolcaba/Fox, 1999) vielfältige seelische und körperliche Beschwerden, obwohl der körperliche *Schmerz* nur minimal ist. Patienten hoffen in solchen Situationen, dass man sich um ihre *Comfort*-Bedürfnisse kümmert. Pflegende reagieren mit ganzheitlichen Interventionen, die den medizinischen Behandlungsplan ergänzen. *Comfort*-Assessments vor und nach diesen Interventionen können nachweisen, ob diese Interventionen effektiv sind. Instrumente für das Assessment von *Comfort* stellen auch Daten zur Verfügung, die uns einen Einblick in die Natur ganzheitlicher Reaktionen ermöglichen (Kolcaba/Steiner, 2000).

Comfort als ganzheitliches Ergebnis

Die Befürchtungen des Patienten im Fallbeispiel stehen miteinander in Wechselbeziehung. Seine Furcht vor Narkose, Schmerzen, Abhängigkeit und Würdeverlust während des Eingriffs und in der postoperativen Phase können wir als *Comfort*-Bedürfnisse bezeichnen. Werden sie gelindert, stellt jeder gelinderte Aspekt einen *Comfort*-Aspekt dar. Ein *Comfort*-Fragebogen oder eine visuelle Analogskala misst all diese Aspekte von *Comfort* auf einmal. Ein *Comfort*-Gesamtwert repräsentiert auch die wechselseitigen Beziehungen zwischen den einzelnen Aspekten.

Ein besonders intensives *Comfort*-Bedürfnis kann den Gesamt-*Comfort* stärker beeinträchtigen als zu erwarten wäre. Genauso kann eine ganzheitliche Intervention wie «Geleitete Imagination» *Comfort* für Patienten umfassend verbessern.

Die nächste Ebene der *Comfort*-Philosophie sind Patientenbedürfnisse. Diese Ebene ist weniger abstrakt und weniger weit gefasst als die Perspektive der Ganzheitlichkeit. Hesook Kim (1999) ordnete Pflegetheorien in drei mögliche Kategorien ein:

a) Menschliche Bedürfnisse
b) Adaptation
c) Gesundheit und Krankheit als Kontinuum.

Bedürfnisse widerspiegeln, dass Menschen sich auf etwas ausrichten, das ihnen fehlt und das sie benötigen, um eine Situation bewältigen zu können oder an ihr zu wachsen. Dies ist die zweite Orientierungsebene der *Comfort*-Theorie.

Menschen haben organische «Grundbedürfnisse», die unverzichtbar für das Überleben und die körperliche Gesundheit sind (Fortin, 1999). Sie haben jedoch auch Wünsche und Erwartungen, die über physiologische oder somatische Bedürfnisse hinausreichen. Auch diese Wünsche müssen erfüllt werden, um verheerende Folgen zu vermeiden (Fortin, 1999). Wünsche nach sozialer Unterstützung und Verstanden-Werden sind im Konstrukt von ganzheitlichem *Comfort* enthalten, das physische, psychospirituelle und umgebungsbezogene Bedürfnisse umfasst (Kolcaba, 1992b). Da die *Comfort*-Theorie auf Patientenbedürfnissen beruht, repräsentiert sie, was Patienten während ihrer Krankheit zu bewahren oder wiederzugewinnen hoffen.

Zwei Merkmale menschlicher Bedürfnisse lassen sich identifizieren:

- Bedürfnisse intensivieren die Motivation und lenken menschliches Verhalten (Fortin, 1999). Patienten haben implizite und explizite *Comfort*-Bedürfnisse. Werden sie befriedigt, wirkt *Comfort* bestärkend und motivierend. Die Heilung verläuft rascher, Therapiefortschritte sind schneller erreicht. Durch diese Folgeergebnisse erhöht sich *Comfort* (Kolcaba, 1994).
- *Comfort*-Bedürfnisse von Patienten sind beeinflusst durch Erwartungen und kulturelle Normen, die definieren, was ihnen wichtig ist (Fortin, 1999). Daher nehme ich an, dass Patienten eine Gesundheitsversorgung erwarten, die kompetent, individuell passend und kulturell sensibel ist.

Menschliche Umweltfaktoren

Henry Murray vereinigte wichtige Elemente von Persönlichkeitstheorien in seinem umfassenden «Modell menschlicher Umweltfaktoren» (Murray, 1938). Er bezeichnete dieses Modell als «organismisch» und erklärte: «Da sich die Teile einer Person nicht physikalisch voneinander trennen lassen und zusammenwirken, sollten sie idealerweise gleichzeitig beurteilt werden» (Murray, 1938: 46). Werden Bedürfnisse durch Interventionen befriedigt, nimmt die Person dies «im Ganzen» als positiv wahr. Henry Murray zufolge besteht eine «Reizsituation» aus zweierlei Charakteristika, die er mit «Alpha» und «Beta» bezeichnet. Das «Alpha-Charakteristikum» ist die Summe negativer (hemmender), positiver (fördernder) und interagierender Einflusskräfte. Das «Beta-Charakteristikum» ist das Wahrnehmen der Gesamtwirkung der «Alpha-Charakteristika».

In der Gesundheitsversorgung bestehen die hemmenden Einflusskräfte aus sämtlichen negativen Wahrnehmungsreizen. Dazu gehören Krankheitssymptome, Nebenwirkungen von Medikamenten und Therapien, Emotionen wie Furcht, Angst oder Machtlosigkeit sowie schädliche oder bedrohliche soziale Erfahrungen, z. B. Einsamkeit. Fördernde Einflusskräfte sind Interventionen, die sich auf Bedürfnisse in einer Situation beziehen, in der die Ressourcen einer Person durch hemmende Einflusskräfte erschöpft wurden (Kolcaba, 1994).

Wahrnehmungsreize können bedrohlich oder beruhigend wirken. Das Ziel von Interventionen ist, Bedürfnisse durch fördernde Einflusskräfte zu befriedigen. Gelingt dies, erwartet ein Patient, dass auch andere Situationen einen positiven Verlauf nehmen. Diese Erwartung bezeichnet Henry Murray als «Einheitstrend» (Kolcaba, 1994).

Die hier skizzierten Grundannahmen dienten als konzeptioneller Bezugsrahmen für die *Comfort*-Theorie.

Comfort-bezogene Pflegetheorien

Die *Comfort*-Theorie entstammt der Pflege und entstand *für die Pflege*. Drei Pflegetheoretikerinnen trugen unmittelbar zum Verständnis der drei Arten von *Comfort* bei. Ida Orlando (1961/1990) erörterte die bestehenden *Comfort*-Bedürfnisse von Patienten und die Fähigkeit der Pflegeperson, diese Bedürfnisse einzuschätzen und sich um sie zu kümmern. Werden die Bedürfnisse befriedigt, erleben die Patienten Linderung. Die Pflegeperson schätzt vor und nach einer *Comfort*-Maßnahme körperlichen und seelischen *Comfort* bei Patienten ein. Der Assessmentprozess besteht in sorgfältiger Beobachtung und in der Anwendung der Prinzipien, die Ida Orlando in ihrer Interaktionstheorie entwickelte.

Virginia Henderson (1978) beschrieb zehn grundlegende physiologische und psychische Funktionen des Menschen, die Pflegende berücksichtigen, um die Homöostase von Patienten aufrechtzuerhalten:

- Atmung
- Ernährung
- Ausscheidung
- Körperbewegung und -haltung, einschließlich Fortbewegung und Dekubitusprävention
- Ruhe und Schlaf
- Körperpflege und Pflege der äußeren Erscheinung, einschließlich An- und Auskleiden sowie Hautpflege
- Kontrolle der Umgebung in Hinblick auf optimale atmosphärische Bedingungen, einschließlich Hygiene, Schutz vor Infektionen und anderen Gefahren sowie Ästhetik
- Zwischenmenschliche Beziehungen, Kommunikation, Lernen, Gesundheitsziele und Orientierung
- Arbeit und Spiel
- Religiöse Praxis.

Wird die Homöostase in Bezug auf diese Kategorien aufrechterhalten, befinden sich die Personen im *Comfort*-Zustand der *Behaglichkeit* (meine Ableitung von Henderson).

Josephine Paterson und Loretta Zderad (Paterson/Zderad, 1976/1988) deuteten *Comfort* als Überbegriff, unter dem weitere Pflegebegrifflichkeiten wie Wachstum, Gesundheit und Freiheit Aufnahme finden könnten. Da Josephine Paterson Fachpflegende für Psychiatrie war, definierte sie *Comfort* eher aus einer seelischen als aus einer körperlichen Perspektive, auch wenn sie anerkannte, dass seelischer und körperlicher *Comfort* miteinander in Wechselbeziehung stehen. Ihre Definition von *Comfort* lautete:

> ... ein von einer Pflegeperson als Ziel eingeschätzter Zustand, in dem eine Person frei ist, zu sein und zu werden, indem sie ihr eigenes Schicksal in einer bestimmten Situation in Übereinstimmung bringt mit ihrem Potenzial (Paterson/Zderad, 1976/1988: 101).

Josephine Paterson bezeichnete die Freiheit, zu sein und zu werden, als *Transzendenz*.

Weitere Theoretikerinnen, die *Comfort* weniger direkt erörterten, waren Hildegard Peplau (1952), Jean Watson (1979) sowie Callista Roy (1981). Hildegard Peplau erwähnte *Comfort* in Verbindung mit anderen menschlichen Bedürfnissen wie Nahrung, Ruhe, Schlaf, Gemeinschaft und Verständigung (1952). Callista Roy betonte, dass Pflegende traditionelle *Comfort*-Maßnahmen anwenden, um *Comfort* zu bewirken oder Beschwerden zu lindern (1981). Jean Watson nannte *Comfort* eine Variable, die sich auf die äußere oder innere Welt auswirkt. Sie formulierte, *Comfort* vermittelnde Aktivitäten könnten unterstützend, schützend oder korrigierend sein (1979). Alle diese Anwendungen eröffneten unterschiedliche Sichtweisen darüber, was *Comfort* ist. Mit Ausnahme von Josephine Patersons und Loretta Zderads existenziellem Comfort-Verständnis (1976/1988) findet sich weder in Pflegetheorien noch in Pflegediagnosen eine *Comfort*-Definition.

Das *Comfort*-Metaparadigma

Jacqueline Fawcett (1984) definiert ein «Metaparadigma» als eine Aussage oder eine Gruppe von Aussagen, in denen die relevanten Phänomene einer gegebenen Disziplin benannt werden. Diese Aussagen beinhalten Begrifflichkeiten und Themen, die für eine Disziplin zentral sind. Ein «Metaparadigma» soll Grenzen setzen und die in dieser Disziplin zu untersuchenden Themen beschreiben. Manche TheoretikerInnen fechten Jacqueline Fawcetts Definition an und andere fragen sich, ob sie das «Metaparadigma» der Pflege korrekt herausgearbeitet hat. Ungeachtet dieser Unstimmigkeiten hat das «Metaparadigma» die Zeit überdauert.

Jacqueline Fawcett definierte vier «Metaparadigma»-Begrifflichkeiten für die Disziplin der Pflege: Person, Umwelt, Gesundheit und Pflege (1984). Sie überliess es der Verantwortung der Pflegetheoretikerinnen, diese Begrifflichkeiten jeweils aus ihrer Perspektive zu definieren.

Im Folgenden habe ich meine Definitionen jeder einzelnen Begrifflichkeit angefügt:

- *Pflege:* das bewusste Assessment von *Comfort*-Bedürfnissen von Patienten, Familien oder Gemeinschaften; das Konzipieren von *Comfort*-Maßnahmen für *Comfort*-Bedürfnisse einschließlich des erneuten Assessments nach der Implementierung der *Comfort*-Maßnahmen zum Vergleich mit einem früheren Ausgangswert.
- *Patient:* ein Individuum, eine Familie oder eine Gemeinschaft mit versorgungsbezogenen Bedürfnissen, einschließlich Primär-, Sekundär- und Tertiärversorgung.
- *Umgebung:* Aspekte der Umgebung des Patienten, der Familie beziehungsweise der Gemeinschaft, die *Comfort* beeinträchtigen und sich gestalten lassen, um *Comfort* zu erhöhen.
- *Gesundheit:* optimale Funktion eines Patienten, einer Familie beziehungsweise einer Gemeinschaft, gefördert durch erhöhten *Comfort.*

Diese Definitionen entsprechen der *Comfort*-Theorie und entwickeln sich gemeinsam mit ihr.

Gedanken zum *Comfort*-Zitat (Kap. 4)

> Nach zwei Regentagen war die Sonne herausgekommen. Wir [...] verbrachten den Morgen damit, Zelte, Kleidung und Schlafsäcke zu trocknen. Die vergangenen Tage waren vollkommen gewesen, selbst während des Regens. [...] Wir waren vollkommen ruhig, fühlten uns wohl, sonnten uns. [...] Da lagen wir nun, jung, gesund, entspannt, sorglos und vergaßen alles außer *Comfort* und Sonne.
>
> *Wallace Stegner* (1988), *Crossing to Safety*, S. 199

Dieses Zitat spricht für die ganzheitliche Natur von *Comfort*. Die Möglichkeit körperlicher Schmerzen ist hier kein Thema – und dennoch ist *Comfort* real, greifbar und wird in dem vollen Bewusstsein erlebt, dass dies *wirklich Comfort* ist. Wir bekommen das Gefühl, dass diese Freunde durch den *Comfort*, den sie fühlen, beruhigt und bestärkt werden – und dass sie tatsächlich «Transzendenz» empfinden.

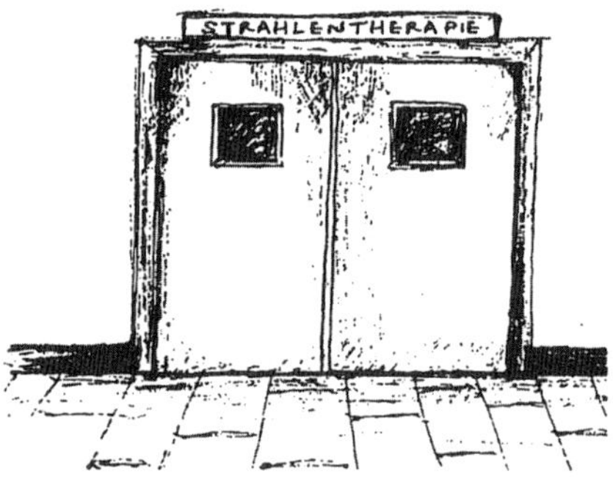

Kapitel 5 – Die *Comfort*-Theorie

Es darf niemals aus dem Blick geraten, wozu Beobachtung dient: Sie dient nicht dem Sammeln von Informationen oder Fakten, sondern dazu, Leben zu retten, für Gesundheit zu sorgen und *Comfort* zu vermitteln.

Florence Nightingale (1859: 70)

Kapitel 5 zeigt, in welcher Beziehung *Comfort* zu anderen pflegerischen Begrifflichkeiten, z. B. Gesundheit, steht, Indem wir diese Beziehungen erkunden, «theoretisieren» wir. Wie dieses «Theoretisieren» zur *Comfort*-Theorie führte, ist Thema dieses Kapitels.

Comfort als Theorie mittlerer Reichweite

Eine Theorie mittlerer Reichweite ist keine «Grand Theory», die abstrakt, komplex und praxisfern ist. Theorien mittlerer Reichweite sollen leicht zu erfassen, anwendbar und praxisnah sein. Sie enthalten wenige Grundbegriffe und lassen sich an ein breites Praxis- und Erfahrungsspektrum anpassen. Zugleich sind sie konkret genug, um gemessen und getestet zu werden (Whall, 1996).

Comfort ist eine Theorie mittlerer Reichweite, weil sie im Rahmen der Pflege von Menschen mit Demenz entwickelt wurde (Kolcaba, 1992a). Ich war *induktiv* vorgegangen, um *Comfort* zu konzipieren. Induktion geschieht, wenn aus einer Reihe spezifischer beobachteter Fälle Verallgemeinerungen formuliert werden (Bishop, 1998).

Der nächste Schritt bestand darin, *Comfort* zu anderen Pflegebegrifflichkeiten in Beziehung zu setzen. Diese relationale Art des Denkens ist deduktiv.

Deduktion ist eine Form logischen Denkens, bei der aus allgemeineren Prämissen oder Prinzipien spezifische Schlussfolgerungen gezogen werden. Sie führt vom Allgemeinen zum Speziellen (Bishop, 1998). Ich hatte jedoch keine allgemeinen Prämissen, an denen sich die drei Arten von *Comfort* hätten festmachen lassen. Ich brauchte einen allgemeinen und abstrakten konzeptionellen Bezugsrahmen, der sich mit der nachgeordneten Begrifflichkeit von *Comfort* decken könnte und eine handhabbare Anzahl hoch abstrakter Begrifflichkeiten enthielt.

Keine pflegerische «Grand Theory» konnte die facettenreiche Arbeit integrieren, welche die drei Pflegetheoretikerinnen Ida Orlando (1961/1990), Virginia Henderson (1978) sowie Josephine Paterson und Loretta Zderad (Paterson/Zderad, 1976/1988) geleistet hatten. Sie beschrieben das Fundament für *Comfort* – Linderung, Behaglichkeit und Transzendenz. Ich suchte also nach einer theoretischen Grundlage, welche die drei Arten von *Comfort* in sich vereinen konnte.

Der konzeptuelle Bezugsrahmen

Ein struktureller Bezugsrahmen für *Comfort* musste mehrere Kriterien erfüllen.

a) Bedürfnisse erfassen, die sich aus der Gesundheitsversorgungssituation ergeben
b) Personen ganzheitlich betrachten
c) Interventionen von Fachpersonen der Gesundheitsversorgung einbeziehen
d) Die Wahrnehmung dieser Interventionen durch die Patienten integrieren
e) Interventionen zu Folgeergebnissen in Beziehung setzen (Kolcaba, 1994).

Henry Murrays Theorie der menschlichen Umweltfaktoren lässt sich auch auf Patienten anwenden, die vielfältigen belastenden Wahrnehmungseindrücken ausgesetzt sind. Menschliche Entwicklung – ob positiv oder negativ – ist laut Henry Murray bestimmt durch die gesammelten Eindrücke des eigenen Bewältigens oder Nichtbewältigens einer Situation. Für das Niveau einer Theorie mittlerer Reichweite definierte ich eine «Reizsituation» als «jede Art der Versorgungssituation, die aufgrund von Krankheit entsteht».

Als «Alpha-Charakteristika» definierte ich die Summe negativer (hemmender), positiver (fördernder) und interagierender Kräfte. «Beta-Charakteristika» beziehen sich auf Wahrnehmungen des Patienten hinsichtlich der Pflegeinterventionen (fördernde Einflusskräfte): Inwieweit werden *Comfort*-Bedürfnisse befriedigt, die sich aus der Krankheitssituation (hemmende Einflusskräfte) ergeben und zu deren Erfüllung der Patient Unterstützung braucht? Wahrnehmungen von erhöhtem *Comfort* führen zur Intensivierung von Gewohnheiten und zur Bestärkung von Zielen, mit denen sich negative Spannungen erfolgreich abbauen lassen (Kolcaba, 1994). Die Möglichkeit eines Trends zur Steigerung von *Comfort* bei einer effektiven und stetigen Intervention ist mit Henry Murrays Ansatz vereinbar. Erfolgreiche Gewohnheitsmuster und Zielstrukturen führen zu einer orientierenden Grundthematik, die für zukünftiges Handeln eine orietierende Funktion hat (Murray, 1938).

Pflegende und andere Gesundheitsfachpersonen versuchen, Patienten dazu zu motivieren, sich gesundheitsförderlich zu verhalten. Die Begrifflichkeit «gesundheitsförderliche Verhaltensweise» hat Rozella Schlotfeldt (1975) geprägt. Ich zeigte, dass zwischen gesundheitsförderlichen Verhaltensweisen und *Comfort* eine reziproke Beziehung besteht: Gesundheitsförderliche Verhaltensweisen können *Comfort* erhöhen. Rozella Schlotfeldt konzeptualisierte drei Faktoren: interne oder externe gesundheitsförderliche Verhaltensweisen sowie einen friedlichen Tod.

Interne Verhaltensweisen erfolgen auf Zell- oder Organebene, z. B. Heilung oder Immunfunktion. Externe Verhaltensweisen sind beobachtbar und umfassen beispielsweise Selbstpflege, Funktion und Rehabilitation. Ein friedlicher Tod ist möglich, wenn Konflikte gelöst sind und Symptome gut betreut werden. Patienten und ihre Familien haben die Kraft, ruhig und in Würde voneinander Abschied zu nehmen (Kolcaba/Fisher, 1996). Die Beziehungen zwischen diesen Begrifflichkeiten sind in **Abbildung 5-1** grafisch dargestellt.

Das Schema zeigt, dass es drei Arten gesundheitsförderlicher Verhaltensweisen gibt.

Der deduktive Prozess für das Konstruieren dieser Theorie bestand darin, Henry Murrays abstrakte theoretische Begrifflichkeiten durch spezifischere Begrifflichkeiten der Gesundheitsversorgung zu ersetzen. Da Patienten *Comfort* wahrnehmen, ist er logischerweise unter Henry Murrays Begrifflichkeit der «Wahrnehmung» vermerkt. Er sprach von «Gesundheitsthematik», was dann auf natürliche Weise zu Rozella Schlotfeldts Begrifflichkeit der «gesundheitsförderlichen Verhaltensweisen» führte.

«Hemmende Einflusskräfte» lassen sich ersetzen durch Gesundheitsversorgungsbedürfnisse (nach ganzheitlichem *Comfort*), «fördernde Einflusskräfte», Interventionen oder *Comfort*-Maßnahmen und «interagierende Kräfte» waren Störvariablen. Die Theorie ist *normativ* (sie besagt, was Pflegende und andere Angehörige des Teams tun *sollten*) und *deskriptiv* (sie besagt, was Angehörige des Teams *tatsächlich* tun, wenn sie sich dieser Theorie verpflichten). Prämissen für den ersten Teil der Theorie lauten:

1. Pflegende und andere Teammitglieder identifizieren *Comfort*-Bedürfnisse des Patienten, die durch vorhandene Unterstützungssysteme nicht erfüllt wurden.
2. Pflegende und andere Teammitglieder konzipieren Interventionen, um diese Bedürfnisse zu erfüllen.
3. Hemmende Faktoren, Störvariablen, werden beim Konzipieren der Interventionen und

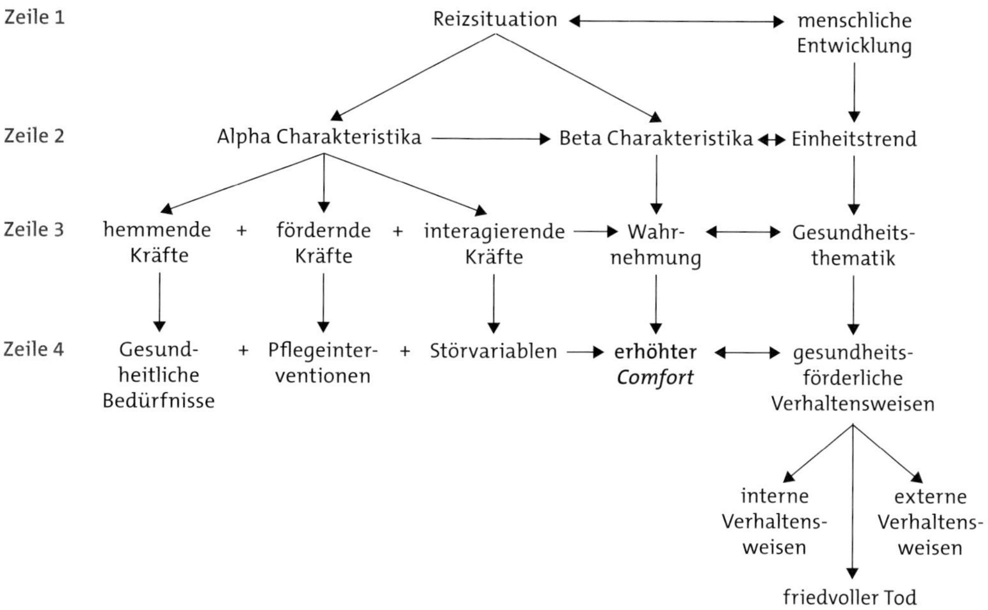

Abbildung 5-1: Die *Comfort*-Theorie, abgeleitet aus der Theorie menschlicher Umweltfaktoren (Quelle: Wiedergabe mit Genehmigung von Blackwell Publishers aus Kolcaba, K. [1994]: A theory of holistic comfort for nursing. *Journal of Advanced Nursing, 19,* 1178–1184)

beim Prüfen von deren Erfolgsaussichten berücksichtigt.

4. Ist die Intervention geeignet und wird sie auf fürsorgliche Weise durchgeführt, erfährt der Patient das unmittelbare Ergebnis von erhöhtem *Comfort*. *Comfort Care* beinhaltet a) eine geeignete Intervention, b) in fürsorglicher (*Comfort* vermittelnder) Weise und wird c) mit dem erklärten Ziel von erhöhtem *Comfort* durchgeführt.

Die *Comfort*-Theorie geht davon aus, dass Patienten, die *Comfort* erleben, mit größerer Wahrscheinlichkeit auf gesundheitsförderliche Verhaltensweisen achten. Beispiele für gesundheitsförderliche Verhaltensweisen sind ein verbesserter funktioneller Status, ein besseres Ansprechen auf die Therapie und eine eine raschere Heilung.

Die Vorstellung, dass Patienten besser zurechtkommen, wenn sie *Comfort* erleben, bietet Pflegenden eine Begründung für *Comfort Care*. Prämissen für den zweiten Teil der Theorie lauten: Patienten und Pflegende einigen sich auf wünschenswerte und realistische gesundheitsförderliche Verhaltensweisen. Lässt sich *Comfort* erhöhen, sind Patienten motiviert, sich gesundheitsförderlich zu verhalten. Dadurch kann sich ihr *Comfort*-Erleben intensivieren (Abb. 5-2).

Drei Arten von *Comfort*-Maßnahmen

Comfort Care umfasst mindestens drei Arten von *Comfort*-Maßnahmen:

1. *Technische* Comfort-*Maßnahmen* sind Interventionen, die dazu dienen, die Homöostase aufrecht zu erhalten und Schmerzen zu lindern. Dazu gehört beispielsweise das Überwachen der Vitalzeichen oder die Gabe von Analgetika. Diese *Comfort*-Maßnahmen sollen a) dem Patienten helfen, physiologische Funktionen zu erhalten, wieder aufzubauen oder wiederzugewinnen und b) Komplikationen verhindern.

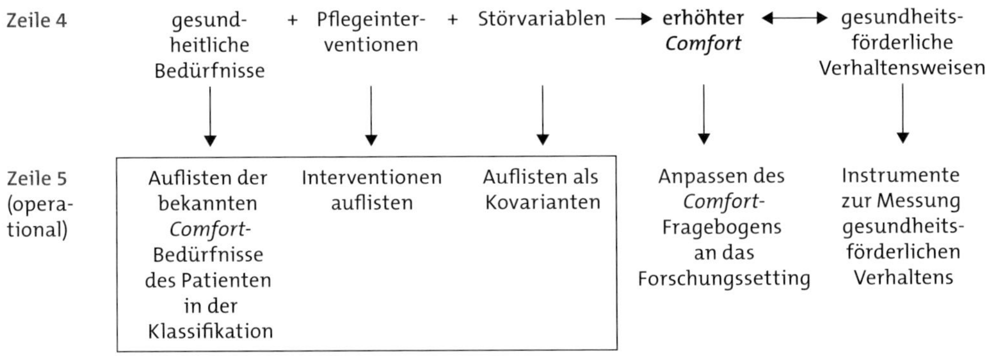

Prämissen der Original-*Comfort*-Theorie:

1. Pflegende und andere Teammitglieder identifizieren *Comfort*-Bedürfnisse des Patienten, die durch vorhandene Unterstützungssysteme nicht befriedigt wurden.
2. Pflegende und andere Teammitglieder konzipieren Interventionen, um diese Bedürfnisse zu erfüllen.
3. Störvariablen werden beim Konzipieren der Interventionen und beim Prüfen von deren Erfolgsaussichten berücksichtigt.
4. Ist die Intervention effektiv und wird sie auf fürsorgliche Weise durchgeführt, ist erhöhter *Comfort* erreicht.
5. Patienten und Pflegende einigen sich auf wünschenswerte und realistische gesundheitsförderliche Verhaltensweisen.
6. Wird erhöhter *Comfort* erreicht, sind Patienten darin bestärkt, sich in gesundheitsförderlicher Weise zu verhalten. Dies steigert *Comfort* zusätzlich.

Abbildung 5-2: Die *Comfort*-Theorie mittlerer Reichweite (Quelle: Wiedergabe mit Genehmigung von Blackwell Publishers aus Kolcaba, K. [1994]: A theory of holistic comfort for nursing. *Journal of Advanced Nursing, 19,* 1178–1184)

2. *Psychosoziale Unterstützung* ist eine *Comfort*-Maßnahme, die das Ziel hat, Angst zu lindern, einen Patienten zu beruhigen, ihn über seinen Gesundheitszustand aufzuklären, ihm Hoffnung zu vermitteln, ihm zuzuhören, auf kulturell sensible Weise den Heilungsprozess zu fördern, ihm beim Bewältigen seines Krankheitserlebens zu unterstützen oder ihn in der letzten Phase seines Lebens einfühlsam zu begleiten. Um wirksam zu sein, sollte *psychosoziale Unterstützung* zeitlich gut abgestimmt sein, die persönliche Bereitschaft eines Patienten berücksichtigen und auf seine jeweiligen Bedürfnisse eingehen (Benner, 1984).
3. «*Comfort für die Seele*» umfasst Maßnahmen, die von Patienten heutzutage nicht erwartet werden, aber sehr willkommen sind, weil sie das Herzstück der traditionellen Pflege bilden. *Comfort*-Maßnahmen können «Nahrung für die Seele» sein und bewirken, dass sich Patienten auf persönliche Art und Weise bestärkt fühlen. Diese Art von Interventionen zielt auf das Erleben von «Transzendenz»: Ein Patient kann sich zeitweise über einen leidvollen Zustand erheben. «*Comfort für die Seele*» beruht auf der Pflegeperson-Patienten-Beziehung sowie empathischem «Mitsein-mit dem Patienten». Empfehlenswert sind auch entspannungsfördernde Interventionen wie das Gestalten einer angenehm-beruhigenden Umgebung, «Geleitete Imagination», Musiktherapie, Massage oder «Therapeutic Touch». Diese Interventionen können einem Patienten Be-

wältigungskraft verleihen für seelisch stark belastende Situationen.

Häufig haben Pflegefachpersonen nicht ausreichend Zeit, um «*Comfort für die Seele*» zu leisten. Oft ist dies nur möglich, wenn eine Institution *Comfort Care* als Leitbild übernimmt und sich dazu verpflichtet, «*Comfort für die Seele*» zu fördern. Ich bin davon überzeugt, dass Pflegende grundsätzlich auf diese Weise arbeiten möchten. Erhalten sie die Möglichkeit dazu, fördert dies die Kreativität und Zufriedenheit der Pflegepersonen und erhöht zugleich die Zufriedenheit der Patienten.

Um *Comfort* zu erhöhen, muss die Pflegeperson die geeignete Intervention auf fürsorgliche Weise durchführen. Es kann jedoch sein, dass sich *Comfort* nicht spürbar intensivieren lässt, obwohl die Interventionen auf eine spezifische, *Comfort* vermittelnde Weise durchgeführt werden. In diesem Fall prüft die Pflegeperson, ob störende Faktoren (Störvariablen) vorliegen, die *Comfort Care* entgegenstehen. Dabei kann es sich beispielsweise um kognitive Beeinträchtigungen oder eine psychisch extrem belastende häusliche Situation (z. B. Missbrauch) handeln. Bleiben diese Faktoren unentdeckt, können *Comfort* vermittelnde Interventionen nicht wirken.

Comfort Care-Intervention sind intentional, energetisierend und proaktiv. Sie sind auf eine Positivierung des Patientenzustands ausgerichtet, der mehr umfasst als die Abwesenheit von Schmerz, Leiden und Symptomen.

Gedanken zum *Comfort*-Zitat (Kap. 5)

> Es darf niemals aus dem Blick geraten, wozu Beobachtung dient: Sie dient nicht dem Sammeln von Informationen oder Fakten, sondern dazu, Leben zu retten, für Gesundheit zu sorgen und *Comfort* zu vermitteln.
>
> *Florence Nightingale* (1859: 70)

Mit dieser Aussage betont Florence Nightingale, dass Lebensrettung, *Comfort* und Gesundheit verschiedene, jedoch miteinander verbundene und gleichermaßen wichtige Ziele der Gesundheitsversorgung sind. Sie war davon überzeugt, dass Pflegende für die Patientenergebnisse Verantwortung tragen: Ihre Maßnahmen beruhen auf präzisen Information und Patientenbeobachtungen. Eine Reflexion der Beziehungen zwischen Gesundheit und *Comfort* kann klären, *warum* und *wie* Pflegende handeln.

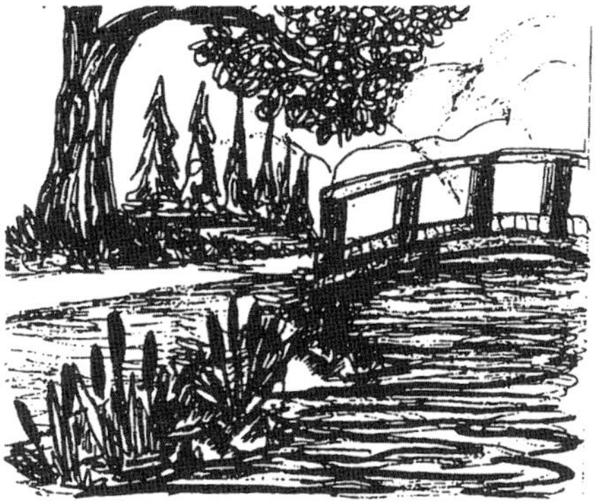

Kapitel 6 – *Comfort-Merkmale*[7]

> Ich definiere Comfort […] als das warme, sichere Gefühl, das Sie empfinden, wenn Sie im Bett liegen und durch das Fenster dem Regen zuschauen, wissend, dass Sie nicht aus dem Haus gehen müssen, wenn sie nicht möchten. Comfort ist auch das intensive Gefühl von Verbundenheit, das Sie empfinden, wenn Sie offen mit einem guten Freund sprechen. Comfort ist ein Ort, um sich für schwierige Situationen und für die Arbeit am eigenen Inneren zu stärken […] In erster Linie definiere ich […] Comfort […] als ‹sich selbst annehmen›.
>
> *Jennifer Louden* (1992),
> *The Women's Comfort Book*, S. 2

Comfort-Charakteristika

Ist Ihnen aufgefallen, dass *Comfort* ein Modewort geworden ist? Es begegnet uns in der Werbung und in der Politik. Vielleicht ist der Appell an *Comfort* eine kollektive kulturelle Reaktion auf unser Gefühl persönlicher Entfremdung in einer belastenden Welt. Technologie hat eine entpersönlichende Wirkung. Angesichts unbefriedigter Bedürfnisse im sozialen Bereich versuchen wir, *Comfort* zu erleben, indem wir unser unmittelbares Umfeld «weicher» gestalten. Das Zitat stammt aus einem «Leitfaden zur Wiederherstellung der Balance in Ihrem Leben» und impliziert, dass *Comfort* ein Gegenmittel zu unserer dynamischen, ungewissen Lebensweise sein kann (Louden, 1992). Das Zitat zeigt, dass Menschen das Bedürfnis nach *Comfort* haben, *Comfort* positiv und vitalisierend ist. Das zunehmende kulturelle Bedürfnis nach *Comfort* hat aus meiner Sicht einige Nachteile, obwohl es grundsätzlich erfreulich ist, dass *Comfort* Aufmerksamkeit erhält. Ein Nachteil besteht jedoch darin, dass die Begrifflichkeit unscharf wird. Jennifer Louden zitiert nur einige Beispiele für *Comfort*, statt den Begriff zu definieren. Diese Strategie lässt sich häufig beobachten, wenn Begrifflichkeiten sehr abstrakt sind.

Was ist *Comfort*-spezifisch an diesen Beispielen? Ist die Bedeutung einer Begrifflichkeit beliebig, verliert sie ihre Fähigkeit, etwas Spezifisches zu bezeichnen. *Comfort* ließe sich auf so viele Situationen, Dinge und Beziehungen zwischen Dingen anwenden, dass die Begrifflichkeit unscharf wird und seine analytische Qualität verliert. Umso wichtiger ist es, dass wir uns folgende Frage stellen: Was genau bedeutet *Comfort* im klinischen oder häuslichen Setting?

Dieses Kapitel soll die mangelnde Klarheit im Gebrauch von *Comfort* beseitigen. Es zeigt, wie die Definition von *Comfort* für die Gesundheitsversorgung Attribute und Grenzen der Begrifflichkeit spezifiziert. Für Forschungszwecke und für klinische Projekte werden Sie sich ein klares Verständnis dessen wünschen, was Sie messen oder verbessern müssen. Auch für Studierende in Theorie- und Forschungskursen wird dieses Kapitel hilfreich sein als Leitfaden zur Analyse von *Comfort*.

Ich hoffe, dass das gesamte Buch den dauerhaften Wert von *Comfort* für Patienten als Pflegeziel und als Ziel der Gesundheitsversorgung deutlich machen kann. Mögen wir, ausgehend von den Wurzeln der Pflege und mit Blick auf die Zukunft der Pflege, davon überzeugt sein, dass *Comfort* für Patienten wichtig ist! Da die

6 Dieses Kapitel entstand in Zusammenarbeit mit Dr. Raymond Kolcaba.

meisten krankheitsbezogenen Situationen äusserst belastend sind, ist *Comfort* wesentlich für alle Personen, die mit dem Gesundheitswesen in Berührung kommen.

Comfort-Konzeptanalyse

Analysieren bedeutet, eine Sache in ihre Bestandteile zu zerlegen und diese sorgfältig zu untersuchen. Wir reduzieren die komplexe Wirklichkeit einer Sache, um zu verstehen, in welchem Verhältnis ihre Teile zueinander stehen. Auch Begriffe können wir zerlegen, um zu erfassen, wie sie strukturiert sind. Die Grenzen einer Begrifflichkeit zu untersuchen, führt über die Analyse hinaus. Bestimmen wir die Grenzen einer Begrifflichkeit, verstehen wir, wo sie endet und wo eine andere beginnt. Grenzen legen die Bedeutung einer Begrifflichkeit fest. Sobald wir jedoch die Grenzen untersuchen, richten wir unsere Aufmerksamkeit auch darauf, in welcher Beziehung eine Begrifflichkeit zu einer großen Vielfalt *anderer* Begrifflichkeiten steht.

Zusätzlich zur Begriffsanalyse könnten wir also auch eine konzeptuelle Erklärung, eine konzeptuelle Veranschaulichung und konzeptuelle Vergleiche durchführen. Lorraine Walker und Kay Avant entfalten in «Strategies for Theory Construction in Nursing» (1988, 1995)[7] eine umfassende Begriffsanalyse. Sie eignet sich auch, um eine Begrifflichkeit wie *Comfort* zu analysieren und bietet einige nützliche Strategien:

A Auswahl der Begrifflichkeit
B Die Ziele der Analyse festlegen
C Die Anwendungsweisen der Begrifflichkeit identifizieren
D Bestimmende Attribute erörtern
E Fälle konstruieren (z. B. Modellfall, Grenzfall, verwandter Fall, Gegenfall)
F Antezedenzien und Konsequenzen identifizieren
G Empirische Referenzobjekte beschreiben (Walker/Avant, 1995).

Anwendungsweisen des *Comfort*-Begriffs

In Hinblick auf die Definition von Comfort möchten wir

a) feststellen, ob die Klassifikation eine hinreichende Explikation der bestimmenden Attribute von *Comfort* in den Teilen A bis D darstellt.
b) Grenzen von *Comfort* in den Teilen E und F erkunden
c) Fragen der Messung in Teil G erörtern.

Lorraine Walker und Kay Avant zufolge ist es wichtig, *alle* Anwendungsweisen – umgangssprachliche und wissenschaftliche – zu identifizieren. Denn dadurch können sich «reichhaltigere Bedeutungen ergeben» und es wird möglich, ein breites Spektrum von Anwendungsweisen zu betrachten (Walker/Avant, 1988: 39). Anschliessend lassen sich dann die wissenschaftlich relevanten Anwendungen feststellen. In Hinblick auf *Comfort* bezieht sich dieses Vorgehen auf Anwendungsweisen, die für die «Wissenschaft der Gesundheitsversorgung» relevant sind.

Die folgenden Zitate stellen Beispiele für Anwendungsweisen von *Comfort* aus verschiedenen zeitgenössischen Quellen dar. Sie sind mit kurzen Interpretationen versehen.

1. «Ich bitte Sie, über Ihren eigenen Comfort hinaus nach dem Allgemeinwohl zu streben.»
   Ausgehend von *Comfort* als einem angenehmen menschlichen Zustand können wir beginnen, nach umfassenderen Zielen zu streben. Dies kann jedoch bedeuten, dass wir unseren eigenen Comfort aufgeben müssen. Somit müssen wir uns entscheiden: Wir können wählen, ob wir in unserer persönlichen *Comfort*-Zone bleiben möchten oder den *Comfort*-Zustand als Ressource für überpersönliche Aufgaben nutzen.

7 Dt.: Walker, L., Avant, K., Schulz, M. (1998): Theoriebildung in der Pflege. Wiesbaden: Ullstein Medical [A.d.Ü.]

2. «*Comfort* für Pflegende: Ein Instrument, das Pflegende inspiriert, Spitzenleistungen zu erbringen – abgesehen von den Alltagsumständen. Ein heilsames Instrument (Downing, 2000).
   Dieses Beispiel für *Comfort* findet sich in einem Buch, das betreuungsbedingte seelische Belastungen, Erschöpfung, Angst und Frustration lindern möchte.
3. «Schmerzmanagement: *Comfort* durch *Caring* vermitteln». Dieses Beispiel ist ein Werbetext. Er verspricht, Schmerzlinderung auf fürsorgliche Weise zu erreichen. Die Formulierung impliziert, dass Schmerz sich durch fürsorglich gestaltete *Comfort*-Interventionen lindern lässt.
4. «Als ich nach einer langen Reise wieder nach Hause zurückkehrte, spürte ich *Comfort* und Zufriedenheit. [...] Ich wusste: Wo immer ich auch bin – Gott ist bei mir» (*The Daily Word*[8], 2001: 45).
   Das Empfinden von *Comfort* entsteht durch eine vertraute Umgebung. Die körperlichen Anstengungen einer langen Reise lassen sich durch *Comfort* transzendieren. In diesem Beispiel ist *Comfort* mit dem spirituellen Erleben der Gegenwart Gottes verbunden.
5. «*Comfort* und Präsenz sind Erwartungen an die heutigen Pflegedienstleitungen [...] *Comfort* entsteht durch Partizipation, wobei ein Informationsaustausch innerhalb der Gemeinschaft stattfindet» (Ferguson, 1989: 298).
   Dieses Beispiel für *Comfort* beinhaltet das Teilen wertvoller Informationen durch soziale Interaktion.
6. «Das Ausmaß an Linderung und *Comfort*, das die Kranken nach dem sorgsamen Waschen und Abtrocknen empfinden, ist eine der häufigsten Beobachtungen am Krankenbett» (Nightingale, 1859: 53).
   Florence Nightingale hebt die Bedeutsamkeit des Waschens als Beispiel für *Comfort* hervor.
7. «*Comfort* ist unbeschreiblich. Es gibt keine Worte für das Gefühl, sich bei einem Menschen sicher zu fühlen» (Craik, 1969).
   In diesem Textausschnitt aus einem Gedicht mit dem Titel «Freundschaft» erscheint *Comfort* als der sichere Hafen, den eine Freundschaft bietet.
8. «Wir müssen Schulungen durchführen, um Schmerzen und Symptome so gut kontrollieren zu können, dass Patienten *Comfort* empfinden» (Laurie, 2001). *Comfort* erscheint als Ziel des Schmerz- und Symptommanagements.
9. «Und ob ich schon wanderte im finstern Tal, fürchte ich kein Unglück; denn du bist bei mir, dein Stecken und Stab trösten mich.» Dieser Vers aus dem Alten Testament (Psalm 23,4) zeigt die spirituelle Dimension von *Comfort*. Gott, der gute Hirte, verleiht uns in Leidenssituationen Kraft, Mut und Sicherheit.

Diese Beispiele zeigen uns, wie viele Bedeutungsnuancen *Comfort* hat. Drei Arten von *Comfort* lassen sich unterscheiden: *Behaglichkeit*, *Linderung* und *Transzendenz*. *Comfort* hat verschiedene Dimensionen: *physisch*, *psychisch*, *spirituell*, *sozial* und *umgebungsbezogen*.

Lassen sich all diese Anwendungsweisen des *Comfort*-Begriffs in der Klassifikation wiederfinden? Dies möchten wir herausfinden. Die Klassifikation war ein sinnvoller Weg um die Komplexität von *Comfort* abzubilden. Es gibt jedoch viele Attribute von *Comfort*, die zu berücksichtigen sind. Die meisten davon sind wesentlich, um den Auftrag der Pflege zu erfüllen. Mit manchen Attributen befassen sich Pflegende intuitiv, doch es gibt weitere, die ebenfalls Aufmerksamkeit verdienen und in der Praxis zur Geltung kommen sollten. *Alle* Komponenten sind für Patienten wichtig[9].

---

8 Zeitung für Grays Harbor und Bezirke an der Küste des US-Bundesstaates Washington (Quelle: thedailyworld.com, Zugriff am 31.1.2012) [A.d.Ü.]

9 Sollten Sie weitere Fragen haben, senden Sie bitte eine Nachricht an *kolcaba@uakron.edu*. Ihr Feedback hilft mit, dass sich Comfort weiterentwickelt und sachbezogen bleibt.

Ein *Comfort*-Modellfall

Ein Modellfall ist ein exemplarisches Beispiel für eine Begrifflichkeit (Walker/Avant, 1988: 40). Der folgende Ausschnitt aus dem Brief eines Patienten stellt einen Modellfall für ganzheitlichen *Comfort* dar:

> Ihnen verdanke ich, dass ich wieder gesund wurde. [...] Sie waren der Schlüssel dafür, dass ich es geschafft habe, die Koronare Herzkrankheit zu besiegen, die mir fast das Leben gekostet hätte. [...] Sie haben mir Lebenswillen gegeben. [...] Sie haben die Zuversicht wieder geweckt, die ich brauchte, um die Situation annehmen und weiterleben zu können.
>
> Sie verstanden all die einfachen Dinge, die Ärzte nicht immer verstehen können. Auf diese einfachen Dinge kommt es an. Auf der Intensivstation [...] hatten Sie immer ein Lächeln für mich. Sie haben meine Hand gehalten und mir gesagt, dass ich es gut mache. Sie haben mir *Comfort* vermittelt. Nie werde ich vergessen, wie gut ich mich fühlte, wenn Sie mich betreuten [...] Ich spürte, dass Sie an mich glaubten und ich wollte Sie nicht enttäuschen. [...]
>
> Im Herzkatheterlabor waren sie mein Ruhepol. Sie kümmerten sich um mich, verbanden mich, desinfizierten mich. Sie bereiteten mich auf die Operation vor und ermutigten mich [...] Auch im Aufwachraum, als ich weder sprechen noch schlucken konnte und an den Rand der Panik geriet, waren Sie da. Was auch immer sie taten, sie vermittelten mir Comfort [...] Noch heute berührt es mich tief und es fehlen mir die Worte, um auszudrücken, wie viel mir das bedeutet hat. [...] Sie haben mir unermüdlich so viel Gutes getan. [...]

Dieser Modellfall zeigt beispielhaft, was Linderung, Behaglichkeit und Transzendenz für einen Patienten bedeuten können. *Comfort* war für den Patienten ein ganzheitliches Ergebnis, das er physisch, psychospirituell, sozial und umgebungsbezogen erlebte. Der Patient sprach selbst das Wort *Comfort* aus. So wissen wir, dass die *Comfort*-vermittelnden Handlungen bei ihm gewirkt haben.

Ein *Comfort*-Grenzfall

Grenzfälle sind Beispiele, die einige entscheidende, jedoch nicht alle Attribute der untersuchten Begrifflichkeit enthalten (Walker/Avant, 1988: 40). Beim Nachdenken über einen Grenzfall erinnerte ich mich an eine Begegnung, die etwa zehn Jahre zurücklag. Ich kümmerte mich um einen Patienten in einem Zwei-Bett-Zimmer und der Patient im anderen Bett hatte einen intravenösen Zugang. Die für ihn zuständige Pflegefachperson kam herein, um den Beutel zu wechseln. Sie zeigte eine Effizienz, die ich bewunderte. Obwohl wir an diesem Tag gut besetzt waren, behielt sie ihr rasches Tempo bei. Sie kam herein, sagte dem Patienten, sie werde seinen Beutel wechseln und tat es im Handumdrehen. Sie lächelte, so dass alle technologische Handgriffe völlig mühelos erschienen. Der Patient war nicht schwer krank. Er freute sich, sie zu sehen. Nach etwa zwei Minuten ging sie jedoch ebenso rasch wieder, wie sie alles Übrige getan hatte. Sie verliess das Zimmer exakt in dem Moment als der Patient ihr eine Frage stellen wollte. Dazu hatte er keine Chance mehr. Die effiziente Pflegefachperson zeigte einige Attribute von *Comfort*: Sie war freundlich und die Umgebung des Patienten war ordentlich. Sie leistete jedoch weder psychospirituelle noch soziale Unterstützung durch Caring.

Ein *verwandter Fall*

Verwandte Fälle stehen mit der untersuchten Begrifflichkeit in Zusammenhang, enthalten jedoch nicht die entscheidenden Attribute (Walker/Avant, 1988: 41). Der Begriff *Sicherheit* kann als Beispiel für einen verwandten Fall dienen.

Patientensicherheit ist ein wichtiger Wert für Pflegende. Physische Sicherheit impliziert Freiheit von Verletzungen, Stürzen, Medikationsfehlern, nicht oder fehldiagnostizierten Komplikationen, nosokomialen Infektionen etc. Umgebungsbezogene Sicherheit erfordert

u. a. einen hohen technologischen Standard sowie Hygiene. Wo Sicherheit gewahrt ist, können Patienten Linderung (Beseitigung einer spezifischen Gefahr) oder Behaglichkeit erfahren.

Eine *Comfort*-bietende Umgebung ist jedoch nicht dasselbe wie eine sichere Umgebung. Wir können in Sicherheit sein und uns dennoch nicht wohlfühlen. Auch fehlt bei Sicherheit ein entscheidendes Attribut von *Comfort*: Transzendenz. Sicherheit ist demnach eine andere Begrifflichkeit als *Comfort*. Beide Begrifflichkeiten liegen auf derselben Abstraktionsebene, beide stellen wichtige pflegerische Werte dar, beide sind komplex und umfassend. In *Comfort* liegt jedoch eine warme und motivierende Qualität, die wir bei Sicherheit nicht finden. Zugleich ist *Comfort* reflexiv: Wir wissen, wann wir uns unwohl fühlen, aber wir wissen nicht immer, ob wir in Sicherheit sind.

Ein *Gegenfall*

Leiden ist ein Gegenbegriff zu *Comfort*. Leiden und *Comfort* stehen jeweils am Ende eines Kontinuums. Pflegende haben den Auftrag, Leiden zu lindern, wo immer sie können.

Ergebnis der *Comfort*-Fallanalysen

Indem wir Modellfälle entwickeln, entdecken wir die Essenz der Begrifflichkeit, ihre Grenzen und ihre Beziehungen zu anderen Begrifflichkeiten. Allerdings stellen sich einige bedenkenswerte Fragen: Warum zeigt man nicht auf, wie sich einander entgegengesetzte Begrifflichkeiten voneinander unterscheiden, z. B. *Comfort* und *Leiden*? Warum betrachtet man nicht einander ähnliche Begrifflichkeiten wie Trost, Unterstützung und *Comfort* und untersucht, wodurch sie sich unterscheiden?

Das Resultat der Modellfälle bestätigt:

a) die Eignung der *Comfort*-Klassifikation zur Spezifizierung der *Comfort*-Attribute.
b) die Exaktheit der *Comfort*-Definition hinsichtlich der Abgrenzung von anderen Begrifflichkeiten.
c) die Nützlichkeit der *Comfort*-Theorie zur Beschreibung von Beziehungen zwischen *Comfort* und anderen Pflegebegrifflichkeiten.

Comfort-Antezedenzien

Wie Lorraine Walker und Kay Avant (1988) betonen, kann etwas nicht Antezedens und Attribut zugleich sein. Dieser Hinweis ist hilfreich und brachte mich dazu, über die Antezedenzien und Konsequenzen von *Comfort* und deren Zusammenhang mit der *Comfort*-Theorie nachzudenken. Ich entdeckte, dass sowohl Antezedenzien als auch Konsequenzen in die Theorie eingebettet waren, jedoch nicht als solche formuliert wurden. Die Identifikation von Antezedenzien auf ihre Stimmigkeit und ihre Konsequenzen kann dazu dienen, die Logik einer Theorie zu testen.

Interventionen zur Erhöhung ganzheitlichen *Comforts* sind Antezedenzien, die *Comfort* nahestehen. Das Ziel von *Comfort Care* besteht darin, *Comfort* gegenüber einem Ausgangswert zu erhöhen. Daher ist das Assessment von *Comfort*-Bedürfnissen in vier Erlebenszusammenhängen entscheidend, um den *Comfort Care*-Prozess als Ganzes zu beschreiben. Die Zeit zwischen Assessment und Intervention ist geprägt durch den Einsatz, die Motivation und die Fertigkeiten der Pflegeperson ab, dem Assessment entsprechend vorzugehen.

Comfort-*Konsequenzen*

Die Konsequenz erhöhten *Comforts* ist gesundheitsförderliches Verhalten (Kolcaba, 1994). Dieses kann innerlicher oder äußerlicher Natur sein. Ein friedlicher Tod kann ebenfalls eine Folge von *Comfort* sein (Schlotfeldt, 1975).

Innerliche gesundheitsförderliche Verhaltensweisen sind von außen nicht sichtbar. Laborwerte können jedoch als Indikatoren dienen. Beispiele hierfür sind Immunparameter (Anzahl von T-Zellen oder NK-Zellen), Homöostasemechanismen (Sauerstoffsättigung oder Blutdruck), Peristaltik und Herzleistung. Äußerliche gesundheitsförderliche Verhaltensweisen sind

Tabelle 6-1: Beispiele für eine *Comfort*-Klassifikation

	Linderung	Behaglichkeit	Transzendenz
physisch	4, 9, 11	5, 6, 9, 11, 14	2, 9
psychisch	7, 8, 9, 11, 12	1, 5, 6, 7, 8, 9, 11, 12, 14	2, 13, 14, 9
spirituell	13	1, 5, 13, 14	5, 13
sozial	4, 7, 8, 9, 13	1, 7, 8, 9, 13, 14	8, 9, 13, 14
umgebungsbezogen	5, 10, 13	5, 6, 10, 14	2, 5, 13, 14

sichtbar, z. B. Mobilität, Funktionsstatus, Ausscheidung oder das Einhalten eines Therapieplans.

Bei einem friedlichen Tod lassen sich zuvor Konflikte lösen und Symptome lindern. Patienten und ihre Familien entwickeln die Kraft, das Sterben zuzulassen. Dies erlaubt es, still und in Würde «loszulassen» (Kolcaba/Fisher, 1996). Das Ausmaß von *Comfort* korreliert positiv und direkt mit dem Ausmaß gesundheitsförderlicher Verhaltensweisen des Patienten. Diese Beziehung lässt sich empirisch testen.

Comfort-Referenzobjekte

Empirische Referenzobjekte stellen nach Lorraine Walker und Kay Avant (1995) Klassen oder Kategorien realer Phänomene dar, welche durch ihre Existenz oder Präsenz das Auftreten der Begrifflichkeit aufzeigen (ebd.: 46). Ein empirisches Referenzobjekt für die Begrifflichkeit ist dasselbe wie eine operationelle Definition. Beide beziehen sich auf ein Forschungsinstrument.

Das empirische Referenzobjekt, das ich zur Messung von allgemeinem *Comfort* verwende, ist demnach der «Allgemeine *Comfort*-Fragebogen». Andere Forschende haben für das Messen von *Comfort* in verschiedenen Settings unterschiedliche Instrumente entwickelt, wie Tabelle 3-1 zeigt.

Wir können also sagen, dass jedes Attribut der Begrifflichkeit sein eigenes empirisches Referenzobjekt hat. Jede Frage auf einem Fragebogen bezieht sich auf ein Attribut der Begrifflichkeit. Um sicherzustellen, dass alle bestimmenden Attribute einer gegebenen Begrifflichkeit gemessen werden, empfiehlt sich ein Diagramm der Inhaltsdomäne, die alle Attribute umfasst (Lynn, 1986). Die *Comfort*-Klassifikation (Tab. 6-1) ist eine Art Inhaltsdiagramm und erleichtert den Einschluss relevanter empirischer Referenzobjekte für jedes Attribut. Ein Beispiel für physische Linderung lautet: «Ich kann gehen». Ein Beispiel für umgebungsbezogene Transzendenz wäre: «Dieser Anblick inspiriert mich.» Der «Allgemeine *Comfort*-Fragebogen» hat 48 empirische Referenzobjekte, etwa vier für jedes der zwölf bestimmenden Attribute. In Übereinstimmung mit allgemeinen Leitlinien der Instrumententwicklung gibt es für jedes Attribut eine gleiche Anzahl positiver und negativer Items, die den Antwort-Bias senken.

Gedanken zum *Comfort*-Zitat (Kap. 6)

Ich definiere *Comfort* [...] als das warme, sichere Gefühl, das Sie empfinden, wenn Sie im Bett liegen und durch das Fenster dem Regen zuschauen, wissend, dass Sie nicht aus dem Haus gehen müssen, wenn sie nicht möchten. *Comfort* ist auch das intensive Gefühl von Verbundenheit, das Sie empfinden, wenn Sie offen mit einem guten Freund sprechen. *Comfort* ist ein Ort, um sich für schwierige Situationen und für die Arbeit am eigenen Inneren zu stärken [...] In erster Linie definiere ich [...] *Comfort* [...] als ‹sich selbst annehmen›.

Jennifer Louden (1992),
The Women's Comfort Book, S. 2

Das Zitat enthält zwar anschauliche *Beispiele* für *Comfort*, bietet jedoch keine Definitionen. Um die Klarheit des Denkens, Schreibens und Sprechens sicherzustellen, ist es wichtig, zwischen Beispielen und Attributen einer Begrifflichkeit zu unterscheiden. Beispiele sind Fälle oder Anwendungsweisen einer Begrifflichkeit im Alltag. Attribute sind diejenigen Qualitäten, die – in ihrer Gesamtheit – einzigartige Merkmale spezifizieren. Sie ermöglichen, die Grenze einer Begrifflichkeit zu bestimmen. Die Attribute einer Begrifflichkeit ermöglichen uns, konzeptuelle und operationelle Definitionen einer Begrifflichkeit zu formulieren. Sie sind wichtig, um theoretische Beziehungen zwischen der primären Begrifflichkeit und anderen Begrifflichkeiten zu überprüfen.

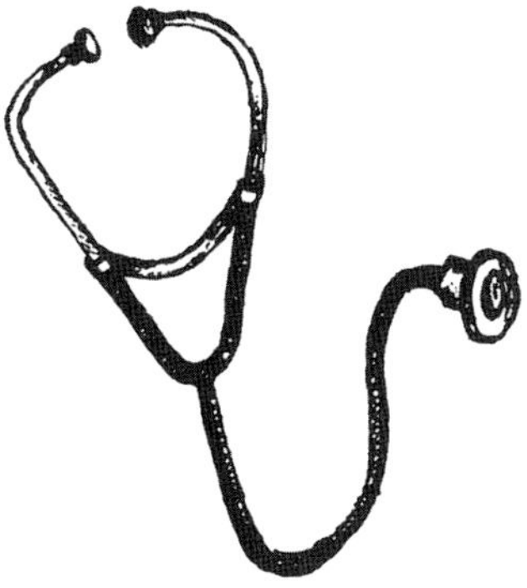

Kapitel 7 – *Comfort*-Studien

> Sie kannten Luxus, sie kannten Armut, doch niemals *Comfort*.
>
> *Samuel Johnson* (1750)

Dieses Kapitel stellt zunächst konzeptuelle und operationelle Definitionen dar, die für experimentelle *Comfort*-Studien wichtig sind. Anschliessend stehen drei *Comfort*-Studien im Zentrum.

Konzeptuelle und operationelle *Comfort*-Definitionen

Comfort ist konzeptuell definitiert und bezieht sich auf ein gewünschtes Ergebnis. Es tritt ein, wenn Patientenbedürfnisse nach Linderung, Behaglichkeit und Transzendenz im physischen, sozialen, psychospirituellen und umgebungsbezogenen Erlebenszusammenhang erfüllt sind (Kolcaba/Fox, 1999).

Operationelle Definitionen dienen dazu, dass Forschende eine Begrifflichkeit mithilfe von Fragebögen, Interviews oder Skalen messen. Die meisten Studien haben mehr als eine operationelle Definition für jede interessierende Begrifflichkeit. Dies erhöht die Validität der Studie. Als *Comfort*-Messinstrumente dienten in der Mammakarzinomstudie der «*Comfort*-Strahlentherapie-Fragebogen» sowie vier visuelle Analogskalen. Diese Instrumente waren abgestimmt auf die operationellen Definitionen von *Comfort* in dieser Studie.

Es ist wichtig, daran zu denken, dass für das Testen theoretischer Beziehungen zwischen Begrifflichkeiten beide Definitionsarten (konzeptuell und operationell) wesentlich sind.

Der theoretische Bezugsrahmen wird Ihnen helfen, beide Definitionen in Übereinstimmung zu bringen. In jeder *Comfort*-Studie lässt sich die gesamte Theorie mittlerer Reichweite oder Teile davon testen (Abb. 7-1).

Zu den nachfolgend beschriebenen Experimenten füge ich spezifische Diagramme hinzu. Dies geschieht, um aufzuzeigen, dass Sie mit größerer Wahrscheinlichkeit eine effiziente, durchdachte Studie konzipieren, die signifikante Resultate hervorbringen kann, indem Sie sich rigoros an Ihr eigenes Diagramm als theoretischen Bezugsrahmen halten. Meine Hoffnung ist, dass *Sie* eine neue Generation von *Comfort*-

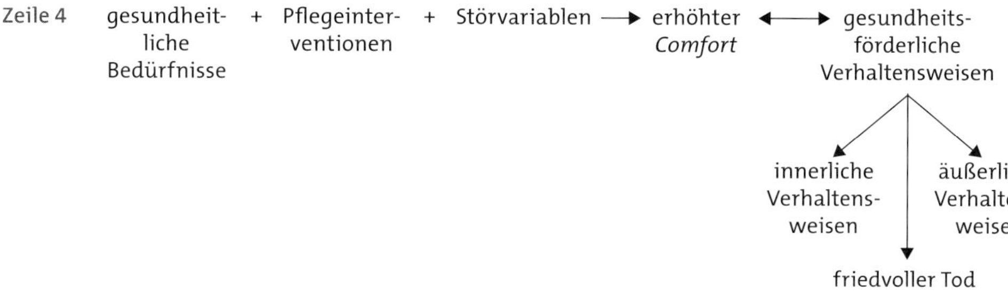

Abbildung 7-1: Die *Comfort*-Theorie mittlerer Reichweite

Studien ins Leben rufen, wenn sie wissen, wie Sie am besten vorgehen können.

Quantitative *Comfort*-Studien

Die *Comfort*-Koronarangiographie-Studie

Die Comfort-Studie von Elaine Hogan-Miller et al. (1995) wendet erstmals die *Comfort*- Klassifikation an. Die Autorin untersuchte Patienten, die nach einer Koronarangiographie sechs Stunden lang immobilisiert wurden, um Blutungen aus der femoralen Injektionsstelle zu verhindern. Diese Patienten hatten zwar keine Schmerzen, fühlten sich jedoch aufgrund der notwendigen Immobilisierung äusserst unwohl. Ihre Muskeln waren steif, die Umgebung war belastend, sie machten sich Sorgen wegen der Ergebnisse ihres Angiogramms, waren nüchtern und konnten das Bett nicht verlassen, um auf die Toilette zu gehen.

Fühlt sich ein Patient nicht wohl, intensivieren sich dadurch alle seine übrigen Beschwerden und er ist einer ganzheitlich unangenehmen, jedoch nicht schmerzhaften Erfahrung ausgesetzt.

Elaine Hogan-Miller beschrieb drei Arten der Immobilisierung, die in der Praxis üblich sind: Sandsäckchen, Bewegungseinschränkung durch Laken und verbale Instruktionen. Ihr Ziel war, zu überprüfen, welche Methode im Hinblick auf *Comfort* und Hämostase am besten geeignet war. Sie machte sich auch weitere Patientenfaktoren bewusst, die sich auf das Ergebnis auswirken könnten, z. B. Grösse, Geschlecht, Alter, Gewicht, das Ausmaß der Koronarerkrankung, die Dauer der Prozedur sowie Art und Menge der Antikoagulanzien bzw. Analgetika. Wie war es möglich, diese Faktoren im Forschungsdesign zu berücksichtigen? Wie liess sich *Comfort* in einer Population messen, in der Schmerz nicht im Zentrum stand?

Ich zeichnete ein Diagramm, das **Abbildung 7-2** ähnlich war, um meine Gedanken zu strukturieren. Elaine Hogan-Miller und ich entschieden, das *Comfort*-Instrument auf physischen und psychosozialen *Comfort* zu beschrän-

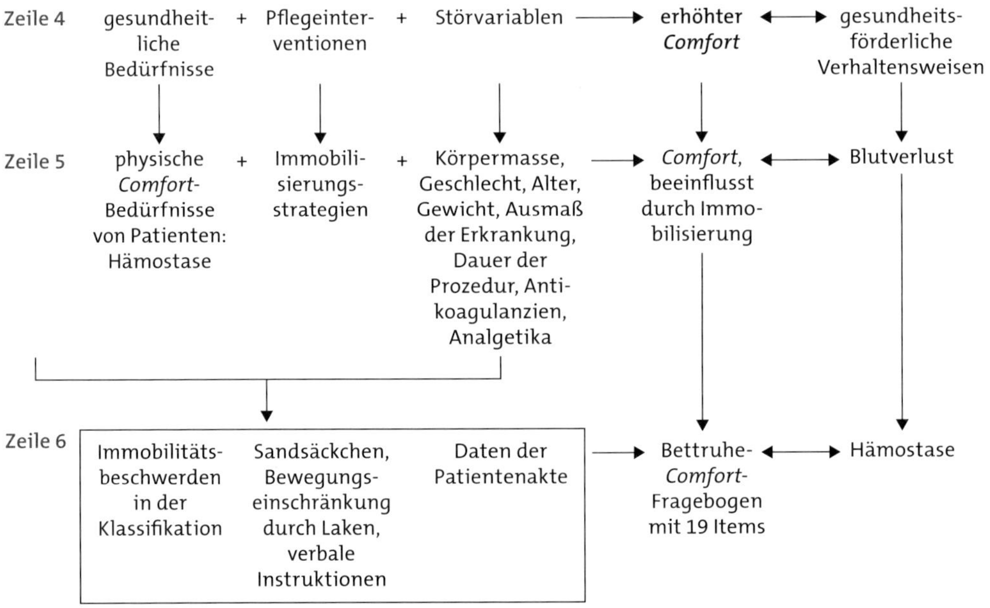

Abbildung 7-2: Theoretischer Bezugsrahmen der Koronarangiographiestudie.
Anmerkung: Fett gesetzte Schrift zeigt in dieser Studie gemessene operationale Variablen (Hogan-Miller et al., 1995).

ken. Wir beschrieben 38 Items, die physischen und psychischen *Comfort* im Sinne von Behaglichkeit und Linderung abdeckten. Eine Pilotstudie mit 30 Patienten nach einer Angiographie führte für dieses Instrument zu einem Alpha-Koeffizienten von 0,73. Dieser Wert liegt im mittleren Bereich. Kolleginnen hielten ein Instrument mit 38 Items für zu umfangreich. Deshalb kürzten wir es auf 19 physische Items. Für das gekürzte Instrument ergab sich in einer Studie mit 188 Patienten nach einer Angiographie etwa derselbe Alpha-Koeffizient wie in der Pilotstudie (0,74 zum Zeitpunkt 1 und 0,67 zum Zeitpunkt 2 in der großen Studie). Aus meiner Sicht erhielt Elaine Hogan-Miller durch das Kürzen des Instruments nicht genügend Informationen und erreichte nur wenig. Sie beschränkte ihre Definition von *Comfort* auf die physische Dimension, um diese zu messen. Sie definierte physischen *Comfort* bezogen auf Körperempfindungen, bei denen menschliche Bedürfnisse nach Behaglichkeit, Linderung und Transzendenz befriedigt sind (Hogan-Miller et al., 1995). Dazu verwendete sie einen «*Comfort*-Bettruhe-Fragebogen» («Bedrest Comfort Questionnaire»).

Um Hämostase zu messen, entwickelte Elaine Hogan-Miller ein spezifisches Instrument. Pflegende konnten Werte auf einer Skala zwischen 1 (keine Blutung/kein Hämatom) bis 5 (signifikante Blutung, die chirurgische Intervention erfordert) eintragen. Dieses Instrument hatte in einem Pilottest mit fünf Patienten eine Interrater-Reliabilität von 100 Prozent. Messungen erfolgten bei allen Teilnehmenden in den drei Gruppen zwei bis drei und fünf bis sechs Stunden nach der Angiographie. Der Untersuchungszeitraum war auf jene sechs Stunden begrenzt, in denen die Patienten immobilisiert waren.

Die Wirksamkeit jeder Immobilisierungsmethode liess sich durch randomisierte Zuweisung der Patienten zu einer der drei Methoden unmittelbar nach der Angiographie messen. Beim Betrachten der Unterschiede zwischen den Gruppen zum Zeitpunkt 1 schätzte Elaine Hogan-Miller alle Störvariablen ein. Für keine der Störvariablen in Abbildung 7-2 liessen sich signifikante Unterschiede identifizieren. Die

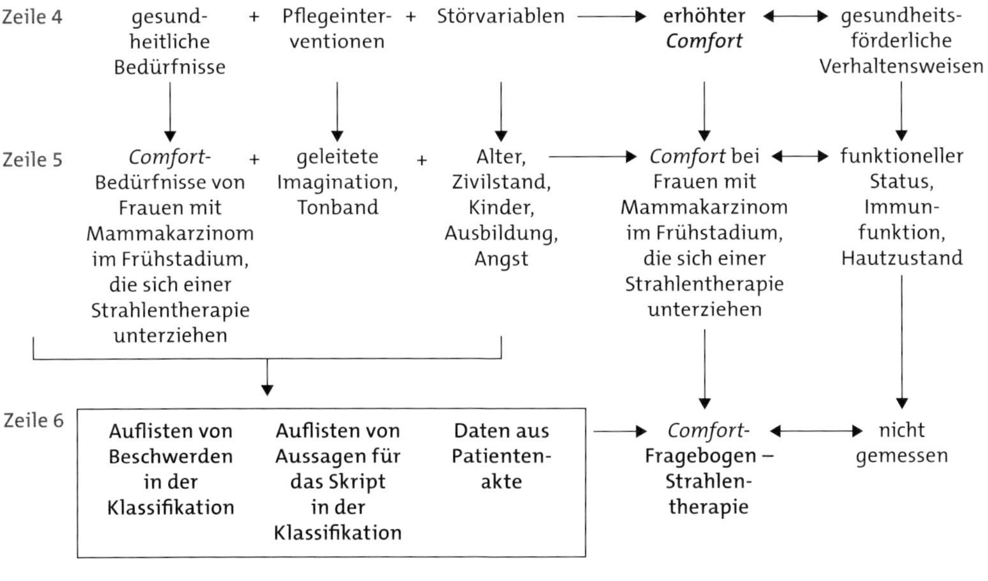

Abbildung 7-3: Theoretischer Bezugsrahmen der Mammakarzinom/Strahlentherapie-Studie.
Anmerkung: Fett gesetzte Schrift zeigt in dieser Studie gemessene operationale Variablen (Kolcaba/Fox, 1999).

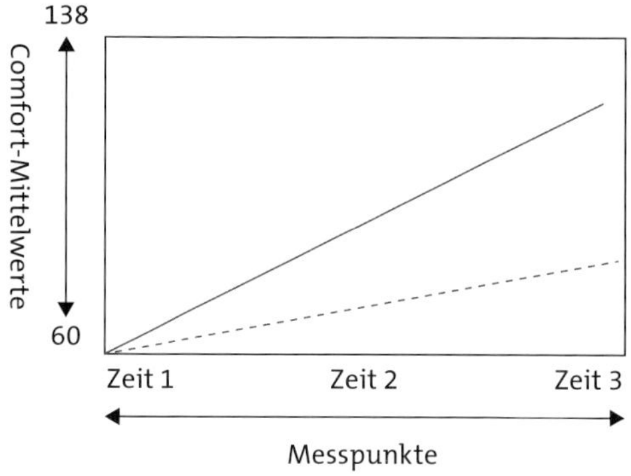

Abbildung 7-4: Trendanalyse der Mammakarzinomstudie (Behandlungsgruppe = durchgezogene Linie; Vergleichsgruppe = gestrichelte Linie [Kolcaba/Fox, 1999])

Gruppe mit verbalen Instruktionen zeigte am häufigsten Blutungen. Deshalb wurde diese Gruppe nicht in die *Comfort*-Analyse aufgenommen. Die Varianzanalyse zu Unterschieden zwischen der Gruppe mit Bewegungseinschränkung und der Gruppe mit Sandsäckchen zeigte ein Signifikanzniveau von p = 0,0689. Dies erreichte fast den gewählten Alpha-Koeffizienten von 0,05, der als Cutoff-Wert dient, um zu entscheiden, ob zwischen Gruppen statistisch signifikante Unterschiede bestehen.

Elaine Hogan-Miller machte keine Angaben darüber, welche der drei Gruppen den höchsten *Comfort* hatte. Ich stellte die Hypothese auf, dass das Ausmaß einer postoperativen Blutung bei Patienten mit dem höchsten *Comfort* am geringsten ist.

Die *Comfort*-Harninkontinenz-Studie

Die Absicht dieser Studie bestand darin, zu testen, wie wirksam kognitive Strategien sind, um die Blasenfunktion verbessern und *Comfort* zu erhöhen (Dowd et al., 2000). Harninkontinenz ist das Forschungsfeld der Erstautorin, Therese Dowd. In ihrer qualitativen Forschung hatte sie bereits viele ganzheitliche *Comfort*-Bedürfnisse im Zusammenhang mit Harninkontinenz aufgezeigt.

Unserem theoretischen Bezugsrahmen (Abb. 7-5) folgend, strukturierten wir die bekannten *Comfort*-Bedürfnisse dieser Population und konzipierten Aussagen für kognitive Strategien, wobei die Klassifikation als Leitfaden diente. Wir betrachteten Alter, Geschlecht und die Besonderheiten der urologischen Anamnese auf mögliche Störvariablen hin. Um *Comfort* in dieser Population zu messen, nutzten wir die Klassifikation zur Entwicklung des «Urinary Incontinence and Frequency Comfort Questionnaire» (UIFCQ)[10]. Vor dessen Einsatz führten wir einen Pilottest durch. Gesundheitsförderliches Verhalten bezog sich auf eine verbesserte Blasenfunktion, gemessen anhand des «Bladder Function Questionnaire», eines weiteren Instruments, das wir vor dieser Studie entwickelt und getestet hatten. Die Blasenfunktion konzeptualisierten wir auch anhand der Anzahl von Inkontinenzepisoden und Toilettengängen.

Wir entlehnten die meisten Methoden der Mammakarzinomstudie. Die Ergebnisse zeigten, dass die Behandlungsgruppe gegenüber der Vergleichsgruppe mehr *Comfort* und eine verbesserte Blasenfunktion hatte (Dowd et al., 2000). Zusätzlich fügten wir eine Crossover-Komponente hinzu. Wir fanden eine signifikante Besserung der Blasenfunktion in der Crossover-Gruppe. *Comfort* war dort nach einer dreiwöchigen Intervention bis auf das Niveau der Behandlungsgruppe gestiegen.

Ein weiterer interessanter Befund war, dass der UIFCQ die Teilnehmenden (n = 17 oder 90 % der Behandlungsgruppe) vorhersagte, die eine Besserung der Inkontinenz zeigten. *Comfort* war demnach eine starker Prädiktor[11] für den Erfolg einer Behandlung wegen Inkontinenz und Pollakisurie. Dies untemauerte die *Comfort*-Theorie mittlerer Reichweite (Dowd et al., 2000).

In einer anschließenden Studie (Dowd et al., 2002) wollten wir die prädiktiven Eigenschaften

10 Der UIFCQ konnte hier aus rechtlichen Gründen nicht abgebildet werden.

11 Vorhersagevariable.

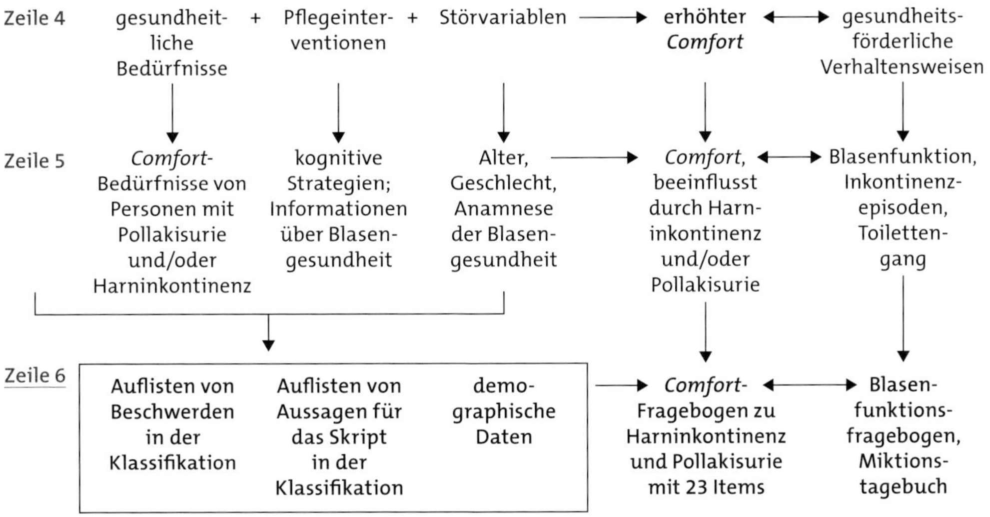

Abbildung 7-5: Theoretischer Bezugsrahmen für die Studie kognitiver Strategien zur Verbesserung der Blasenfunktion und des *Comfort*. *Anmerkung:* Fett gesetzte Schrift zeigt in dieser Studie gemessene operationale Variablen (Dowd et al., 2000).

für das unmittelbare Ergebnis *Comfort* auf unsere Folgeergebnisse (gesundheitsförderliche Verhaltensweisen) feststellen, mit Bezug auf die Blasenfunktion, Pollakisurie- und Harninkontinenzepisoden sowie die Wahrnehmung der eigenen Gesundheit. Es zeigte sich, dass *Comfort* in den erwarteten Richtungen moderat durch die Blasenfunktion (R = 0,52), die Wahrnehmung der eigenen Gesundheit (R = 0,40), Pollakisurie (R = –0,40) und Inkontinenzepisoden (R = –0,21) beeinflusst wurde. Die beiden letztgenannten Korrelationen lassen sich so interpretieren, dass Pollakisurie und Inkontinenz mit steigendem *Comfort* abnehmen. Diese Befunde unterstützten unsere früheren Ergebnisse, denen zufolge *Comfort* ein Prädiktor für gesundheitsförderliche Verhaltensweisen ist. Es besteht eine rekursive Beziehung zwischen Comfort und gesundheitsförderlichen Verhaltensweisen.

Eine Pfadanalyse könnte eventuell mehr Information darüber bieten, welche Variable (*Comfort* oder eine bestimmte gesundheitsförderliche Verhaltensweise) an erster Stelle steht. Aufgrund einer zu geringen Teilnehmerzahl konnten wir jedoch keine Pfadanalyse durchführen.

Die *Comfort*-Wehen-Studie

Diese faszinierende Studie hat Kerri Schuiling, eine Hebamme mit Pflegeausbildung, durchgeführt. Über die «radikale» Idee von *Comfort* während der Wehen und bei der Entbindung hatte sie bereits zuvor publiziert (Schuiling/Sampselle, 1999). Als Kerri Schuiling promovierte, bat sie mich, externe Gutachterin zu werden. So begann eine lange und für beide fruchtbare Zusammenarbeit.

Kerri Schuilings Ziel war, *Comfort* in den Wehen und während der Entbindung im Rahmen einer Studie zu quantifizieren, um auf diese Weise empirische Belege für ihre zuvor veröffentlichten theoretischen Ideen zu erhalten. Um sie methodisch und konzeptionell zu unterstützen, entwickelte ich den theoretischen Bezugsrahmen in Abbildung 7-6.

Zunächst identifizierte Kerri Schuiling *Comfort*-Bedürfnisse von Frauen in den Wehen und während der Entbindung und schätzte bei ih-

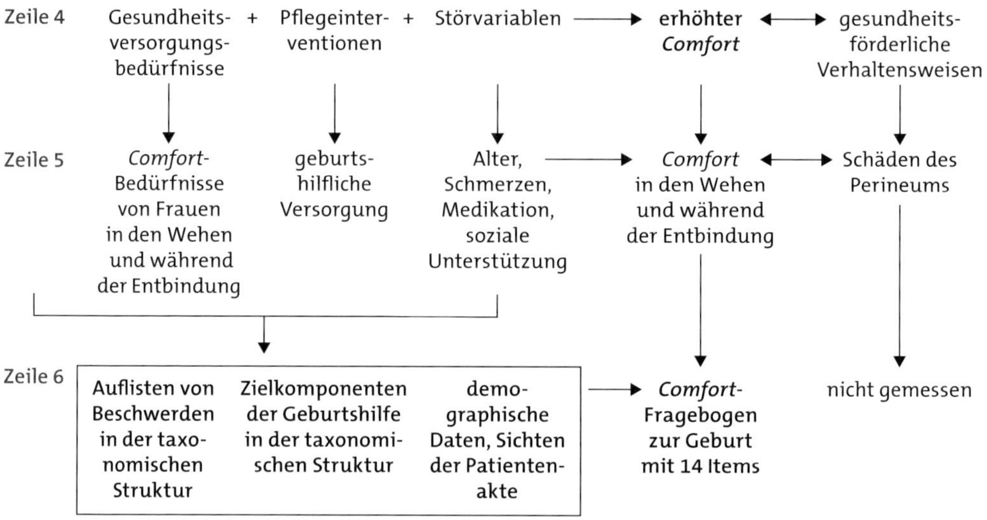

Abbildung 7-6: Theoretischer Bezugsrahmen für die Studie von *Comfort* in den Wehen und bei der Entbindung. *Anmerkung:* Fett gesetzte Schrift zeigt in dieser Studie gemessene operationale Variablen (Schuiling, im Druck).

nen *Comfort* ein. Dann teilte sie die Frauen ihren Antworten entsprechend in zwei Gruppen ein. Die erste Gruppe umfasste Frauen oberhalb des Mittelwertes, die zweite unterhalb des Mittelwertes. Bei *Comfort*-Interventionen waren soziale Unterstützung sowie Menge und Art der Analgetika wichtige Störvariablen.

Der Klassifikation folgend konzipierte Kerri Schuiling einen *Comfort*-Fragebogen mit 14 Items und setzte ihn an drei Zeitpunkten ein: vor Beginn der Wehen und der Entbindung, in den Zwischenstadien sowie im Übergangsstadium. Die Studienergebnisse stehen noch aus. Die Daten werden mittels RM-MANCOVA analysiert werden, wenn es Kovariablen gibt, und mittels RM-MANOVA, wenn keine Kovariablen vorliegen. Die Ergebnisse dieser Studie werden die Grundlage für ein späteres Forschungsprogramm bilden. Kerri Schuiling möchte eine theoretische Verknüpfung zwischen erhöhtem *Comfort* und verringerter Schädigung des Perineums überprüfen.

Leitprinzipien für *Comfort*-Studien

Kongruenz sicherstellen

Ein theoretischer Bezugsrahmen ist für das Konzipieren durchgängig kongruenter Studien unschätzbar. Falls Sie daran interessiert sind, eine *Comfort*-Studie zu entwickeln, denken Sie bitte daran, dass dieser Bezugsrahmen für ganzheitliche Bedürfnisse und entsprechende Interventionen vorgesehen ist. Dies ist der rote Faden, der sich durch alle *Comfort*-Studien zieht, die mir bekannt sind. Ein Studierender gestaltete ein Musiktherapie-Tonband für den Verbandswechsel bei Patienten auf einer Verbrennungsstation. Eine Pflegewissenschaftlerin arbeitete in der Flugrettung und entwickelte ein ganzheitliches Versorgungsmodell für den Notfalltransport. Eine Pflegende wollte *Comfort* für Frauen während der gynäkologischen Untersuchungen erhöhen. Diese Studien und die hier vorgestellten sind Beispiele für belastende Situationen, in denen Menschen ganzheitliche *Comfort*-Bedürfnisse haben, die über Schmerzlinderung hinausgehen.

Signifikante Ergebnisse sind am wahrscheinlichsten, wenn Ihre Intervention spezifisch auf die Bedürfnisse Ihrer Patienten abzielt und sich die Items in Ihrem Fragebogen zu ganzheitlichem *Comfort* mit den *Comfort*-Bedürfnissen Ihrer Patienten und mit Ihrer Intervention decken. Störvariablen müssen in Ihrem Methodenabschnitt expliziert werden. Auch Folgeergebnisse und relevante gesundheitsförderliche Verhaltensweisen und/oder institutionelle Ergebnisse müssen mit der Population, den Forschungsergebnissen, den Interventionen sowie den Gruppenunterschieden und Forschungsfragen übereinstimmen. Das Erstellen Ihres eigenen theoretischen Bezugsrahmens leitet Sie bei wesentlichen Entscheidungen. Dies gilt auch für die Diskussion Ihrer Studie mit Lehrpersonen sowie für Forschungsanträge und Publikationen.

Der Alpha-Koeffizient in *Comfort*-Studien

Bei der Auswahl des Cutoff-Werts empfiehlt es sich, den Rat von Lipsey (1990) zu bedenken. Er bezieht sich auf Interventionen, die nur ein geringes Risiko beinhalten. Eine Intervention wie «Geleitete Imagination» schadet niemandem, selbst wenn sie nicht die gewünschte Wirkung bei Patienten erzielt. Es stellt sich die Frage, ob der Alpha-Koeffizient eventuell abweichen könnte vom strikten 0,05-Niveau, das Fehler erster Ordnung vermeiden soll? Ein Fehler erster Ordnung tritt ein, wenn wir irrtümlich davon ausgehen, eine Intervention habe Signifikanz. Fehler erster Ordnung dürfen beispielsweise bei einer Medikamentenstudie nicht vorkommen. Bei risikobehafteten Interventionen ist es daher notwendig, Fehler erster Ordnung zu verhindern.

Reduzieren wir den Alpha-Koeffizienten auf 0,01, zeigen wir, dass wir uns um einen Fehler zweiter Ordnung Gedanken machen. Er tritt auf, wenn wir irrtümlich meinen, unsere Ergebnisse seien nicht relevant.

Lipsey ging der Frage nach, warum so viele der frühen experimentellen Studien in der Humanwissenschaft zu nichtsignifikanten Ergebnissen führten. Möglicherweise waren ihre Alpha-Werte zu hoch in Bezug auf den Risikograd ihrer Interventionen. Lipsey schlägt deshalb vor, auf der Grundlage des interventionsbezogenen Risikos ein Gleichgewicht zwischen Fehlern erster und zweiter Ordnung zu erreichen. Bei den meisten ganzheitlichen Interventionen wie Kunst- und der Musiktherapie sollten wir einen weniger strengen Alpha-Koeffizienten von 0,10 festlegen. Bei Interventionen mit potenziellen Risiken, etwa medikamentiösen Massnahmen, ist der klassische Alpha-Wert von 0,05 geeignet.

Comfort-Teststatistik

Wie *Comfort*-Studien zeigen, kann Statistik eine ganzheitliche Kunst sein. RM-MANCOVA oder RM-MANOVA sind empfehlenswert (je nachdem, ob Kovariablen vorliegen oder nicht), weil beide Interaktionseffekte zwischen Zeit und Interventionen erfassen. Dies entspricht unserem ganzheitlichen Paradigma. Als ich diese Entscheidungen in meiner Dissertation traf, wurden die meisten MANOVAs mit mehr als zwei Gruppen durchgeführt. Somit waren sie «multivariat». Kreative StatistikerInnen nutzten jedoch in Übereinstimmung mit Stevens (1992) MANOVAs auch mit dem Ziel, Unterschiede zwischen zwei Gruppen im zeitlichen Verlauf zu messen, d.h. unter Verwendung von mehr als zwei Messpunkten. Deshalb haben meine *Comfort*-Studien mindestens drei Messpunkte. Diese methodologische Lösung entsprach der *Comfort*-Theorie, bei der Reaktionen der ganzen Person in ihrem zeitlichen Verlauf betrachtet werden. Indem alle Daten aus zwei oder mehr Gruppen zugleich betrachtet werden, erfasst die RM-MANCOVA-Teststatistik Interaktionseffekte zwischen Interventionen und Zeit. Genau dies ist entscheidend im Zusammenhang mit dem Konzept der Ganzheitlichkeit.

Bias in *Comfort*-Studien

Die hier beschriebenen Studien haben – wie alle experimentellen Studie in den Humanwissenschaften – durch die Auswahl der Teilnehmenden einen Bias. An der Mammakarzinomstudie nahm nur etwa die Hälfte der angefragten Frauen tatsächlich teil. Die anderen waren entweder sehr belastet durch ihre Diagnose oder sie nahmen nicht an, dass «Gelenkte Imagination» hilfreich sein würde. Einige hatten keine Energie, um *Comfort* proaktiv zu erhöhen. Die Frauen, die an unserer Studie teilnahmen, entschieden sich also *ganz bewusst* für den Versuch, *Comfort* zu erhöhen.

Ebenso beschlossen auch die Teilnehmenden der Harninkontinenzstudie, die Intervention auszuprobieren, um mehr *Comfort* zu erleben, gleichzeitig aber auch ihre Blasenfunktion zu verbessern. Wir gewinnen also Informationen von Menschen, die besonders motiviert sind, ihre Lebensweise zu verändern. Sie sind offen für Neues und möchten konstruktiv mit belastenden Situationen umgehen. Eine wichtige Frage bleibt jedoch: Wie vermitteln wir denjenigen *Comfort*, die ihre Bedürfnisse nicht äussern oder langfristige Interventionen nicht mit ihrem Lebensalltag vereinbaren können?

Gedanken zum *Comfort*-Zitat (Kap. 7)

> Sie kannten Luxus, sie kannten die Armut, jedoch niemals Comfort.
>
> *Samuel Johnson, Brief über das Schriftstellerdasein* (1750)

Schriftsteller streben danach, etwas Bedeutsames und Bleibendes zu schreiben – ungeachtet der sozialen Situation, in der sie sich befinden. Dieses Bestreben setzt sie unter Spannung und lässt ihnen keine Ruhe. Somit empfinden sie selten *Comfort*.

Das Leben Ideen und Zielen zu widmen, sich in den Dienst einer Sache zu stellen, ist ein drängendes und dauerhaftes Bedürfnis, das *Comfort* verhindert. Ein solcher Lebensentwurf erfordert, ständig Schranken zu überwinden und auf Ziele hinzuarbeiten. Folgen wir dieser motivierenden Kraft, verlassen wir unsere *Comfort*-Zonen. Nicht jeder hat hierfür ausreichende Kraft und Ressourcen. Wer jedoch *inneren Comfort* empfindet, ist seelisch gestärkt und kann den Widrigkeiten und Herausforderungen des Lebens die Stirn bieten.

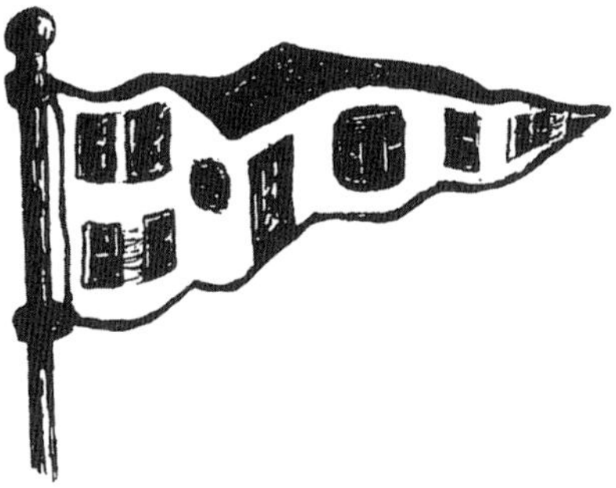

Kapitel 8 – *Comfort* Care-Ethik[13]

> «*Comfort Care* bietet uns einen Bezugsrahmen dafür, um über den ‹Ruf der Pflicht› hinauszugehen»
>
> (Kolcaba)

Der Ruf über die Pflicht hinaus

Pflegeethik beruht traditionellerweise auf einer Verpflichtungsethik, die im Ethikkodex der «American Nurses Association» und des «International Council of Nurses» (Anhänge G und H) formuliert ist. Diese Pflichten beschreiben, was Pflegende ihren Patienten schuldig sind. Auf der Grundlage dieser Pflichten haben Patienten Rechte auf eine bestimmte Pflege. Pflegende erfüllen ihre Arbeit, wenn sie diesen Rechten entsprechen. Kein pflegerischer Ethikkodex erwähnt jedoch pflegerische Tugenden wie Mitgefühl oder Benefizienz («gutes Tun»).

Comfort Care geht jedoch über die Pflicht hinaus. Sie stellt eine Mehrleistung dar und ergänzt, was «durch die Pflicht geboten» ist. Mehrleistung kann selbstloses Handeln bedeuten und sogar extreme Opfer verlangen. Dies ist jedoch nicht zwingend. Über die Pflicht hinauszugehen, kann auch darin bestehen, sich mit wenigen persönlichen Worten einem Patienten zuzuwenden.

Tugenden der Mehrleistung lassen sich beschreiben als ein Handeln «über den Ruf der Pflicht hinaus». Der Ruf der Pflicht verlangt, die Erfordernisse eines Berufs im Rahmen seiner Prinzipien, Regeln, Standards und Kodizes zu erfüllen. Die Pflicht kann verlangen, sich selbst Gefahren auszusetzen und ein hohes Verletzungsrisiko einzugehen.

Die Formulierung «über den Ruf der Pflicht hinaus» lässt uns an Tugenden wie außerordentliches Durchhaltevermögen, Hingabe, äußerstes Mitgefühl, vorbildhafte Führung und hohe Achtung vor anderen denken. Pflegende, die am Ort einer Naturkatastrophe arbeiten, um dort Erste Hilfe zu leisten und *Comfort* zu vermitteln, verlassen ihr Zuhause manchmal für Wochen. Pflegende zeigen also ein Handeln jenseits des Erwarteten und jenseits dessen, wozu sich die meisten Menschen im Stande sehen.

Comfort als Leitprinzip einer Ethik der Gesundheitsversorgung

«Eine Pflegekunst, die auf *Comfort* vermittelnden Handlungen einer Pflegefachperson beruht und *Comfort* für den Patienten erhöht» – so definierte ich *Comfort Care* (Kolcaba, 1995b: 288). Erhöhter *Comfort* ist wünschenswert, weil er Patienten dazu motiviert, sich gesundheitsfördernd zu verhalten. *Comfort*-Interventionen können auch dazu beitragen, dass Patienten am Ende des Lebens einen friedlichen Tod erleben (Kolcaba/Fisher, 1996).

Comfort Care hat ihren Ursprung zwar in der Pflege, kann jedoch von vielen Disziplinen übernommen werden, die Berührungspunkte mit der Gesundheitsversorgung haben, beispielsweise Theologie oder Soziale Arbeit. Der Begriff *Comfort Care* ist eine dynamische Kombination aus *Comfort* und *Care*. Beide fügen sich zu einem Bild gesundheitsbezogener Unterstützung zusammen, wobei *Comfort* das Ziel (Substantiv) *und* die Art der geleisteten Versorgung (Ad-

---

12 Dieses Kapitel entstand in Zusammenarbeit mit Dr. Raymond Kolcaba.

jektiv) ist. Der Begriff *Care* steht für intensive Zuwendung zum Patienten (Substantiv) *und* umfasst zugleich eine Handlung (Verb): sich kümmern um. In diesem Bezugsrahmen leisten Menschen Fürsorge für das spezifische unmittelbare Ziel, *Comfort* für den Patienten zu erhöhen.

Comfort Care erfordert verschärfte Aufmerksamkeit auf physische *Comfort*-Bedürfnisse. Dabei kann es sich um ausgesprochene und unausgesprochene Bedürfnisse handeln. Unbefriedigte physische Bedürfnisse können mit medizinischen Problemen, z. B. Sauerstoffversorgung, Flüssigkeitshaushalt, Immunreaktion, Ernährung, Mobilität, Ausscheidung etc., zusammenhängen. Manchmal gewinnen diese akuten physischen Bedürfnisse Priorität gegenüber psychospirituellen, soziokulturellen und umgebungsbezogen *Comfort*-Bedürfnissen. Es ist jedoch wesentlich, sich um alle Bedürfnisse zu kümmern, um eine ganzheitliche Reaktion im Bereich des Physischen bewirken zu können. In diesem weit gefassten und proaktiven Zusammenhang eignet sich *Comfort Care* für die meisten Settings der Gesundheitsversorgung.

Comfort Care kommt auch der Institution in vielerlei Hinsicht zugute. Zugleich kann sie ein interdisziplinärer Bezugsrahmen sein, da sie sich fachbereichsübergreifend in die ethische Struktur von Prinzipien der Gesundheitsversorgung und die Ethik einfügt. *Comfort Care* bringt alle gesundheitsbezogenen Disziplinen dazu, sich auf Entscheidungen für jeden Patienten zu konzentrieren, die dessen *Comfort* erhöhen. Somit ist sie ein integratives Modell. Idealerweise sollten alle Fachdisziplinen *Comfort* für Patienten wertschätzen, um Entscheidungen zur Förderung von *Comfort* zu treffen. *Comfort Care* bietet uns somit einen Bezugsrahmen dafür, über den «Ruf der Pflicht» hinauszugehen.

Comfort Care verbindet sich mit den ethischen Werten in der Gesundheitsversorgung und fügt sich in eine weitgefasste Ethik der Patientenversorgung ein.

Eine Ethik der Benefizienz im Zeichen von *Comfort*

Comfort stellt einen hohen Wert für Patienten dar. *Comfort* ist das, was sie von Pflegende und Medizin erwarten und erhoffen. Wer *Comfort Care* praktiziert, lebt eine Ethik der Benefizienz, d. h. er handelt, um «das ethisch Gute» für den Patienten zu bewirken. Benefizienz ist Teil der medizinischen Ethik und besagt: Wir dürfen dem Patienten nicht schaden und sind dazu verflichtet, Gutes für ihn zu tun. Ein Problem dieser Ethik liegt allerdings in ihrer Allgemeingültigkeit. Wir stellen die Frage: «Welche Handlungen zählen als berufliche Verpflichtungen und welche gehen über die Pflicht hinaus?» Da die Grenzen beruflicher Verpflichtungen nicht explizit dargelegt wurden, haben Personalkürzungen dazu geführt, dass Benefizienz in der Praxis oft nicht mehr verwirklicht werden kann. Pflegende möchten beruflich ihr Bestes geben. Fehlen hierfür die Rahmenbedingungen, ist dies ernüchternd für sie. Die Ethik der Benefizienz ist ressourcenbezogen. Bei fehlenden Ressourcen wird das ethisch gute Handeln geopfert zu Gunsten unmittelbarer, dringender Verpflichtungen. Leider hat *Comfort* als Wert für Patienten bei vielen Leitungspersonen in Kliniken und Institutionen eine niedrige Priorität. Pflegende können sich jedoch dafür einsetzen, *Comfort* höhere Priorität zu verleihen. Sie können beispielsweise nachweisen, wie eng *Comfort* mit Gesundheit verbunden ist und wie stark Comfort die Behandlungsergebnisse beeinflusst. Lohnt es sich für eine Institution tatsächlich, *Comfort Care* zu fördern? Diese Frage stellen sich Leitungspersonen. Für sie zählen messbare *Comfort*-bezogene Ergebnisse, beispielsweise ein Anstieg der Patientenzufriedenheit, verkürzte Liegezeiten oder eine geringere Rate von Wiederaufnahmen. Dies wirkt kostensenkend und ist somit finanziell förderlich. Eine Ethik der Benefizienz um ihrer selbst willen hat somit aus gesundheitsökonomischer Sicht keine hohe Priorität. Mit unserer Vision, ein System der Gesundheitsversorgung zu schaffen, in dem

Comfort für Patienten hohe Wertschätzung erfährt, können wir dies jedoch ändern!

Erhöhte Patientenautonomie durch *Comfort Care*

Comfort Care fügt der Pflege und Versorgung des Patienten über die Benefizienz hinaus eine weitere ethische Dimension hinzu. *Comfort Care* beruht auf den Bedürfnissen des Patienten und trägt zur Patientenautonomie bei. *Comfort* ist eine motivierende Kraft für Patienten, Entscheidungen im eigenen Interesse zu treffen. Sie werden fähig, seelisch und körperlich äusserst belastende Krisensituationen durchzustehen. Am Ende des Lebens kann *Comfort* dazu beitragen, dass Patienten friedlich sterben.

Patientenautonomie erfordert jedoch bestimmte Rahmenbedingungen. Dazu gehören beispielsweise qualitativ hochstehende fachliche Informationen im Rahmen der Patientenedukation oder das Einholen von Zweitmeinungen. Patienten und Angehörige stehen oft unter hohem Leidens-, und Handlungsdruck, der die Autonomie beeinträchtigen kann. Weiterhin wirken auch folgende Faktoren autonomieeinschränkend:

a) Komatöse, kognitiv beeinträchtigte Patienten und Kinder können ihre Autonomie nicht ausüben
b) Das Festhalten des Patienten an kulturellen Traditionen kann die Autonomie beeiträchtigen, wenn Gruppennormen eine höhere Priorität zukommt als der persönlichen Selbstbestimmung
c) Die Sozialisation des Patienten
d) Fehlende Informationen über mögliche Behandlungsoptionen
e) Eine unkritische Haltung des Vertrauens oder der Loyalität gegenüber bestimmten Dienstleistern in der Gesundheitsversorgung.

Ethische Fallstudie 1

Ruth S. litt an fortgeschrittener Demenz. Es war ihr nicht mehr möglich, weiter zu Hause zu leben. Nach ein paar Jahren im Pflegeheim setzte eine fulminante Brustkrebserkrankung ein. Ihr Sohn ging davon aus, dass jede Form der Tumortherapie traumatisierend und prognostisch insgesamt nicht aussichtsreich sei. Er war gegen eine Behandlung des Tumors. Der medizinische Leiter des Pflegeheims meinte, eine konservative Behandlung wäre sinnvoll und human, da der Tumor Schmerzen auslöst. Er konsultierte einen Chirurgen, der sich für die Exzision des Tumors aussprach. Zusätzlich holte er den Rat eines Onkologen ein, der eine leichte Chemotherapie befürwortete. Ein Radiologe hielt eine Strahlentherapie für aussichtsreich. Hier gab es vier verschiedene Meinungen im besten Interesse der Patientin. Dieses Beispiel zeigt, dass das Prinzip des «besten Interesses» in hohem Maß subjektiv ist. Die Präferenz der Familie, die sich gegen eine Therapie aussprach, setzte sich schliesslich durch. Über ein Jahr lang war die Patientin stärksten Tumorschmerzen ausgesetzt, bevor sie starb.

Comfort Care geht von einem universellen menschlichen Bedürfnis nach *Comfort* aus. In der Fallstudie hätte *Comfort* für die Patientin höchste Priorität haben müssen. Vielleicht hätte eine brusterhaltende Operation auf Grund der Anästhesie sowie der unvertrauten Umgebung die Patientin vorübergehend zurückgeworfen. Im langfristigen Verlauf ihrer Primärerkrankung, der Demenz, wäre *Comfort* jedoch erheblich gesteigert worden. Außerdem hätten sich die postoperativen körperlichen Beschwerden durch Analgetika behandeln lassen, ohne zusätzliche Verwirrtheit hervorzurufen. Ebenso hätten sich auch intravenöse Zugänge und ein Foley-Katheter unmittelbar postoperativ entfernen lassen. Psychospirituell wäre *Comfort* für die Patientin erhöht worden, da ihre krankheitsbezogenen Ängste gelindert worden wären. Umgebungsbezogen hätte die Hospitalisierung vorübergehend Unannehmlichkeiten verursacht, aber Frau S. hätte baldmöglichst wieder in ihre vertraute Umgebung zurückkehren können. Umgebungsbezogene Unannehmlichkeiten in der Klinik hätten sich durch soziale *Comfort*-Maßnahmen lindern lassen. Hätte sich der Sohn am Bezugsrahmen von *Comfort Care* orientiert, hätte er auf der Grundlage der *Comfort*-Bedürfnisse seiner Mutter vielleicht eine andere Entscheidung getroffen.

Comfort Care als Entscheidungsprinzip

Gegenüber den gegenwärtig angewandten ethischen Prinzipien hat *Comfort Care* mehrere Vorteile:

1. *Comfort Care* verringert Konflikte durch Patientenverfügungen, weil das universelle Bedürfnis nach *Comfort* eine verbindliche Grundlage für versorgungsbezogene Entscheidungen bietet. Der Schwerpunkt der Entscheidungsfindung liegt darin, das Höchstmaß an ganzheitlichem *Comfort* für den Patienten zu erreichen. *Comfort* für den Patienten ist die erwünschte Konsequenz und wird durch reflektierte Entscheidungen in diesem Sinne erreicht. *Comfort Care* lenkt den Fokus der entscheidenden Personen weg von deren Eigeninteressen und Überzeugungen und hin zu einer Entscheidung, die dem Patienten *in ganzheitlichem Sinn* höchsten *Comfort* vermittelt.
2. Der Standard von *Comfort Care* ist objektiv, weil wir die Konsequenzen von versorgungsbezogenen Entscheidungen zur Erhöhung von *Comfort* beobachten können. Sind körperliche Empfindungen und seelisches Erleben positiv, wirken Patienten entspannt und ausgeruht. Sie reagieren friedlich auf Familienangehörige. Die Korrektheit versorgungsbezogener Entscheidungen wird verstärkt durch beobachtbare Indikatoren für *Comfort*.
3. Der Standard von *Comfort Care* gilt für jeden Patienten in gleicher Weise, wobei alle einzelnen Rahmenbedingungen und eine Zusammenstellung bekannter *Comfort*-Präferenzen berücksichtig werden. *Comfort Care* führt zu einem Muster, um *individuell zugeschnittene* Entscheidungen zu treffen. Das Muster gilt unabhängig davon, ob ein Patient fähig ist oder wünscht, sich an Entscheidungen hinsichtlich seiner Versorgung zu beteiligen.
4. *Comfort Care* ist ganzheitlich: physisch, psychospirituell, soziokulturell und umgebungsbezogen. Entscheidungen werden auf der Grundlage getroffen, ein Gleichgewicht zwischen allen Arten von *Comfort* herzustellen. Es ist notwendig, sich ein Bild des Gesamt-*Comfort*-Niveaus eines Patienten zu machen.

Comfort Care am Ende des Lebens

Im Zentrum von *Comfort Care* am Ende des Lebens steht die Frage: Welche Interventionen können *Comfort* für den Patienten erhöhen und welche nicht? In diesem Zusammenhang ist es wichtig, sich zu vergewissern, ob ein Patient künstliche Hydratation und Ernährung wünscht. Das Problem besteht darin, dass künstliche Hydratation und Ernährung *Comfort* oft nicht erhöhen. Häufig werden sie nur eingeleitet, damit sich die Familie oder der Hausarzt angesichts des nahenden Todes besser fühlen (Kolcaba/Fisher, 1996; Zerwekh, 1997).

Der *Comfort Care*-Bezugsrahmen des vorliegenden Buches hilft Pflegenden, gemeinsam mit den Familien wichtige Fragen zu besprechen, die sich bei Entscheidungen am Lebensende stellen:

- Handelt es sich bei der Maßnahme um eine *Comfort*-Maßnahme?
- Wessen *Comfort* hat Priorität (Patient, Familie, Pflegeperson, Arzt u. a.)?
- Wie lässt sich *Comfort* für die Familie auf eine Weise vermitteln, dass sich dies auch auf den Patienten positiv auswirkt?
- Gibt es jemanden, auf den ich mich bei dieser Entscheidung berufen kann?
- Habe ich alles über *Comfort*-Bedürfnisse und hilfreiche *Comfort*-Maßnahmen an die

nächste Schicht, die nächsten Besucher bzw. das interdisziplinäre Team weitergegeben?

Diese Fragen sind wichtig beim Erstellen eines patientenzentrierten, integrativen *Comfort*-Plans für Patienten, Familien und Pflegende (Kolcaba/Fisher, 1996: 70).

Ein friedlicher Tod

Ein friedlicher Tod ist für alle Beteiligten sehr bedeutungsvoll – für den Patienten, die Angehörigen und die Pflegenden bzw. Ärzte: «Patienten sollten sterben, als würden sie in den Armen ihrer Mutter gewiegt» (Dozor/Addison, 1992: 539). Ein *nicht* friedlicher Tod kann viele Ursachen haben: unbefriedigende Begegnungen, Gefühle des Überwältigtseins, der Hilflosigkeit, Schuldgefühle oder Angst (Dozor/Addison, 1992).

Comfort-Interventionen ermöglichen einen Rückblick auf das Leben, erfüllte Beziehungen bis zuletzt und die Hoffnung auf einen würdigen Abschied. Wissen Patienten, dass sie Comfort in diesem ganzheitlichen Sinne erleben werden, haben sie kein Bedürfnis nach assistiertem Suizid.

Obwohl der *Comfort*-Bezugsrahmen eine wertvolle und ganzheitliche Struktur für Gespräche, Entscheidungsfindungen und Handlungen bietet, erleben Patienten, Familien und Mitglieder des interdisziplinären Teams den Übergang zur palliativen Versorgung häufig als das Ende der Hoffnung. Die Veränderlichkeit während des Krankheitsverlaufs trägt zu diesem Dilemma bei. Nicht immer lassen sich in Bezug auf den Übergang von der Kuration zur Palliation definitive Entscheidungen treffen.

Der Bezugsrahmen von *Comfort Care* ist darauf ausgerichtet, sorgfältig zu klären, wie sich *Comfort* für den Patienten fördern lässt. Das Hauptaugenmerk besteht darin, den *Comfort*-Status des Patienten zu erhöhen (Kolcaba/Fisher, 1996).

Comfort als Ausdruck von Hoffnung am Ende des Lebens

Während des gesamten Sterbeverlaufs sollten Gesundheitsfachpersonen Patienten und Familien Hoffnung vermitteln können. Schreitet der Sterbeprozess fort, verändert sich auch die Hoffnung. Sie muss behutsam immer wieder neu definiert werden.

Hoffnung ist der Glaube an ein Morgen, das besser ist als das Heute. Sie beruht auf der Erwartung, dass ein besseres Morgen wirklich möglich und wichtig ist. Oft ist Hoffnung auf Unsterblichkeit ausgerichtet (Hinds, 1984; Novotny, 1989). Definieren wir Hoffnung aus der Perspektive des Patienten, sind die Hoffnungen des Arztes (auf erfolgreiche Wiederherstellung der Gesundheit) und der Familie (auf das Weiterleben des Patienten) sekundär. Falsche Hoffnungen sollten nicht geweckt werden. Die Hoffnung eines Patienten auf einen friedlichen Tod ist ein realistisches Ziel im Rahmen von *Comfort Care*. Das Erleben des sterbenden Patienten ist untrennbar mit seiner Hoffnung auf ein friedliches Leben nach dem Tod verbunden (Kolcaba/Fisher, 1996).

Verändert sich das Behandlungsziel von der Lebensverlängerung zu *Comfort Care*, ist es auch bei Patienten im Intensivbereich angemessen, den Grundsatz der Hospizpflege zu berücksichtigen: Alle Behandlungsentscheidungen sollen danach beurteilt werden, ob sie zum *Comfort* des Patienten beitragen (Orr et al., 1991). *Comfort Care* bietet einen humanen Leitfaden für die Betreuung sowie die ethische Reflexion und Entscheidungsfindung am Lebensende. Dabei sind alle Aspekte von *Comfort* für Patienten und Familien berücksichtigt. Implementieren Pflegende den Bezugsrahmen in diesem erweiterten Sinne, wirkt *Comfort Care* unterstützend für Patienten und ihre Familien und kann zu einem friedlichen Tod beitragen. Comfort am Lebensende dient dazu, dass ein Patient dem Tod in Frieden, Würde und *Comfort* entgegengehen kann. Seine Familie hat die Kraft, den geliebten Menschen im Sterben zu begleiten und von ihm Abschied zu nehmen (Kolcaba/Fisher, 1996).

Ethische Fallstudie 2

Arthur W., 58 Jahre, hatte einen Koronarbypass erhalten. Eine Woche später kam er mit Ateminsuffizienz und einer massiven Magen-Darm-Blutung erneut auf die Intensivstation. Er wurde beatmet und erhielt invasive Zugänge. Mehrfache Transfusionen und eine steigende Anzahl an Medikamenten waren notwendig, um seinen Blutdruck aufrechtzuerhalten. In den folgenden Tagen litt er unter starken Unterleibsschmerzen. Eine Laparoskopie ergab eine Darmnekrose. Herr W. entwickelte eine Peritonitis. Eine Kolostomie folgte. Die Wunde blieb offen, um die Heilung zu fördern.

Nach der Kolostomie blieb Herr W. bei Bewusstsein. Im Laufe der folgenden zwei Monate entwickelte er jedoch eine Leberinsuffizienz, eine Sepsis und eine Niereninsuffizienz. Ein Shunt und eine Dialyse waren erforderlich. Der betreuende Arzt teilte der Familie mit, er sei noch nicht bereit, «die Hoffnung aufzugeben». Dies bedeutete, dass sich Herr W.'s Zustand noch bessern könnte. Die Familie litt unter der Tatsache, dass Herr W. vor seiner ersten Operation gesund und vital aktiv gewesen war. Jetzt jedoch hatte er nur einen Wunsch: «Ich sterbe – Schluss jetzt.»

Der Bezugsrahmen von *Comfort Care* half der Familie und den Pflegenden, sich um Herrn W.'s akute *Comfort*-Bedürfnisse zu kümmern. Die Frage des physischen *Comfort* war komplex. Eine ausreichende Schmerzlinderung erforderte Medikamente, die Schläfrigkeit verursachten – ein Zustand, den Herr W. überhaupt nicht mochte, vor allem nicht während der Besuchszeit. Die Familie wollte Herrn W. nicht in einem Schmerzzustand sehen. Deshalb wurden die Besuche seltener. Es gelang jedoch, die Familie davon zu überzeugen, wie wichtig ihre Besuche für Herrn W. waren und dass er während ihrer Anwesenheit wach sein wollte. Die verstärkten körperlichen Schmerzen während dieser Besuche waren für Herrn W. kaum spürbar, da er sich ganz der Familie widmen konnte. Er «transzendierte» seine Schmerzen durch sozialen Comfort. Es gelang auch, Herrn W.'s umgebungsbezogene Bedürfnisse zu befriedigen. Er bat darum, die Jalousien hochzuziehen, um Licht hereinzulassen, nachdem die Pflegenden den Raum abgedunkelt hatten – in der Annahme, dies sei angenehmer. Ja/Nein-Fragen und Lippenlesen dienten zur Kommunikation. Eines Tages formte er mit den Lippen die Worte «Ich werde sterben.» Die Pflegende nickte bejahend. Herr W. dankte ihr und bat sie, der Familie mitzuteilen, es sei «in Ordnung». Das wechselseitige Anerkennen des unmittelbar bevorstehenden Todes ermöglichte *Comfort* für alle Beteiligten – für Herrn W., seine Familie und die Pflegeperson.

Nach und nach konzentrierte sich die Hoffnung nicht mehr auf Heilung, sondern auf einen «friedlichen Tod». Herr W. bat darum, seine Familie möge nicht anwesend sei, wenn die lebenserhaltenden Massnahmen abgebrochen werden. Herr W. und seine Familie gaben ihr Einverständnis. Der Patient starb friedlich in Anwesenheit seiner Bezugspflegeperson. Seine Wünsche liessen sich erfüllen, ebenso die Hoffnung auf einen friedlichen Tod (Kolcaba/Fisher, 1996).

Eine Ethik der Fürsorge und des Mitgefühls

Pflegerische Fürsorge unterscheidet sich vom pflichtbewussten Handeln. Fürsorge kann darin zum Ausdruck kommen, dass wir eine unangenehme, aber hilfreiche Handlung durchführen, weil wir dadurch für das Wohl einer anderen Person sorgen.

Fürsorge beinhaltet auch Einfühlsamkeit gegenüber anderen Menschen. Wir können nicht davon ausgehen, dass wir wissen, worin das Wohl einer anderen Person besteht. Dennoch sollten wir die Perspektive dieser Person einnehmen und uns von ihrer Sichtweise der Realität leiten lassen. Welche Handlungen erhöhen den *Comfort* eines Patienten *tatsächlich?* Die Antwort auf diese Frage kann einen Leitfaden für die Entscheidungsfindung bieten. *Comfort* lässt sich anhand der Verhaltensweisen eines Patienten beobachten oder kann durch Worte zum Ausdruck kommen. Der Patient lässt es uns auf die eine oder andere Art wissen, ob er Comfort erlebt oder nicht.

Es überrascht mich, dass Fürsorge und Mitgefühl für Patienten nicht im Kodex der Pflegeethik (Anhänge G und H) enthalten sind. Die Autoren haben wichtige Tugenden ausser Acht gelassen. Insgesamt klingen diese Dokumente trocken und intellektuell. Nehmen die Autoren an, tugendhaftes Handeln in der Praxis sei eine Mehrleistung? Gehen Fürsorge und Mitgefühl «über den Ruf der Pflicht hinaus»?

Viele *Comfort*-Maßnahmen, die Pflegende und andere Gesundheitsberufe Patienten anbieten, fallen unter die Kategorie beruflicher Verpflichtungen. Manche *Comfort*-Maßnahmen, die früher berufliche Verpflichtungen waren, z. B. Rückenabreibungen, könnten jetzt als «über den Ruf der Pflicht hinausgehend» betrachtet werden, besonders in komplexen Patientensituationen.

Unvergessliche Pflegepersonen

Studierende führe ich in *Comfort Care* ein, indem ich ihnen folgende Frage stelle: Wer war wegen schwerer Krankheit oder einer Verletzung in der Klinik oder hat einen nahen Verwandten, der hospitalisiert wurde? Gewöhnlich heben mehrere Studierende die Hand. Dann frage ich, ob sich jemand an die Pflegenden während dieser belastenden Zeit erinnert. Nur ein paar Hände bleiben übrig. Dann bitte ich diese Studierenden, ihre Geschichte zu erzählen. Wir hören dann Geschichten über besondere, aussergewöhnlich sorgsame Pflegende. Was war das Besondere? Was machte diese Pflegenden so unvergesslich, frage ich. Pflegende, an die sich die Studierenden erinnern, haben *Comfort* vermittelt. Unvergessliche Pflegende haben sich die Zeit genommen, Patienten zu beruhigen, zu ermutigen oder ihre Hand zu halten. Zwar waren sie auch fachlich kompetent, jedoch erinnerten sich die Patienten oder Familien besonders an ihre Freundlichkeit, ihr Mitgefühl und an die individuelle Pflege und Fürsorge, die sie leisteten. Niemals wurde eine Pflegeperson erwähnt, weil sie «technisch» aussergewöhnlich gut pflegte. Dann frage ich die Studierenden, ob sie selbst unvergessliche Pflegende werden möchten. Ich erzähle ihnen, dass die *Comfort*-Theorie ihnen ein Muster gibt, um diese Art von Pflegeperson zu sein. Außerdem ist *Comfort Care* effizient, individuell auf den Patienten abgestimmt und ganzheitlich. Sie ist das, was Patienten sich von Pflegenden wünschen.

Ich beschreibe, wie sie als praktizierende Pflegende Zeit sparen können, indem sie Patienten nach ihren *Comfort*-Bedürfnissen fragen, indem sie im Assessment die vier Erlebensdimensionen von *Comfort* berücksichtigen: Erlebt dieser Patient Comfort – physisch, psychospirituell, soziokulturell und umgebungsbezogen? Werden *Comfort*-Bedürfnisse identifiziert, lassen sie sich meistens in der Begegnung mit dem Patienten erfüllen. Hat die Pflegeperson den Raum verlassen, ist er tief zufrieden und benötigt in den kommenden Stunden kaum noch Hilfe. Darin besteht die Schönheit und Einfachheit von *Comfort Care.*

Gedanken zum *Comfort*-Zitat (Kap. 8)

«*Comfort Care* bietet uns einen Bezugsrahmen um über den ‹Ruf der Pflicht› hinauszugehen» (Kolcaba)

Comfort-Maßnahmen sind gewöhnlich die ersten, die in den Hintergrund rücken, wenn Zeitdruck und Personalmangel herrschen. Es sind jedoch genau diese *Comfort*-Maßnahmen, an die sich Patienten erinnern, wenn sie an bestimmte Pflegende denken, die Hervorragendes leisteten, während sie Patienten in schwierigen Situationen begleiteten.

Praktizieren wir *Comfort Care*, erkennen wir, dass die vier Kategorien von *Comfort* miteinander in Beziehung stehen. So verursachen beispielsweise akute Schmerzen Angst, die zu Immobilität, Fehlfunktion und dem Gefühl der Hilflosigkeit führen kann. Andererseits spricht eine Rückenabreibung viele *Comfort*-Bedürfnisse an, beispielsweise Einsamkeit, Anspannung, Angst oder Schlaflosigkeit. Sie wirkt sich in vielerlei Hinsicht positiv aus und geht über das hinaus, was man von einer einzelnen Intervention erwarten würde.

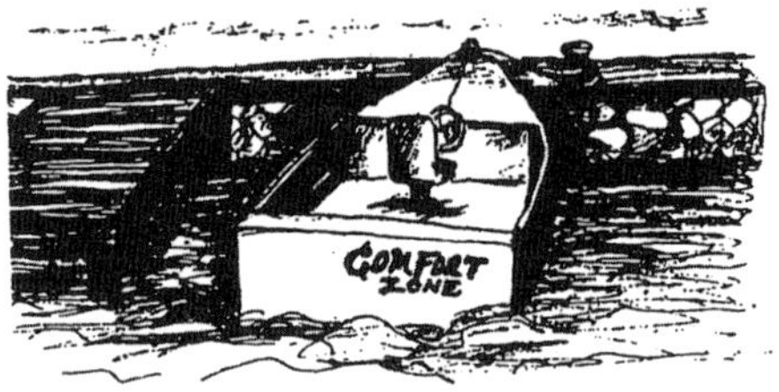

Kapitel 9 – «Institutionelle Integrität» als Rahmen für *Comfort Care*

In erster Linie wünschen sich Menschen auf der ganzen Welt eine Pflege, die ihnen *Comfort* und Sicherheit bietet.

M. Mallison (1990: 15)

Dieses Kapitel erörtert, warum und wie «Institutionelle Integrität» als wesentlicher Faktor in das *Comfort*-Modell einbezogen ist. Ergänzend lasse ich Gedanken zu Behandlungsergebnissen, zu Indikatoren pflegerischer Produktivität sowie zu aktuellen Initiativen in der professionellen Pflege einfliessen.

Comfort im Rahmen der Ergebnisforschung

Seit es «Managed Care» und das DRG-System gibt, haben Pflegende immer weniger Zeit, um *Comfort*-Bedürfnisse ihrer Patienten einzuschätzen und zu erfüllen. Sie arbeiten unter hohem Zeit- und Leistungsdruck, reagieren auf Notfallsituationen und sind damit konfrontiert, dass Patienten in einem noch schwachen Zustand entlassen werden. Bei hoher Personalknappheit befürchten Pflegende, Fehler zu machen oder Symptome bei schwerkranken Patienten zu übersehen, weil sie zu viele Aufgaben erfüllen müssen. Diese Bedingungen beeinträchtigen die professionelle Autonomie der klinischen Pflegepraxis. Viele Pflegende haben deswegen ihren Beruf aufgegeben.

Um ein Gleichgewicht zwischen den Standards einer guten Pflege und Maßnahmen zur Kostensenkung zu erreichen, begannen pflegerische Interessengruppen, Behandlungsergebnisse zu analysieren. Zunächst untersuchten sie negative Ergebnisse: die Mortalität der Patienten, Infektionsraten, Dekubitus und Wiederaufnahmen in die Klinik. In Studien liess sich aufzeigen, dass eine niedrige Anzahl qualitativ gut ausgebildeter Pflegender mit einer erhöhten Patientensterblichkeit und häufigeren Komplikationen verbunden ist.

Der Vergleich des Pflegepersonen-Patienten-Schlüssels in verschiedenen Institutionen und der nosokomialen Infektionsrate zeigte, dass eine höhere Anzahl an professionell Pflegenden zu einem Rückgang negativer Ergebnisse (z. B. Pneumonie, Harnwegsinfekt) und einer kürzeren Liegezeit führen (Buerhouse/Needleman, 2000; Foley, 2001; HRSA, 2001; Saltus, 2001). Diese Daten waren für die Pflege wichtig, weil sie empirisch zeigten, dass es Patienten mithilfe professioneller Pflegender viel besser ging.

Zu einer wichtigen Ergebnismessgröße für chirurgische Patienten wurde «failure to rescue», definiert als Mortalitätsrate der Patienten mit Sepsis, Pneumonie, Schock, Blutung im oberen Magen-Darm-Trakt und tiefer Venenthrombose (HRSA, 2001).

Patienten benötigen jedoch weit mehr als nur vor nosokomialen Infektionen, Medikations- oder Behandlungsfehlern «bewahrt» zu werden. Sie haben das Bedürfnis, gepflegt und versorgt zu werden – und zwar nicht von Familienangehörigen, sondern von einer professionellen Pflegefachperson. Sie brauchen eine personalisierte Pflege und Versorgung. In der heutigen High-Tech-Atmosphäre der Gesundheitsversorgung wünschen sie sich mehr denn je *Comfort* (Kolcaba, 2000). Wenn der Pflegeberuf bei Patienten auch weiterhin Wertschätzung erfahren soll, müssen wir Patienten das bieten, was sie von Pflegenden erwarten.

Definition der «Institutionellen Integrität»

Das veränderte Klima der Gesundheitsversorgung brachte mich zu der Erkenntnis, dass die *Comfort*-Theorie Probleme und Missstände der professionellen Pflege und ihre Folgen für Patienten berücksichtigen sollte. Zunächst war es wichtig, im Rahmen der Forschung nachzuweisen, welchen Wert eine ganzheitliche Patientenversorgung hat, die auf einer adäquaten Personalausstattung beruht und ein professionelles Arbeitsumfeld voraussetzt. Die *Comfort*-Theorie benötigte eine zusätzliche Richtschnur für das Denken und Forschen. Aus diesem Grund nahm ich den Begriff «Institutionelle Integrität» auf (Abb. 9-1) und definierte ihn als …

> … die Qualität oder den Zustand von Organisationen der Gesundheitsversorgung als ganzheitlich ausgerichtete, professionelle und ethisch bewusste Dienstleister
> (Kolcaba, 2001: 89).

Ein Ziel der «institutionell» erweiterten *Comfort*-Theorie bestand darin, nachzuweisen, dass Einrichtungen mit höherer Personalausstattung, professioneller Arbeitsumgebung und einem patientenorientierten Wertsystem ihre gesund-

Zeile 4

gesundheitliche Bedürfnisse + Pflegeinterventionen + Störvariablen → **erhöhter *Comfort*** → gesundheitsförderliche Verhaltensweisen → Institutionelle Integrität

Prämissen der Original-*Comfort*-Theorie:

1. Pflegende und andere Teammitglieder identifizieren *Comfort*-Bedürfnisse des Patienten, die durch vorhandene Unterstützungssysteme nicht befriedigt wurden.
2. Pflegende und andere Teammitglieder konzipieren Interventionen, um diese Bedürfnisse anzugehen.
3. Störvariablen werden beim Konzipieren der Interventionen und beim Prüfen von deren Erfolgsaussichten berücksichtigt.
4. Ist die Intervention effektiv und wird sie auf fürsorgliche Weise durchgeführt, ist erhöhter *Comfort* erreicht. *Comfort Care* beinhaltet diese drei Komponenten.
5. Patienten und Pflegende einigen sich auf wünschenswerte und realistische gesundheitsförderliche Verhaltensweisen.
6. Wird erhöhter *Comfort* erreicht, sind Patienten darin bestärkt, sich gesundheitsförderlich zu verhalten. Dies steigert *Comfort* zusätzlich.
7. Verhalten sich Patienten infolge einer Stärkung durch *Comfort Care* gesundheitsförderlich, sind Pflegende und Patienten mit der Gesundheitsversorgung zufriedener und Patienten zeigen bessere gesundheitsbezogene (diagnosespezifische) Ergebnisse.
8. Ein professionelles Arbeitsumfeld bewirkt bessere Patienten- und Institutionsergebnisse.
9. Sind Patienten und Pflegende mit der Gesundheitsversorgung in einer bestimmten Einrichtung zufrieden, trägt die öffentliche Anerkennung des Engagements der Einrichtung dazu bei, dass Einrichtungen existenzfähig und bleiben und prosperieren.

Abbildung 9-1: Theoretischer Bezugsrahmen für *Comfort Care*, bezogen auf Institutionelle Integrität (Quelle: adaptiert mit Genehmigung aus Kolcaba, K. [2001]. Evolution of the mid-range theory of comfort for outcomes research. *Nursing Outlook, 49*[2], 86–92) heitsbezogenen und finanziellen Ziele besser erreichen. Lässt sich dies anhand von Daten aufzeigen, könnten diese Ergebnisse die Aufmerksamkeit der Klinikverwaltungen und Trägergesellschaften wecken. Die verantwortlichen Personen könnten sich dann für eine professionelle Arbeitsumgebung einsetzen, in denen Pflegende und Teammitglieder die bestmögliche Pflege leisten können. Aus diesem Grund habe ich drei weitere Aussagen in die Comfort-Theorie aufgenommen:

- Fühlen sich Patienten durch *Comfort Care* bestärkt und verhalten sich gesundheitsförderlich, zeigen sie bessere diagnosespezifische Ergebnisse. Patienten und Pflegende sind mit der Gesundheitsversorgung zufriedener.
- Ein professionelles Arbeitsumfeld bewirkt bessere Patienten- und Institutionsergebnisse.
- Sind Patienten und Pflegende mit der Gesundheitsversorgung in einer bestimmten Einrichtung zufrieden, wird die öffentliche Anerkennung ihres Engagements dazu beitragen, dass Einrichtungen existenzfähig bleiben und wirtschaftlich prosperieren.

«Institutionelle Integrität» operationalisieren

«Institutionelle Integrität» ist ein positives, erwünschtes Ergebnis. Dies ist ein bedeutsamer Unterschied zum Vorgehen in der Ergebnisforschung, die sich meist auf negative Resultate konzentriert. «Institutionelle Integrität» lässt sich auf vielerlei Weise messen und operationalisieren. Die ersten Daten stammen aus Umfragen zur *Patientenzufriedenheit*, welche die meisten Kliniken bereits erheben. Ein zweites Beispiel für «Institutionelle Integrität» sind *erfolgreiche Entlassungen*. Diese lassen sich operationalisieren als Anzahl der Patienten, die innerhalb von sechs Monaten *nicht* erneut stationär aufgenommen werden müssen. Ein drittes Beispiel für «Institutionelle Integrität» ist die *Aufenthaltsdauer*. Ein viertes Beispiel ist die *finanzielle Stabilität* von Kliniken und Trägern. Gegenwärtig suche ich nach einer Möglichkeit, positive Beziehungen nachzuweisen zwischen *Comfort* in einem institutionellen Setting, Engagement für gesundheitsförderliche Verhaltensweisen und Patientenzufriedenheit nach der Entlassung. Die *Comfort*-Theorie geht davon aus, dass eine bewusste Schwerpunktsetzung auf *Comfort Care* und deren Unterstützung durch die Institution mit erhöhter Patientenzufriedenheit «belohnt» wird, *weil* Personen geheilt, bestärkt und zu gesundheitsförderlichen Verhaltensweisen motiviert werden. Hält diese Theorie der Realität stand, werden Institutionen belegen können, dass *Comfort Care* eine Rolle spielt – nicht nur für Patienten, sondern auch für das Überleben der Institution.

Das Bekenntnis einer Institution zu *Comfort Care* ist äusserst wichtig. Verpflichtet sich eine Klinik, das *Comfort*-Konzept in die Praxis umzusetzen, wird sie sich für ein Arbeitsumfeld einsetzen, das Comfort fördert. In einem belastenden Arbeitsklima kann es sehr schwierig sein, das volle Spektrum von *Comfort Care* zu gewährleisten. Eine professionelle Arbeitsumgebung, ein patientenorientiertes Wertesystem und der pflegerische Beitrag zu Behandlungsergebnissen können bewirken, dass *Comfort Care* eine höhere Wertschätzung findet.

Pflegesensitive *Comfort*-bezogene Ergebnisse

Patientenergebnisse sind zu wesentlichen Qualitätsmessgrößen in der Gesundheitsversorgung geworden. Obwohl inzwischen eine Reihe von Messgrößen verfügbar ist, hat man nur minimales Gewicht auf das Identifizieren und Messen *positiver* Ergebnisse zur Evaluation von Pflegeinterventionen gelegt. Als pflegesensitiv gelten Ergebnisse, die pflegerisch beeinflussbar sind und in unmittelbarem Zusammenhang mit Pflegeinterventionen stehen. Patientenergebnisse sind am stärksten durch die Pflegepraxis beeinflusst (Johnson/Maas, 1999).

Das Messen von Ergebnissen ist ein wesentlicher Bestandteil der Qualitätsevaluation und

Tabelle 9-1: Healthy People 2010 – Schwerpunktbereiche
(Quelle: Wiedergabe mit Genehmigung aus *Healthy People 2010: Understanding and Improving Health* [2nd ed.]. Washington, DC: U. S. Department of Health and Human Services)

1. Zugang zu qualitativ guten Gesundheitsdienstleistungen	15. Verletzungs- und Gewaltprävention
2. Arthritis, Osteoporose und chronische Rückenleiden	16. Gesundheit für Mutter, Säugling und Kleinkind
3. Krebs	17. Sicherheit medizinischer Produkte
4. Chronische Nierenleiden	18. Psychische Gesundheit und psychische Erkrankungen
5. Diabetes	19. Ernährung und Übergewicht
6. Behinderung und Sekundärerkrankungen	20. Sicherheit und Gesundheit am Arbeitsplatz
7. Schulungsprogramme und gemeindebasierte Programme	21. Mund-/Zahnpflege
8. Umweltgesundheit	22. körperliche Aktivität und Fitness
9. Familienplanung	23. Infrastruktur des öffentlichen Gesundheitswesens
10. Nahrungsmittelsicherheit	24. Atemwegserkrankungen
11. Gesundheitskommunikation	25. Sexuell übertragbare Krankheiten
12. Herzerkrankungen und Schlaganfall	26. Substanzmissbrauch
13. HIV	27. Tabakkonsum
14. Immunisierung und Infektionskrankheiten	28. Sehen und Hören

Effektivitätsforschung. Informationen über Patientenergebnisse sollten auch die positiven, über der Norm liegenden oder grenzwertigen Ergebnisse ausweisen, um eine dauerhafte Qualitätsverbesserung zu fördern (Johnson/Maas, 1999). Ein Schema für die Ergebnisforschung ist in Abbildung 9-2 dargestellt. Sie hilft, die verschiedenen Arten von Ergebnissen zu klären. Der innere Kreis enthält umfassende und multidisziplinäre Patientenergebnisse wie den momentanen Gesundheitszustand und die Zufriedenheit. Der äußere Kreis enthält drei Arten von Zwischenergebnissen: diagnosespezifische, disziplinspezifische und systemspezifische.

Comfort stell ein disziplinspezifisches Ergebnis dar, weil es die Praxis und die Standards in der Pflege widerspiegelt und die Effektivität von *Comfort*-Messgrößen bei Patienten zu erfassen vermag. Dieses disziplinspezifische Zwischenergebnis beeinflusst auch die Gesundheit und Zufriedenheit von Patienten.

Comfort in die Ergebnismessung einbeziehen

Pflegesensitive Messgrößen müssen standardisiert und validiert werden. Sie sollten in Verbindung mit Ergebnissen gemessen werden, die für andere Disziplinen und für den Patienten wichtig sind. Darüber hinaus erfordert die Beteiligung an klinischer Evaluation und Strategieplanung, dass standardisierte Pflegedaten in integrierte, com-

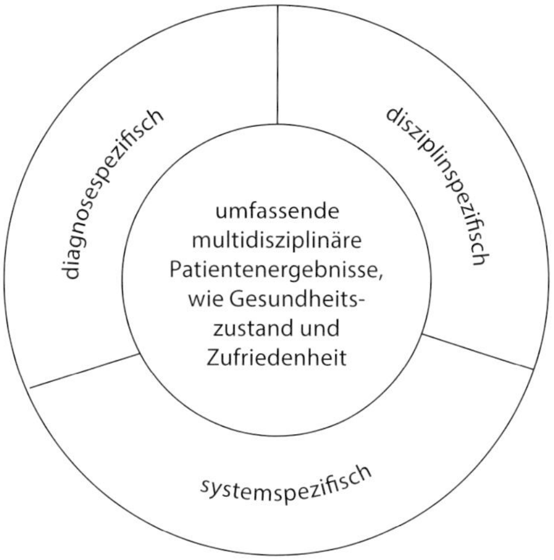

Abbildung 9-2: Ergebniskategorien (Quelle: mit Genehmigung aus Johnson, M., & Maas, M. [1999]. Nursing-sensitive patient outcomes. In E. Cohen & V. DeBack [Eds.], *The outcomes mandate* [pp. 37–48]. St. Louis: Mosby)

putergestützte klinische Informationssysteme aufgenommen werden (Johnson/Maas, 1999).

Zwar bieten viele dieser Datensätze wertvolle Informationen über Systeme und Organisationen, sie sagen jedoch nicht immer etwas über die Effizienz von Pflege aus. Es ist unverzichtbar, die Wirksamkeit der Pflege zu belegen, damit spezifische Pflegedaten für die Entscheidungsfindung und Strategieentwicklung vorliegen.

Comfort ist in mehreren Klassifikationsschemata als Ergebnis genannt (Jennings et al., 1999; ANA, Derman/Huber, 1999; Iowa Project Nursing Outcomes Classification [NOC][13]; Nursing Outcomes Classification, 2000: 173).

Meiner Ansicht nach ist das NOC-System das vielversprechendste Schema positiver Ergebnisse. Es findet in vielen Pflegefachbereichen Anwendung, um die Wirksamkeit von Pflegeinterventionen zu messen.

Jede Pflegefachperson kann *Comfort* bei Patienten messen und sich dafür einsetzen, dass ihre Abteilung *Comfort* in Forschungsprojekten als Ergebnisgröße einbezieht. Um *Comfort* für Patienten im professionellen Umfeld zur Geltung zu bringen, müssen wir *nachweisen*, dass *Comfort Care* eine wesentliche Rolle spielt. Außerdem müssen wir zeigen, dass Einrichtungen von unserem Einsatz für *Comfort Care* profitieren können.

Das «American Nurses Credentialing Center» ruft Organisationen dazu auf, Modelle zu entwickeln, um Einrichtungen für Pflegende attraktiver zu machen.

Kliniken, die «Best Practice» entwickelt haben, erhalten die Bezeichnung «Magnet®-Organisation» (American Nurses Association, 2001).

Wie die Ergebnisforschung zeigt, bleiben Pflegende in Magnet®-Organisationen doppelt so lange tätig wie in Einrichtungen ohne diesen Titel. Zugleich sind die Patientenergebnisse in Magnet®-Organisationen überdurchschnittlich gut. Patienten haben weniger Komplikationen, eine kürzere Verweildauer und sind mit den Dienstleistungen zufriedener (American Nurses Association, 2001). Meine Hoffnung ist, dass *Comfort Care* ein Modell für «Best Practice» wird und dass *Comfort* für Magnet®-Organisationen ein wertvolles Ergebnis sein wird. Damit dies Wirklichkeit wird, müssen Pflegende *Comfort* als Ergebnis einer ganzheitlichen Pflege in einem nahtlosen Handlungsablauf und in kontinuierlicher Ergebnismessung dokumentieren (Buerhaus/Norman, 2001).

Comfort-bezogene pflegerische Produktivität messen

Zu den Messgrößen für pflegerische Produktivität sollten erwünschte Patientenergebnisse wie *Comfort*, frühzeitige Mobilität, verbesserte Funktionalität, Einhalten eines Rehabilitationsplans und die Patientenzufriedenheit gehören. Gelingt es, ganzheitliche *Comfort*-Bedürfnisse von Patienten zu erfüllen, könnten optimale Pa-

13 Dt.: Moorhead, S., Johnson, M., Maas, M. L. (2013): Pflegeergebnisklassifikation (NOC) (2. Aufl.). Bern, Verlag Hans Huber. Deutsche Übersetzung nach der 5. US-amerikan. Auflage, 2013. [A.d.Ü.]

tientenergebnisse effektiver und in höherem Maß zustande kommen. Pflegende benötigen institutionellen Rückhalt, um *Comfort Care* zu leisten und diese wünschenswerten Ziele zu erreichen. Unterstützung durch Leitungspersonen ist erforderlich.

Verpflichtet sich eine Institution, *Comfort Care* praktisch umzusetzen, erfordert dies eine adäquate Personalausstattung und ein förderliches Arbeitsumfeld. Nur dann können Pflegende die drei klassischen Arten von *Comfort*-Interventionen implementieren (technische *Comfort*-Maßnahmen, psychosoziale Unterstützung und «*Comfort* für die Seele»).

Die *Comfort*-Theorie geht davon aus, dass Patienten bessere Ergebnisse zeigen, wenn Pflegende Zeit und Rückhalt besitzen, um *Comfort Care* zu leisten. Dies ist die *eigentliche* Messgröße für Pflegeproduktivität und «Institutionelle Integrität». Eine Instititution wird auch dadurch profitieren, dass die Zufriedenheit der Pflegenden steigt, während die Personalfluktuation und die Fehlzeiten sinken.

Indem wir den Wert von *Comfort* für Patienten aufzeigen, heben wir auch das hohe Maß an Fertigkeiten und Fürsorge hervor, die ganzheitlichen *Comfort* bewirken.

Klinische Praxisleitlinien für Schmerz und *Comfort*

Die «American Society of Perianesthesia Nurses (ASPAN)» hat «klinische Praxisleitlinien für Schmerz und Comfort» entwickelt. Erstmals in einem Pflegebereich werden die beiden Phänomene miteinander in Verbindung gebracht, die Patienten am meisten am Herzen liegen: Schmerz und *Comfort.*

Eine Mitbegründerin der «American Society of Pain Management Nurses», Chris Pasero, sagte: «Dies ist das Jahrzehnt des Schmerzmanagements.» Das kommende Jahrzehnt könnte *Comfort* gehören.

Comfort und Schmerz im Zusammenhang zu sehen und ganzheitlich zu betrachten, stellt einen Paradigmenwechsel in der Pflege dar. Wir alle wissen, dass es lange Zeit benötigt, bis ein Paradigmenwechsel Eingang in die Praxis findet und Akkreditierungskörperschaften solche Veränderungen in ihre Richtlinien übernehmen. Es ist zu erwarten, dass es etwa zehn Jahre dauern wird, bis *Comfort* einen Paradigmenwechsel in der Gesundheitsversorgung auslösen kann.

Comfort ist mehr als die Abwesenheit von Schmerz. Unter «Schmerz» verstehen wir ein «Leiden mit mehren Dimensionen und sensorischen, kognitiven und affektiven Komponenten» (Melzak/Wall, 1982). Der Begriff «fokaler Schmerz» kennzeichnet einen spezifischen, starken, lokalisierten Schmerz. Mir erschien dieser Begriff nützlich, um die Beziehung zwischen Schmerz und *Comfort* zu erfassen. «Fokaler Schmerz» steht im Zentrum des postoperativen Schmerzmanagements. Er kann zu intensivem Leiden führen. Bleibt «fokaler Schmerz» ungelindert, kann er den stärksten *Comfort*-hemmenden Faktor darstellen. In anderen Fachbereichen bedeutet «fokaler Schmerz» beispielsweise Wehenschmerz, tumor- oder traumabedingter Schmerz

Die Beziehung zwischen Schmerz und *Comfort*

Die Beziehung zwischen *Comfort* und «fokalem Schmerz» bezieht sich auf den Faktor «physische Linderung» in der *Comfort*-Klassifikation. Dabei stellt Comfort einen Oberbegriff und schliesst effektives Schmerzmanagement ein. In Übereinstimmung mit Melzaks Definition hat «fokaler Schmerz» affektive, kognitive und sensorische Komponenten. Die Beziehung zwischen Schmerzlinderung und *Comfort* ist sehr komplex.

Ein Arzt hat eindrücklich beschrieben, wie er sich während seines eigenen Klinikaufenthalts fühlte (Yancey/Brand, 1997):

> Trotz meines medizinischen Hintergrunds fühlte ich mich hilflos und passiv – als sei ich nur noch ein Zahnrad in einer Maschine, die kaum noch funktioniert. Jedes Geräusch, das aus dem Flur zu mir hineindrang, verletzte

mich. Alles, was ich wahrnahm, brachte ich mit meiner quälenden Situation in Verbindung und bezog es auf mich persönlich (1997: 262–263).

Paul Brandt prägte den Begriff «Schmerzverstärker». Darunter verstand er Reaktionen, welche die Wahrnehmung von Schmerz im Bewusstsein erhöhen (ebd.: 262). Er beschreibt, wie sich Angst, Furcht, Wut, Schuldgefühle, Einsamkeit und Hilflosigkeit auf das Gesamterleben von «fokalem Schmerz» auswirken können. Pflegende haben die doppelte Aufgabe, sich um effektives Schmerzmanagement und die Erhöhung von *Comfort* zu kümmern. Um diese Aufgabe zu erfüllen, müssen Pflegende feststellen, durch welche Stimuli schmerzintensivierende Reaktionen verursacht werden könnten. Entsprechend können sie ihre Interventionen abstimmen. Das Konzept der «Schmerzverstärker» verdeutlicht, wie wichtig es für Pflegende ist, sich um ganzheitlichen *Comfort* für Patienten zu kümmern: Dies ist ein Weg, um «fokalen Schmerz» effektiv und effizient zu behandeln.

Erhöht sich *Comfort*, nimmt «fokaler Schmerz» ab. Die drei Arten von *Comfort*-Interventionen (Kapitel 5) lassen sich jeweils als Zusatzbehandlungen bei Opioiden und anderen Analgetika zur Behandlung von «fokalem Schmerz» anwenden.

Der *beste* Pflege- und Versorgungsplan für das Schmerzmanagement besteht darin, Angst zu behandeln, bevor sie ins Stadium der Panik übergeht. Dann werden weniger Opioide als erwartet erforderlich sein (Yancey/Brand, 1997).

Schmerzmanagement mit *Comfort* verbinden

Schmerzmanagement und *Comfort* miteinander zu verbinden, war das Ziel einer Konsensfindung. Mehr als hundert Pflegende haben folgende Empfehlungen formuliert:

1. Fragen Sie beim Erheben der Anamnese nach Prädispositionen und Risikofaktoren für erhöhten «fokalen Schmerz», z. B. Angst, frühere Schmerzerfahrungen, chronische Beschwerden etc.
2. Patienten, die sensorische Hilfen benötigen, brauchen wenn möglich, Regionalanästhesien statt Vollnarkose.
3. Empfehlen Sie jedem einzelnen Patienten das für ihn am besten geeignete Anästhetikum beziehungsweise die bestgeeigneten Schmerzmanagementstrategie.
4. Fragen Sie den Patienten (und/oder seine Familie) nach vorhandenen *Comfort*-hemmenden Faktoren. Identifizieren und behandeln Sie momentane Schmerzverstärker.
5. Fragen Sie nach *Comfort*-Maßnahmen, die bei Patienten in der Vergangenheit Linderung bewirkt haben und geben Sie diese Information weiter, um für eine persönlich passende Pflege- und Versorgungskontinuität zu sorgen. Dies erhöht das Vertrauen des Patienten.
6. Informieren Sie Patientinnen und Patienten im Vorfeld, wenn bei einer bestimmten Krankheit oder einem Eingriff «fokaler Schmerz» zu erwarten ist. Empfehlen Sie die besten Therapieoptionen und beziehen Sie auch komplementäre Therapien ein. Ermögliche Sie den Patienten, eine Option auszuwählen.
7. Legen Sie *Comfort-Ziele* und Ziele für das Schmerzmanagement nach dem chirurgischen Eingriff schon im Vorfeld fest.
8. Legen Sie bei krankheitsbedingten Schmerzen *Comfort*- und Schmerzmanagementziele fest.
9. Nach Einführung von *Comfort*- und Schmerzmanagementstrategien ist es wichtig, dass Pflegefachpersonen die richtigen Fragen stellen: «Erleben Sie *Comfort*?» und «Wie gelingt Ihre Schmerzkontrolle?»
10. Legen Sie einrichtungsinterne Richtlinien für die Häufigkeit des Assessments und der Dokumentation fest.
11. Dokumentieren Sie jedes Schmerz- und *Comfort*-Assessment und weisen Sie darauf hin, wie sich die festgelegten Ziele errei-

chen lassen und welche Interventionen wirksam sind.

Comfort-Fragebögen dienen auch der Forschung und ermöglichen, zuverlässige klinische Daten zu sammeln. *Comfort*-Fragebögen sind je nach Population unterschiedlich lang und beziehen sich auf jeweils andere Inhalte[14]. Unabhängig von der einrichtungsinternen Auswahl sind die folgenden Punkte wichtig:

a) Fragen Sie häufig nach «fokalem Schmerz» und nach *Comfort*.
b) Dokumentieren Sie die Antworten der Patienten einheitlich und konsequent.
c) Stellen Sie fest, welche Interventionen wirksam waren.

Modelle «Institutioneller Integrität»

Comfort-zentrierte Hospizpflege

Comfort Care fügt sich auf natürliche Weise in die Hospizpflege ein, da Spiritualität in der Pflege und Versorgung zur theoretischen Grundlage gehört.

Comfort ist ein wichtiges Pflege- und Versorgungsziel, wie die «Standards of Hospice Care» zeigen (American Nurses Association, 1991, 1994; National Hospice Organization, 1994). Im Vorfeld einer Studie identifizierten wir die *Comfort*-Bedürfnisse von Hospizpatienten. Wir sprachen auch mit Hospizpflegenden, Seelsorgern, Ärzten und Sozialarbeitern. Unsere Intervention wählten wir so, dass möglichst viele Bedürfnisse Berücksichtigung fanden.

In einer Pilotstudie untersuchten wir, ob Handmassage den ganzheitlichen *Comfort* von Personen in der terminalen Phase erhöhen könnte. Wir nahmen an, dass ein erhöhtes *Comfort*-Ergebnis auch zu einem friedlichen Tod beitragen könnte (Kolcaba, 1994).

Handmassage wählten wir als Intervention, weil sie sich leicht lehren und lernen lässt. Eine Massagetherapeutin trainierte unser Forschungsteam. Sie zeigte professionellen Betreuungspersonen und Angehörigen, wie sie die Massage durchführen können. Wichtige Komponenten der Massage waren:

a) Kontakt mit dem Patienten und den Angehörigen aufnehmen.
b) Die Handmassage erklären.
c) Vertrauen aufbauen und eine Beziehung ermöglichen.
d) Eine zeitliche Abstimmung vornehmen.

Diese Faktoren haben wir als integrale Bestandteile in das Studienprotokoll aufgenommen. Sie stellten sicher, dass die Intervention *Comfort*-Bedürfnisse erfüllte. Das schriftliche Protokoll gewährleistete, dass alle Mitglieder des Forschungsteams dem Patienten und seiner Familie auf gleiche Weise begegneten und die Massage auf dieselbe Weise durchführten. Da diese Intervention die Beziehung zwischen der Betreuungsperson und dem Patienten intensivierte, hofften wir, sie in die tägliche Pflege durch betreuende Familienangehörige oder professionelle Betreuungspersonen integrieren zu können.

Wir verglichen zwei Hospizeinrichtungen und führten eine randomisierte Zuweisung durch. Demografische Daten und ein Wert im Karnofsky-Index[15] (beobachtetes Funktionsniveau,) stellten potenzielle Störvariablen für die Datenanalyse dar. Wir setzten den bereits entwickelten und pilotgetesteten «*Comfort*-End of Life-Fragebogen» (Novak et al., 2001) ein. Dabei untersuchten wir, wie sich *Comfort* veränderte, nachdem Patienten die Intervention drei Wochen lang jeweils zweimal wöchentlich erhalten hatten.

Der «*Comfort*-End of Life-Fragebogen» enthält 49 Items. Jedes bietet sechs mögliche Ant-

14 Anästhesiepflegende sagten mir, dass Patienten postoperativ mit mehreren Fragen nicht zurechtkommen. Die Pflegenden stellen deshalb eine oder zwei einfache Fragen. Eine andere Möglichkeit ist die visuelle Analogskala, die Hospizpatienten für leicht verständlich halten.

15 s. Anhang H.

worten, von 1 («Stimme überhaupt nicht zu») bis 6 («Stimme ausdrücklich zu»). Manche Patienten konnten den Fragebogen selbstständig ausfüllen, andere wünschten, dass wir ihnen die Fragen vorlasen. Der Gesamt-*Comfort*-Wert eines jeden Patienten egab sich aus der Summe aller Antworten. Höhere Werte entsprachen höherem *Comfort*.

In unserer Studie zur Leistungsfähigkeit dieses Fragebogens äußerten 93 Hospizpatientinnen und -patienten, sie hätten keine Schwierigkeiten beim Beantworten der Fragen (Novak et al., 2001). Hospizpflegende waren jedoch der Ansicht, der Fragebogen sei für Patienten im terminalen Stadium zu lang. Daher bewerteten 14 Hospizpflegefachpersonen die Items hinsichtlich ihrer Priorität und ich trug diese in die Klassifikation ein. Dabei passte ich einige an, damit sämtliche *Comfort-Bedürfnisse* gleichmäßig abgedeckt waren.[16] Um Schmerz und Comfort zu erheben, verwendeten wir zwei visuelle Analogskalen. Starb ein Teilnehmer vor Abschluss der Studie, schätzte die Bezugspflegeperson («primary nurse») die Friedlichkeit des Todes mithilfe einer fünfstufigen Analogskala ein. Bei allen Teilnehmenden erhoben wir Daten jeweils zu Beginn der Studie, während der zweiten Woche und am Schluss der Studie.

Da es sich hier um eine Pilotstudie handelte, untersuchten wir noch nicht, wie erhöhter *Comfort*, ein friedvoller Tod, die Zufriedenheit der Familie mit Pflege und die Kosten-Nutzen-Analyse miteinander zusammenhingen. Unser Ziel war zunächst, empirische Belege für die Wirksamkeit der Handmassage als Beitrag zu verbessertem *Comfort* und zur Friedlichkeit des Todes zu erhalten. Falls quantitative und qualitative Pilotdaten eine Beziehung zwischen der Intervention, erhöhtem *Comfort* und einem friedvollen Tod aufzeigen, werden wir beginnen, die größeren Zusammenhänge zu untersuchen. Dabei werden wir Variablen der «Institutionellen Integrität» aufnehmen und mehrere Einrichtungen einbinden.

Comfort-zentrierte geriatrische Akutversorgung

Die geriatrische Akutversorgung ist ein Versorgungsmodell für ältere Erwachsene, das aus dem gemeinsamen Engagement von Gerontologen, Pflegenden, Sozialarbeitern und Klinikverwaltern hervorging. In den frühen 1990er Jahren fanden sich Personen aus diesen Disziplinen zusammen, um eine Abteilung zu gestalten, die auf die besonderen Bedürfnisse gebrechlicher Menschen abgestimmt war. Das Ziel bestand darin, einen krankheits- oder verletzungsbedingten funktionellen Abbau zu verhindern (Landefeld et al., 1995; Palmer et al., 1994).

Die Experten beobachteten, dass ältere Menschen oft einen starken funktionellen Abbau zeigten, der durch Belastungsfaktoren im Zusammenhang mit dem Klinikaufenthalt verursacht wurde. Zu diesen Belastungen zählten:

- intravenöse Zugänge, Foley-Katheter und Magensonden
- längere Bettruhe
- Abhängigkeit vom Klinikpersonal beim Ausscheiden, beim Essen, bei der Flüssigkeitsaufnahme und hinsichtlich der Mobilität
- neue Medikamente und/oder Anästhesie
- irritierende Umgebungsreize
- schlechte Beleuchtung
- niedrige Toilettensitze
- fehlende sensorische Hilfsmittel
- Isolation
- eine fragmentierte Pflege.

Da viele ältere Menschen bereits vor ihrer Erkrankung gebrechlich waren, waren die zusätzlichen klinischen Belastungsfaktoren für sie nicht mehr zu bewältigen.

Während des Klinikaufenthalts verschlechterte sich ihr Zustand schon bald und sie konnten nicht mehr nach Hause zurückkehren. Die Einrichtung einer Pilotstation für geriatrische

---

16 Unser Team beschloss, die fett hervorgehobenen Items (s. Anhang F) nur dann zu verwenden, wenn ein Patient den vollständigen Fragebogen nicht ausfüllen konnte.

Akutversorgung und die Messung der Ergebnisse im Vergleich zur üblichen Versorgung hatten ein zweifaches Ziel: Wir versuchten, nachzuweisen,

a) ... dass sich ein funktioneller Abbau verhindern ließ.
b) ... dass geriatrische Akutversorgung kosteneffektiv ist.

Das Modell der geriatrischen Akutversorgung war interdisziplinär konzipiert und stellte nur geringe technische Anforderungen. Bei Personen, die im Rahmen der Randomisierung der geriatrischen Akutversorgungsgruppe zugeordnet worden waren, erfolgte eine Überprüfung der Pflege und Versorgung in täglichen Teambesprechungen unter der Leitung einer gerontologisch qualifizierten Pflegefachperson. Weitere Teilnehmende waren der medizinische Leiter der geriatrischen Akutversorgung, die Bezugspflegende des Patienten, ein Pharmakologe, ein Physiotherapeut sowie bei Bedarf weitere Personen, z. B. der behandelnde Arzt, ein Psychiater oder Angehörige. Das interdisziplinäre Team ermittelte für jeden Patienten Risikofaktoren und entschied über Interventionen, um diese Risiken zu verringern. Anregungen für ärztliche Verordnungen waren in der Patientenakte vermerkt. Behandelnde Ärzte konnten auf die Anregungen mit dem Vermerk «einverstanden» oder «nicht einverstanden» reagieren und ihre Initialen hinzufügen. Das ärztliche Nicht-Einverständnis sollte begründet werden (Panno et al., 2000).

Umgebungsbezogener Comfort in der Geriatrie

Eine Umgebung, die den Bedürfnissen alter Menschen entspricht, ist ein wichtiger Teil *Comfort*-zentrierter geriatrischer Akutversorgung. Um dieser Patientengruppe den Klinikaufenthalt spürbar zu erleichtern, sorgten wir für folgende Veränderungen:

- Handläufe in allen Fluren
- Türgriffe, die sich mit arthritischen Händen aufstoßen ließen
- eine nicht blendende, aber intensive Beleuchtung
- ein großer Kalender und eine Uhr in jedem Zimmer
- eine beruhigende Wand- und Bodenfarbe, die nicht den Eindruck einer Institution erweckt
- ein Aufenthaltsbereich für die Familie und Patiententreffpunkte
- rutschfeste Böden.

Schon bald stellten die behandelnden Ärzte fest, dass es Patienten besser ging, wenn die Anregungen des interdisziplinären Teams umgesetzt wurden (Panno et al., 2000). Sie baten darum, ihre Patienten zukünftig auf den Stationen der geriatrischen Akutversorgung zu behandeln. Die Pflegeexpertin berief täglich interdisziplinäre Besprechungen mit den Bezugspflegenden der geriatrischen Akutversorgung ein. Auch Familienangehörige konnten teilnehmen. Vor den Besprechungen überprüfte sie sorgfältig die Patientenakten und notierte dabei den Verlauf von Problemen oder Risikofaktoren. Die Pflegeexpertin war eine wertvolle Unterstützung und kompetente Ansprechpartnerin für alle Pflegenden, die mit Patienten der geriatrischen Akutversorgung zu tun hatten. Sie sammelte Empfehlungen und Bedenken und brachte sie bei der nächsten Teambesprechung ein.

Comfort-bezogene Pflegerichtlinien in der Geriatrie

Wir führten Pflegerichtlinien für Protokolle ein, die ohne ärztliche Verordnung implementiert werden konnten. Dadurch hatten Pflegende auf der geriatrischen Akutversorgung nach acht Stunden hausinterner Fortbildung mehr Handlungsautonomie mit erhöhter Verantwortung. Die Pflegerichtlinien konzentrierten sich auf Aktivitäten des täglichen Lebens, Mobilität, Ausscheidung, Ernährung und Hydratation, Hautpflege, Delir- oder Depressionsbehandlung sowie Patientensicherheit. Sie bezogen sich auf Ziele und enthielten Vorschäge für Pflegeinterventionen, die sich individuell gestalten ließen, beispielsweise:

- Interventionen bei Depression oder Demenz
- Ausscheidungsprotokolle
- Heparin-Blocks oder
- Hautpflegeinterventionen.

Die Auswertung dieser und weiterer Interventionen erfolgte während der interdisziplinären Besprechungen (Panno et al., 2000; Palmer et al., 1994).

Schon bei der Aufnahme leitete das interdisziplinäre Team organisatorische Maßnahmen für die Zeit nach dem stationären Aufenthalt ein. Dazu gehörten häusliche Pflege, Anpassungen der häuslichen Umgebung, Hilfsmittel, Medikamentenmanagement und Arzttermine. Familienangehörige waren einbezogen und unterstützten das Entlassungsmanagement. Kam ein Patienten *von zuhause* in die Klinik, lag das Ziel darin, ihn auch wieder nach Hause zu entlassen (Panno et al., 2000).

Nach der Entlassung nahm die Pflegeexpertin telefonisch Kontakt mit den Patienten der geriatrischen Akutversorgung auf. Anhand des interdisziplinären Formulars fragte sie nach funktionellen oder psychosozialen Problemen sowie nach Risikofaktoren, die sich während des Klinikaufenthalts gezeigt hatten. Die Formulare dienten Mitarbeitenden der häuslichen Pflege dazu, den Pflege- und Versorgungsplan im häuslichen Umfeld umzusetzen. Bei Bedarf nahm die Pflegeexpertin Kontakt mit Ärzten auf, um die Medikationen anzupassen oder zusätzliche Unterstützung zu organisieren. Dieser Nachsorgeprozess trug dazu bei, dass weniger Wiederaufnahmen notwendig waren.

Perspektiven der *Comfort*-zentrierten Geriatrie

Das Modell der geriatrischen Akutversorgung beruhte auf einer ganzheitlichen Perspektive. Studierende bezogen sich auf die *Comfort*-Theorie, um die physischen, emotionalen, spirituellen, sozialen, kulturellen und umgebungsbezogenen Bedürfnisse eines Patienten im häuslichen und familiären Setting einzuschätzen. Während interdisziplinärer Besprechungen führte die klinische Pflegeexpertin alle Komponenten zusammen, um eine ganzheitliche Pflege, Versorgung und Entlassungsplanung durchzuführen. Da sich *Comfort* für die Patienten durch pflegerische Interventionen steigern ließ, machten sie auch in der Rehabilitation schneller Fortschritte (Panno, 2000). Die klinische Pflegeexpertin sagte uns, eine Schulung in ganzheitlichem Assessment sei für die Teammitglieder wesentlich.

Patienten, die randomisiert der geriatrischen Akutversorgung zugewiesen worden waren, zeigten bei der Entlassung bessere Funktionen als Patienten einer herkömmlichen Station, wie eine Pilotstudie belegte (Landefeld et al., 1995). Aufgrund dieser vielversprechenden Resultate erfolgte eine weitere Studie mit einer größeren Population in Cleveland und Akron, Ohio. In Akron führte ich eine klinische Supervision mit Studienanfängern durch und wir konnten diese Studie begleiten.

Während der ersten neun Monate erhielten 161 Patienten im Alter von 70 oder mehr Jahren geriatrische Akutversorgung und 165 die übliche Pflege. Alle Patienten glichen sich in Bezug auf soziodemographische Merkmale, funktionellen Status und Begleiterkrankungen (Panno et al., 2000). Die Studienergebnisse zeigten Folgendes:

a) Die Aufenthaltsdauer eines Patienten in der geriatrischen Akutversorgung war 0,8 Tage kürzer und kostete 1490 Dollar[17] weniger als bei einem Patienten, der auf einer anderen Stationen entlassen wurde. Dies entsprach einer Kostensekung von 1,3 Millionen Dollar[18] in neun Monaten.
b) Patienten in der geriatrischen Akutversorgung erhielten signifikant mehr Pflege- und Versorgungspläne hinsichtlich Mobilität, Kontinenz und Sturzprävention.
c) Fixierungen waren in der geriatrischen Akutversorgung seltener, ohne dass sich die Zahl der Stürze erhöhte.

17 1107 Euro, Kurs vom 29.2.2012 [A.d.Ü.]
18 965 645 Euro, Kurs vom 29.2.2012 [A.d.Ü.]

d) Das Entlassungsmanagement in der geriatrischen Akutversorgung begann früher.
e) Ärzte, Pflegende, Familien und Patienten waren zufriedener mit der Patientenbetreuung auf der Station für geriatrische Akutversorgung.
f) Ärzte bewerteten die Station für geriatrische Akutversorgung häufig als exzellent im Hinblick auf die Befriedigung der Bedürfnisse älterer Patienten, das Entlassungsmanagement, den Informationsaustausch mit Ärzten und die Implementierung von Behandlungsplänen (Panno et al., 2000).

Diese Ergebnisse waren zwar beeindruckend, eine pflegesensitive Ergebnismessung fehlte jedoch. Erhöhter *Comfort* im Zusammenhang mit einer schnelleren Heilung, mehr Fortschritten bei der Physiotherapie, einer erhöhten Selbstwirksamkeit, mehr Selbstvertrauen, Entschlossenheit und Motivation des Patienten, wären pflegespezifischer (s. Abb. 9-3). Auch das *Comfort*-Erleben von Pflegenden war für den Erfolg des Projekts entscheidend. Es ist wichtig, *Comfort*-Maßnahmen für Pflegende zu messen, da sie mit Kosteneinsparungen zusammenhängen, die durch eine geringere Fluktuation und weniger Fehlzeiten erreichbar sind. Die Station für geriatrische Akutversorgung unterstützte die *Comfort*-Bemühungen der Pflegenden und ermöglichte Schulungen zu innovativen Pflegestrategien. Um die Patientenergebnisse zu verbessern, war Rückmeldung erwünscht über das, was funktionierte bzw. nicht funktionierte.

Comfort-zentrierte Gemeindepflege

Gemeindepflege ist ein Pflegefachbereich, der sich rasant entwickelt. Sie begann als ökumenische Basisbewegung, in der Pflegende ihre Aufmerksamkeit auf die spirituelle und körperliche

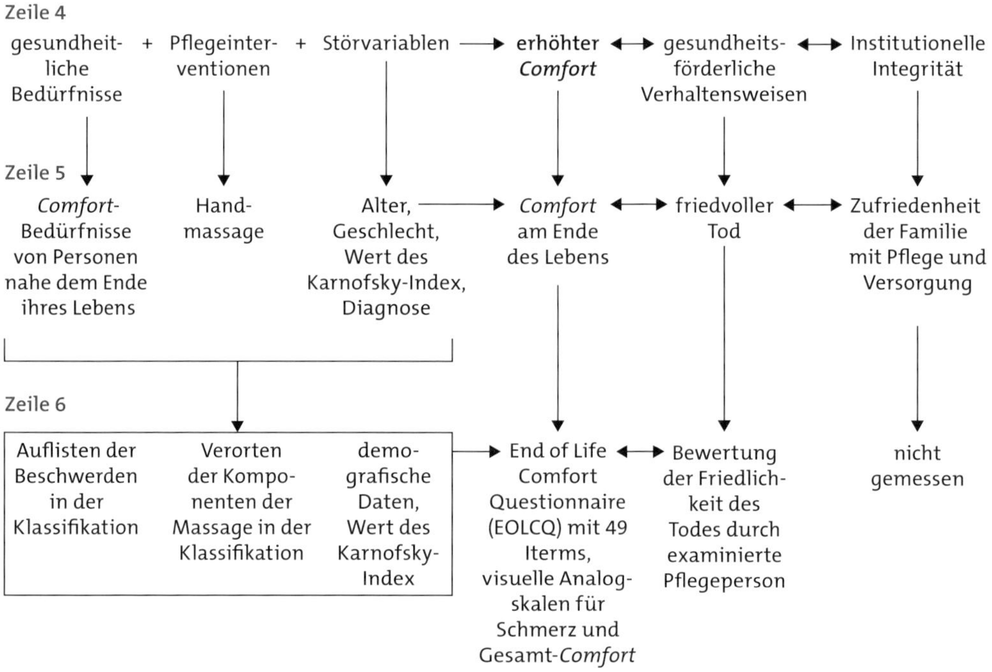

Abbildung 9-3: Theoretischer Bezugsrahmen für die Untersuchung der Handmassage zur Erhöhung von Comfort und Friedlichkeit des Todes bei Personen am Ende ihres Lebens. *Anmerkung:* Fett gesetzte Schrift zeigt in dieser Studie gemessene operationale Variablen (Dowd et al., 2000).

Gesundheit von Gemeindemitgliedern richteten. Heute fördern Gemeindepflegende die Gesundheitserziehung auf vielfältige Weise und tragen zum Heilungsprozess bei. Dabei legen sie Wert auf eine ganzheitliche Sichtweise, Körper und Spiritualität sowie auf die Prävention von Krankheiten und Verletzungen. Sie unterstützen Gemeindemitglieder dabei, sich bei aufkommenden Symptomen im Labyrinth der Gesundheitsversorgung zurechtzufinden hindurchzuarbeiten, soziale Unterstützung zu erhalten. Dabei integrieren sie Spiritualität ins Gesundheitswesen. Gemeindepflegende führen Kurse durch zu Themen wie Stressabbau, Gewichtskontrolle, Patientenverfügungen, Suizidprävention sowie Trauer und Verlust. In Gemeindebriefen veröffentlichen sie Informationen zum Thema Gesundheit. Manche sind als BeraterInnen tätig oder besuchen Angehörige zuhause, im Pflegeheim oder in der Klinik. Oft führen sie Edukationen zur korrekten Medikamenteneinnahme durch, erklären medizinische Fachbegriffe oder begleiten hilfebedürftige Personen zu einem Arzttermin.

Als GesundheitserzieherInnen und -beraterInnen, als LehrerInnen für ehrenamtlich Mitarbeitende und als Verbindungspersonen zu Institutionen des Gesundheitswesens sind sie wichtige Bindeglieder zum Gesundheitssystem und erhöhen den Gesundheitszustand der Gemeinden.

Die Wurzeln der Gemeindepflege reichen bis zu den Diakonissen am Anfang des 19. Jahrhunderts zurück. Die heutige Gemeindepflege ging aus der Arbeit von Dr. Granger Westberg hervor. Er war Seelsorger und sein Ziel war, Menschen dazu zu motivieren, Verantwortung für ihre Gesundheit zu übernehmen und sich gesundheitsbewusst zu verhalten. Die Motivation leitet sich daraus ab, wie ein Mensch das Leben sieht. Granger Westberg glaubte, die persönliche Lebensphilosophie, das Wertsystem und der Glaube könnten eine Person motivieren, ihr Gesundheitsverhalten zu verändern. Er war überzeugt, dass eine ganzheitliche Pflege und Versorgung in Zentren erfolgen sollte, in denen ein Arzt, eine Pflegeperson und ein Pfarrer als Team tätig sind (Westberg, 1990).

Granger Westberg richtete in Kirchengebäuden Hausarztbüros ein. Diese Zentren wurden zu Schulungszentren für Studierende der Medizin und Pflege sowie für Pfarrer. Nach Abschluss des Projekts führte Dr. Westberg das Gemeindepflegemodell fort: Pfarrer und examinierte Pflegefachperson sollten in der Gesundheitsförderung und Krankheitsprävention zusammenarbeiten. Granger Westberg schrieb:

> Pflegende sind eine nationale kulturelle Autorität. Sie sind Quellen von Mitgefühl und Stärke, Perlen von hohem Wert, die viel zu lange dem Blick entzogen waren. Mehr als 40 Jahre lang haben sie den Berufsstand der Ärzte gebeten, sich stärker auf Präventivmedizin auszurichten, sich darauf zu konzentrieren, den Menschen zu zeigen, wie sie gesund bleiben können. Jetzt haben sie die Chance, Tausende von Menschen in einer Einrichtung zu erreichen und dabei Menschen zu einem gesunden Leben zu motivieren (Westberg, 1990: 20).

Der Bezugsrahmen für *Comfort Care* in der Gemeindepflege (Abb. 9-4, Abb. 9-6) diente Gemeindepflegenden, die ich betreute, als Orientierung. Er ermöglichte uns, ganzheitliche Bedürfnisse in den vier Erlebensbereichen von *Comfort* (physisch, psychospirituell, soziokulturell und umgebungsbezogen) einzuschätzen. Es gibt zwar formelle Bedürfnis-Assessments, doch Pflegende können deren Ergebnisse durch informelle Beobachtungen ergänzen. Der *Comfort Care*-Bezugsrahmen erinnert uns daran, Störvariablen zu identifizieren, die sich auf die ausgewählten Interventionen auswirken, beispielsweise sozioökonomischer Status, Demographie, Transportmöglichkeiten oder ehrenamtliche Unterstützungsprogramme. Gesundheitsförderliche Verhaltensweisen sind Indikatoren für kurzfristige Ergebnisse, etwa Heilung nach einer Operation oder ein friedvoller Tod. Die Ergebnisse einzelner Institutionen lassen sich mit

Zeile 4	*Comfort*-Bedürfnisse der Gemeinde +	Pflegeinterventionen +	Störvariablen →	*Comfort* der Gemeindemitglieder ↔	gesundheitsförderliche Verhaltensweisen der Gemeindemitglieder →	Institutionelle Integrität
Zeile 5	Gesundheitsedukation, Screening, Informationen über Ressourcen, Versicherung, Schreibarbeiten etc., Transportsicherheit	Gesundheitsprogramme, Telefonanrufe und Besuche, Überweisungen, Sicherheitsassessment, spirituelle Unterstützung, Sicherheitsgurt-Initiative	Einkommen, soziale Unterstützung, Lebensarrangements, kognitive Fähigkeit, sonstige Unterstützungen durch die Kirche, Überzeugung in Bezug auf Verbindungen zwischen Körper und Geist	Quantitative und qualitative Daten	Weniger stationäre Aufnahmen, erfolgreiche Entlassungen aus der Klinik, Gespräche über Körper, Geist, Seele, Gebrauch des Sicherheitsgurtes	Gemeinde vergrößert sich, ist gesünder, Unfälle/Verletzungen nehmen ab, Gemeinde schätzt Gesundheit und glaubt an Verbindung zwischen Geist, Körper und Seele

Abbildung 9-4: Theoretischer Bezugsrahmen der Gemeindepflege

Gruppendaten vergleichen, z.B. mit der Inzidenz von Hospitalisierungen, Notaufnahmen oder schweren Verletzungen.

Viele Gemeindepflegende arbeiten mit Kliniken zusammen. Dokumentieren hat einen hohen Stellenwert und ermöglicht, ihre Leistungen in der Gemeinde zu validieren. Das IPNRC[19] befürwortet das NIC- und das NOC-Klassifikationssystem, um Interventionen und Ergebnisse aller Gemeindepflegenden zu dokumentieren. IPNRC-Publikationen enthalten Formblätter und Anleitungen für das Dokumentieren unter Verwendung von NIC und NOC sowie für mehrere Pflegediagnosen in Zusammenhang mit spiritueller Pflege und Versorgung. *Comfort* ist bereits in der NOC-Klassifikation aufgeführte[20] und stellt ein wichtiges Ergebnis der Gemeindepflegepraxis dar, vor allem, wenn Pflegende für ihren Praxisbezugsrahmen *Comfort Care* verwenden.

Ein *Comfort*-Projekt in der Gemeindepflege

Die kommunale und öffentliche Gesundheitspflege bildet eine Synthese aus den Prinzipien kommunaler Pflege und einem populationsbasierten Ansatz. Zu den Settings, in denen Pflegende tätig sind, gehören unter anderem Gesundheitsministerien, ambulante Pflegedienste und Tageskliniken. Die kommunale und öffentliche Gesundheitspflege kümmert sich beispielsweise um die Gesundheit von Schülern und Studierenden, Schwangerschaft bei Minderjährigen, Substanzmissbrauch und Obdachlosigkeit (Kovner et al., 2001). Die meisten Bachelor-Programme und die Ausbildung zur examinierten Pflegefachperson enthalten eine spezielle Schulung zu kommunaler und öffent-

19 International Parish Nurse Resource Center.

20 Es handelt sich um die Pflegeergebnisse «*Comfort*-Status» (2008) sowie den vier *Comfort*-Erlebenszusammenhängen entsprechend «*Comfort*-Status: Umfeld» (2009), «*Comfort*-Status: physisch» (2010), «*Comfort*-Status: psychospirituell» (2011) und «*Comfort*-Status: soziokulturell» (2012) [A.d.Ü.]

Name der Pflegeperson bzw. der/des Studierenden: ______________________
Population: ______________________

Assessment (Gesundheits-/ *Comfort*-Bedürfnisse)	Vorgehensweise Entwicklung (Intervention)	Störvariablen	Identifizierte *Comfort*-Bedürfnisse erfüllt (unmittelbares Ergebnis)	Sicherung (gesundheitsförderliche Verhaltensweisen/ Folgeergebnisse)	Langfristige Wirkung auf die Gemeinde
physisch					
psychospirituell					
soziokulturell					
umgebungsbezogen					

Abbildung 9-5: Pflegeplan für *Comfort Care* in der Gemeinde

licher Gesundheitspflege. Dieser Ausbildungsschwerpunkt findet sich auch in Graduiertenprogrammen sowie an Public-Health-Schulen.

Ein Kurs in «kommunaler und öffentlicher Gesundheitspflege»[21], den ich unterrichtete, widmete dem Gemeinde-Assessment breite Aufmerksamkeit. Die Studierenden hatten die Aufgabe, *Comfort*-Bedürfnisse zu identifizieren. Wir adaptierten die *Comfort*-Theorie für kommunale und öffentliche Gesundheitspflege und übernahmen dabei möglichst viele Begrifflichkeiten der kommunalen Pflege. Der Pflegeplan, den Studierende für ihre Aufgabe nutzten, ist in **Abbildung 9-5** dargestellt. Die Studierenden entwickelten Pflegepläne für verschiedene Gruppen innerhalb der Gemeinde.

Wir konzeptualisierten *Comfort*-Bedürfnisse als kommunale Faktoren, welche die Gesundheit und Sicherheit oder das Empowerment von BürgerInnen beeinträchtigten. Die Studierenden sollten feststellen welche physischen, psychospirituellen, soziokulturelle und umgebungsbezogenen *Comfort*-Bedürfnisse in den verschiedenen Gemeinden bestehen, in denen sie arbeiteten.

Die Studierenden listeten ihre Befunde aus dem Assessment unter der Überschrift «Assessment kommunaler *Comfort*-Bedürfnisse» auf. Intervention definierten wir als «Strategieentwicklung». Die Studierenden listeten Maßnahmen auf, die Pflegende in der kommunalen und öffentlichen Gesundheitspflege ergreifen konnten, um pädiatrischen Ambulanzen zu helfen, für die Zielpopulation einen niedrigschwelligen Zugang zu ermöglichen. «Störvariablen» waren jene Faktoren, über die die Pflegenden oder die Ambulanzen wenig Kontrolle hatten, die jedoch Ausrichtung und Erfolg ihres Pflegeplans beeinträchtigen konnten. Pflegende stellten fest, ob *Comfort*-Bedürfnisse in der Zielpopulation erfüllt waren, indem sie objektive, subjektive und unterstützende Daten sammelten. Unter gesundheitsförderlichen Verhaltensweisen listeten die Pflegenden Ziele auf, die für ihre Population realistisch waren. «Institutionelle Inte-

21 RN-BSN-Ergänzungskurs.

Zeile 4: Comfort Care, adaptiert Gemeindepflege

Assessment der kommunalen *Comfort*-Bedürfnisse	Entwicklung von Verfahrensweisen und Leitlinien	Störvariablen	Feststellen, ob die *Comfort*-Bedürfnisse erfüllt wurden	Sicherung gesundheitsförderlicher Verhaltensweisen/Folgeergebnisse	langfristige Wirkung auf die Gemeinde
↓	↓	↓	↓	↓	↓

Zeile 5: Gemeinde mit einer hohen Anzahl unversicherter Kinder (Beispiel für die Anwendung des Modells)

fehlendes/-mangelndes Wissen des Patienten über verfügbare Gesundheitsversorgungsprogramme Zugangsbarrieren: • Transport • Dauer der Abwesenheit vom Arbeitsplatz • unpassende Tageszeiten vermindertes Selbstwertgefühl infolge niedrigen Einkommens und geringer Ressourcen hohe Inzidenz der Inanspruchnahme der Notaufnahme für Kinder hohe Inzidenz von Kinderkrankheiten und Karies	Starten einer Mail-Kampagne Zugangspunkt flexible Zeiten in der Ambulanz Anbindung an öffentliche Verkehrsmittel Evaluieren der Lage der Ambulanzen Anreize zur – Compliance Feedback der Teilnehmenden einholen pädiatrische Zahnpflege	niedrige Alphabetisierungsrate verminderte Kommunikationsfähigkeiten Ambulanzen ungeeignet geringes Vertrauen, starke Distanzierung hohe Kosten grundsätzlicher Umstellungen geringe soziale Unterstützung für Eltern und Kinder hoher Prozentsatz allein erziehender Eltern mit Mindestlohn	Bei Anruf sagten die Eltern, sie hätten die Information erhalten. Mehr Eltern befürworten das Programm. Die Broschüre kommt gut an und ist leicht zu lesen. Eltern äußerten Kriterien für Dienstleistungen.	drei Monate Nachbetreuung Dienstleistungen werden in Anspruch genommen. Impfungen sind auf neuestem Stand. Transportgutscheine werden genutzt. Eltern verweisen auf die Ambulanzen.	weniger Notaufnahmen bei Kindern aus dem Stadtviertel epidemiologische Umfrage: • verringerte Inzidenz von Kinderkrankheiten im Stadtviertel • weniger Karies • weniger Infektionen Gemeinde wird als kinderfreundlich wahrgenommen

Abbildung 9-6: Theoretischer Bezugsrahmen für *Comfort Care* in der Gemeinde

grität» definierten wir als «langfristige Wirkung auf die Gemeinde», was dem kommunalen Setting entspricht.

Alle Lehrpersonen freuten sich über die Resultate der kommunalen Pflegepläne. Wir baten die Studierenden, die Nützlichkeit der *Comfort*-Theorie für kommunale Assessments zu evaluieren. Sie antworteten mit folgenden Bemerkungen:

- «Es war eine Herausforderung, herauszufinden, welche Faktoren eine Gemeinde bewohnerfreundlich machen.»
- «Die *Comfort*-Theorie half mir, *Comfort* ganzheitlich zu begreifen, mit physischen, psychospirituellen, sozialen und umgebungsbezogenen Aspekten, wobei Sicherheit ein Teil des sozialen und des umgebungsbezogenen *Comfort* war.»
- «Dies war eine ganz andere Art und Weise, Lebensbedingungen zu untersuchen. Jeder sollte sich dort wohlfühlen, wo er lebt.»

Es ist aufschlussreich, sich über ganzheitliche *Comfort*-Bedürfnisse auf der Gemeindeebene Gedanken zu machen. *Physischer Comfort* muss sich auf die Qualität der Luft, des Wassers und der Straßen beziehen. Auch die Lärmbelastung ist wichtig. *Psychospiritueller Comfort* betrifft das Ausmaß an sozialer Teilhabe beziehungsweise der Marginalisierung von Bewohnern. *Soziokultureller Comfort* muss sich auf das Angebot sozialer Unterstützung sowie auf das Ausbildungs- und Einkommensniveau, die Diversität sowie die Toleranz gegenüber unterschiedlichen kulturellen Traditionen beziehen. *Umgebungsbezogene Comfort*-Bedürfnisse betreffen:

- Fragen der öffentlichen Sicherheit (z. B. Schutz vor Gewalt), der Verkehrssicherheit und des Zivilschutzes
- Kinderfreundlichkeit im öffentlichen Raum, z. B. Spielplätze
- Unterstützung für ältere Menschen, z. B. häusliche Pflegedienste
- Zugang zu Gesundheitsversorgung
- Architektur des öffentlichen Raums, z. B. Fassaden von Häusern und Gebäuden
- Grünflächen.

Das Gesamtbild hinsichtlich dieser und weiterer Faktoren ist ein starker Indikator der Gesundheit und Lebensqualität von Menschen in jeder beliebigen Gemeinde und für alle Altersgruppen. Seit Florence Nightingale bis zum heutigen Tag haben Pflegende den Auftrag, in Gemeinden eine Führungsrolle zu übernehmen, wenn es um den verantwortlichen Umgang mit der Umwelt geht.

Comfort für Pflegende

Bevor ich dieses Buch schrieb, hatte ich kaum berücksichtigt, dass auch Pflegende *Comfort* benötigen. Ich konzentrierte mich bewusst auf *Comfort* für Patienten, da ich glaube, dass die Dokumentation und das Messen positiver Patientenergebnisse die Essenz der Pflegewissenschaft darstellen. Doch die aktuellen Prognosen hinsichtlich des Mangels an Pflegepersonal in Kliniken machten mich nachdenklich. Pflegende nehmen äußerst schwierige und belastende Aufgaben wahr und erhalten dafür wenig Lohn und Anerkennung. Ich stimme mit der American Nurses Association überein, dass (noch) kein Mangel an Pflegepersonal herrscht. Doch sehr viele Pflegende haben ihren Arbeitsplatz in der Klinik verlassen, weil sie die schlechten Arbeitsbedingungen leid sind. Dadurch setzen sie ein Zeichen. Ich gehe davon aus, dass Verantwortung für die Arbeitsbedingungen zu den Kernaufgaben des Pflegemanagements gehören. Ganzheitlicher *Comfort* für Pflegende ist in diesem Zusammenhang ein entscheidender Faktor. Er beeinflusst das Verbleiben am Arbeitsplatz, die Fehlzeiten, die Arbeitsatmosphäre und die innere Einstellung zum Beruf. Ich habe mir Gedanken gemacht, wie PflegemanagerInnen an diese Herausforderungen herangehen könnten und ein weiteres *Comfort*-Diagramm gezeichnet. **Abbildung 9-7** subsumiert unter dem Begriff «professionelle Arbeitsumgebung», wel-

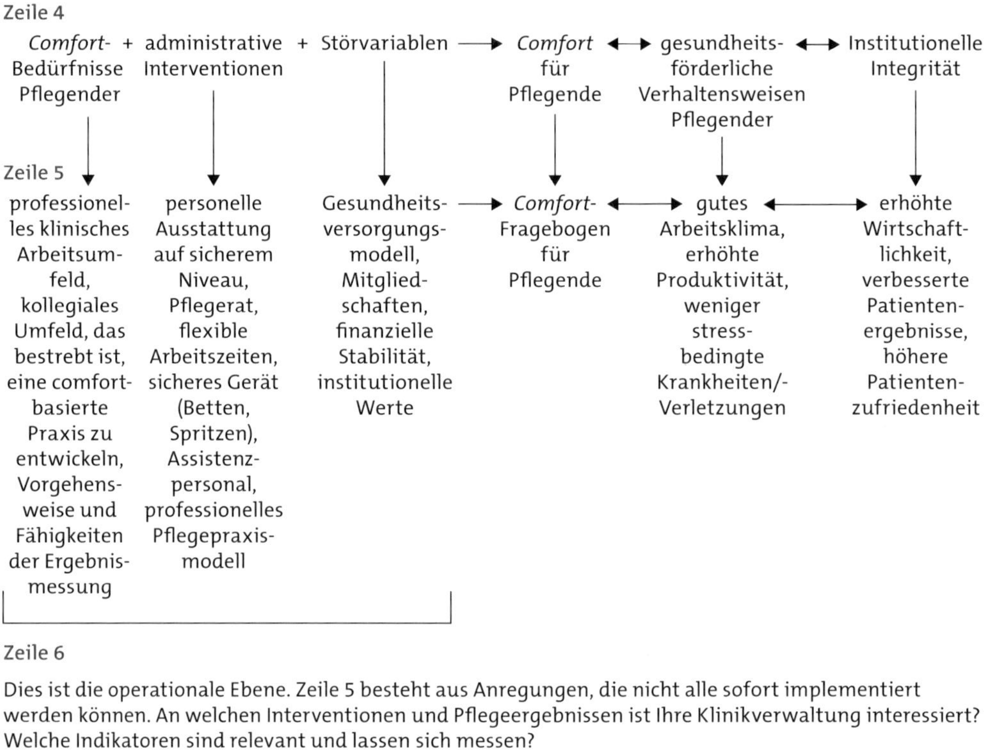

Abbildung 9-7: Theoretischer Bezugsrahmen für eine Studie über den *Comfort* Pflegender

che spezifischen *Comfort*-Bedürfnisse Pflegende haben. Sie möchten an Entscheidungen beteiligt sein, die sich auf die Personalausstattung, die professionellen Aufgaben und das Pflegemodell beziehen. Sie benötigen professionelle Autonomie, um ihre Kompetenzen in vollem Umfang in die Praxis umsetzen zu können. Ihr Beitrag zur Gesundheitsversorgung erfordert Respekt. Diese wichtigen Themen erhalten jedoch wenig Aufmerksamkeit. Darin sehe ich die Wurzel der Personalknappheit in der Pflege. Auch ist es ganz entscheidend für die qualitative Verbesserung der Pflege und der Patientenversorgung, die *Comfort*-Bedürfnisse der Pflegenden und anderer Mitglieder des Gesundheitsversorgungsteams zu beachten. Dies trägt dazu bei, die Integrität einer Institution zu bewahren.

Comfort Care bietet ein positives, ganzheitliches und einleuchtendes Modell für Kliniken, die Magnet®-Status anstreben (American Nurses Association, 2001). Wie wir wissen, ist noch viel Arbeit nötig, um diese Botschaft zu verbreiten.

Gedanken zum *Comfort*-Zitat (Kap. 9)

In erster Linie möchten Menschen auf
der ganzen Welt
eine Pflege erleben, die ihnen Comfort
und Sicherheit bietet.

M. Mallison, Herausgeber des
American Journal of Nursing (1990: 15)

Dieses Zitat wählte ich aus, weil es ein wichtiges Ziel verdeutlicht, das ich beim Schreiben dieses Buches habe. Erstens möchte ich den Auftrag hervorheben, den Pflegende von der Öffentlichkeit erhalten haben: Patienten in Zeiten krankheitsbedingter Belastungen *Comfort* zu vermitteln. Patienten wissen intuitiv, dass *Comfort* ein Instrument ist, das zur Bewältigung und zur Heilung wirksam werden muss. Sie sind sich bewusst, dass es *Comfort*-Bedürfnisse gibt, die aufgrund der technologischen, sich permanent verändernden Anforderungen im Bereich der Gesundheitsversorgung nicht von der Familie befriedigt werden können. Daher verlassen sich Patienten auf Pflegende als ihre Fürsprecher, ihre verständliche Wissensquelle und – bei Bedarf – als ihre Ressource für weitere Dienste.

Das höchste Vertrauen setzen Patienten in Pflegende – mehr als in alle anderen Professionen des Gesundheitssystems (Malone, 1999). Als Repräsentantinnen der Pflegedisziplin sind wir verpflichtet, Patienten das zu geben, was sie wünschen, brauchen und erwarten, um dieses hohe Vertrauensniveau aufrechtzuerhalten.

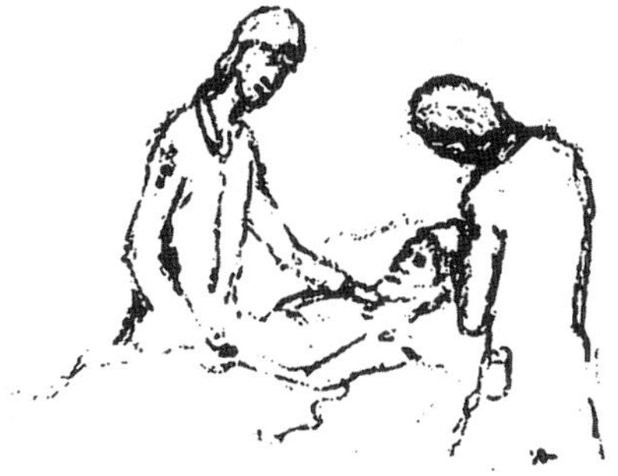

Kapitel 10 – *Comfort*-Zukunftsvisionen

Meine Vision von *Comfort* ist stark geprägt von den Ereignissen des 11. September 2001.

Das folgende Zitat weist auf eine mögliche neue Richtung von *Comfort* Care hin.

> Landesweit versammelten sich am Freitag [14. September] Menschen, um sich während eines nationalen Gebetstages gegenseitig zu trösten. [...] Die Teilnehmenden reichten sich für einen Moment des Schweigens die Hände.
>
> *Brazaitis, T.*, *Cleveland Plain Dealer*, 16. September 2001

> Dzemila Spahovic stammt aus Bosnien und ist Case-Managerin für Flüchtlinge aus dem Bosnien-Krieg. Die Ereignisse des 11. September waren ein Schock für sie: «Als ich hierher kam, hoffte ich, wir wären für alle Zeiten sicher», sagte sie. Sie betreut BosnierInnen, die kriegstraumatisiert sind und immer wieder von Erinnerungen an den Krieg in ihrer heimat verfolgt werden. Dzemila Spahovic findet es schwierig, *Comfort* zu bieten und selbst unter Ängsten zu leiden. Doch sie fügt hinzu: «Aber jemand muss es tun.»
>
> (Bericht von J. Lieblich und S. Franklin, *Chicago Tribune*, 14. September 2001, S. 1–11)

Der 11. September 2001 begann wie jeder andere Arbeitstag. Entlang der Ostküste war der Himmel strahlend blau und die Temperatur angenehm. Um 8.45 Uhr jedoch, als die Berufstätigen in die Büros gingen, schlug ein Passagierflugzeug in den Nordturm des World Trade Center ein. Fünfzehn Minuten später folgte ein zweites Flugzeug im Südturm. Kurz darauf traf ein drittes Flugzeug das Pentagon in Washington.

Etwa um dieselbe Zeit wie der Absturz auf das Pentagon flog eine vierte gekaperte Maschine in den Luftraum über meiner Heimatstadt Cleveland, Ohio, und drehte dann plötzlich ab, um Kurs auf das Capitol in Washington zu nehmen. Diese vierte Gruppe von Entführern wurde von fünf mutigen Passagieren im Flugzeug überwältigt. Die Maschine stürzte auf ein Feld in Pennsylvania. 200 Passagiere und Besatzungsmitglieder und über 2100 Feuerwehrmänner, Polizisten und Zivilisten starben. In seinem Ausmaß und in seiner Gesetzwidrigkeit war dies ein furchtbares Ereignis.

In den Nachrichten und Kommentaren erfuhren wir von unsagbar erschütternden Ereignissen und heldenhaft mutigem Verhalten. Wir erlebten, wie stark wir unseren Mitmenschen und unserem Land innerlich verbunden sind. In diesen Stunden wurde mir deutlich bewusst, dass *Comfort* ein hervorstechendes Bedürfnis und Verhalten fürsorgender Menschen ist. Warum ist das so? Und warum erfassen wir alle intuitiv die Bedeutung von *Comfort* in seinen verschiedenen Ausprägungen?

Die Reichhaltigkeit und Vielseitigkeit von *Comfort* fasziniert mich noch immer. Ich bin stolz darauf, dass die Pflege seit über 100 Jahren *Comfort* als ihren Auftrag wahrnimmt und erfüllt.

Die Ereignisse des 11. September zeigten mir, wie wichtig es gerade in unserer Zeit ist, *Comfort* zu vermitteln. Wir brauchen *Comfort* heute genauso wie vor 100 Jahren.

In diesem Kapitel geht es um die Bedeutung von *Comfort* als universelle mitmenschliche Begegnungsweise und als innere Ressource.

Ich werde versuchen, eine neue Sichtweise zu entwickeln, wie wir als Gesundheitsfachpersonen unseren Auftrag, Patienten *Comfort* zu vermitteln, erneuern können. *Comfort* lässt sich auf fünf Ebenen verwirklichen:

1. Patienten und Familien
2. Kliniken und Institutionen
3. Gemeinden
4. Nationen
5. Weltweit.

Die Ereignisse des 11. September haben mich dazu angeregt, Comfort auf nationaler und globaler Ebene zu berücksichtigen. Was könnte nationaler und globaler *Comfort* bedeuten? Dzemila Spahovic sprach davon, wie schwierig es ist, *Comfort* unter extrem belastenden persönlichen Bedingungen zu vermitteln. Sie sagte: «Jemand muss es tun.» Genau darauf kommt es an.

Comfort auf Patientenebene

Meine Hoffnung richtet sich darauf, dass *Comfort* in Zukunft von Einzelpersonen und Familien in verschiedensten Settings der Gesundheitsversorgung hochgradig wertgeschätzt wird – unabhängig davon, ob die Betreuenden Pflegende, Ärzte, Sozialarbeiter oder Physiotherapeuten sind. Pflegende können eine Vorbildrolle übernehmen, um *Comfort* wieder ins Zentrum des Gesundheitswesens zu rücken. Sie können bei allen anderen Gesundheitsfachpersonen wieder ins Bewusstsein bringen, wie wichtig *Comfort* ist. Können Patienten auf *Comfort* vertrauen, werden sie einem Klinikaufhalt mit weniger Ängsten und Befürchtungen entgegensehen.

Comfort Care lässt sich verstehen als ein Modell der Gesundheitsversorgung, das universelle Anziehungskraft besitzt, praktisch anwendbar ist und hohen Nutzen für Patienten und Institutionen erbringen kann.

Wir können Comfort dort gestalten, wo wir leben und gleichzeitig dem internationalen Geschehen wachsam und nachdenklich gegenüberstehen.

Wir *müssen* proaktiv werden. Dies betrifft vor allem den Einsatz für sozial benachteiligte Menschen, die nicht sozialversichert oder obdachlos sind. Dieses Problem ist untrennbar mit der Politik und der Wirtschaft verbunden. Wir haben fast keine Hoffnung, dass wir Einfluss nehmen können. Doch wir müssen für die Rechtlosen sprechen, indem wir selbst politisch aktiv werden und einen Wandel anregen. *Comfort* bedeutet auch, dass jeder Mensch ein Recht auf Gesundheitsgrundversorgung hat, ebenso wie auf Nahrung, Kleidung, Ausbildung, Wohltätigkeit und ein Zuhause.

Während wir jenen dienen, die obdachlos und/oder nicht versichert sind, müssen wir auch unsere Entrüstung darüber zum Ausdruck bringen, dass derartige Ungerechtigkeiten existieren. Wir können FürsprecherInnen sein, indem wir Leserbriefe schreiben, uns für ein politisches Amt bewerben, zur Wahl gehen und Rechtlose ermutigen, zu wählen, indem wir uns Berufsorganisationen anschließen und indem wir mit unseren Gesetzgebern sprechen: Menschen haben Pflichten an dem Ort, an dem sie leben und gegenüber anderen Menschen, die dort mit ihnen leben. Wir vermitteln uns gegenseitig *Comfort*, indem wir miteinander solidarisch sind. Pflegende können gesellschaftliche Solidarität zum Ausdruck bringen: Menschen haben Vertrauen zu uns, wir sind zahlenmässig stark und wir setzen uns für andere ein.

Comfort auf institutioneller Ebene

Vor zehn Jahren sagten Gesundheitsökonomen voraus, dass es in Zukunft weniger Kliniken und mehr häusliche Pflege geben wird. Sie begründeten dies mit dem Argument, die meisten Menschen würden häusliche Pflege vorziehen, falls ausreichend Unterstützung vorhanden ist. Inzwischen haben Klinikkonzerne viele Krankenhäuser übernommen. Die klinischen Großkonzerne konkurrieren miteinander und die Gesundheitsversorgungskosten sind höher als jemals zuvor. Es besteht keine Chancengleichheit im Zugang zur Gesundheitsversorgung.

Eine schwere Erkrankung oder Verletzung kann einen Patienten oder eine Familie finanziell ruinieren. Wo bleibt der Altruismus im Gesundheitsbereich?

In Bezug auf Patientensicherheit sprechen sich Pflegende zurzeit für Veränderungen in der Personalausstattung aus und setzen sich für verbesserte Arbeitsbedingungen in Kliniken ein. Sicherheit ist zwar wichtig, sie umfasst in meinen Augen jedoch nicht alles, was Pflege ausmacht. Sicherheit bedeutet lediglich: «Als Patient dieser Klinik werden Sie nicht verletzt werden.» Ein derartiger Standard kann kein Ziel für bestmögliche Pflege darstellen. Optimale Pflegepraxis bedeutet, dass Patienten und Familien *Comfort* erleben, sich dadurch bestärkt fühlen und sich gesundheitsförderlich verhalten.

Zu meinen Zukunftsvisionen gehört, dass Kliniken immer mehr zu Orten werden, an denen *Comfort* bei Entscheidungsprozessen eine tragende Rolle spielt.

Comfort für Patienten sollte das alles umfassende Pflegeziel sein. Dafür spricht auch die Tatsache, dass *Comfort* messbar und patientenzentriert ist. Nur die Patienten selbst wissen, wann sie sich wohl oder sich zumindest besser fühlen als vor einer pflegerischen Intervention.

Kliniken sollten zukünftig als Fürsprecher von *Comfort* für Patienten auftreten: «Wir sind eine *Comfort Care*-Klinik.» Kliniken, die ihr Interesse deutlich machen, Patienten *Comfort* zu bieten, indem sie Maßnahmen ergreifen, um den Pflegenden *Comfort* zu vermitteln, wird es weder an Patienten noch an Pflegenden mangeln. Versicherungsgesellschaften werden Wert darauf legen, mit Kliniken zusammenzuarbeiten, in denen sich Patienten besser fühlen. Wer in einem Gesundheitsberuf arbeitet, wünscht sich, dass Kreativität und Fürsorge Wertschätzung finden – bei Patienten und Vorgesetzten.

Für die Klinik der Zukunft ist *Comfort Care* ein Bezugsrahmen für ganzheitliche Praxis (Kolcaba, 2000). Dies ist ein Pflegeideal. Doch es lässt sich erreichen. Dafür braucht es Zeit und Energie, Konzentration und Rückhalt. Stellenbeschreibungen von Pflegefachpersonen sollten *Comfort* und Zuwendung für Patienten als Person beinhalten: «Die Pflegeperson kümmert sich um die ganzheitlichen Bedürfnisse von Patienten und ihren Familien und beachtet ihre physischen, psychospirituellen, soziokulturellen und umgebungsbezogenen Bedürfnisse.»

In einer *Comfort Care*-Klinik besteht das Ziel ganzheitlicher Pflege und interdisziplinärer Versorgung darin, *Comfort* für Patienten zu erhöhen. Wichtig ist, dass es sich um ein messbares Ziel handelt. Um dies zu erreichen, brauchen Pflegende Kontinuität in ihren Aufgaben, damit sie durch *Comfort* die Ressourcen der Patienten und ihrer Familien hinsichtlich ihrer Gesundheit zum Tragen bringen können. Wir brauchen eine Struktur für interdisziplinäre Zusammenarbeit, um gemeinsam Entscheidungen über die Patientenversorgung zu treffen und die Entlassungsplanung zu optimieren. Wir brauchen Zeit, um Patienten kennenzulernen und ihre ganzheitlichen Pflegebedürfnisse einzuschätzen. Wir brauchen ein Umfeld, das uns als menschliche Wesen unterstützt, die ausruhen, essen und zu bestimmten Zeiten zu ihren Familien zurückkehren müssen. Wir brauchen Anerkennung und Respekt ebenso wie die Kompetenz qualitativ hochwertig ausgebildeter Fachpersonen. Veränderungen wie diese stehen im Einklang mit den Idealen von Kliniken mit Magnet®-Status (American Nurses Association, 2001).

In *Comfort Care*-Kliniken werden Pflegende ihre Stationen vielleicht im Rahmen eines Managements gestalten, das Partizipation bei allen Entscheidungen ermöglicht (Simon, 1999). Sie wenden die besten Methoden der Teamführung, der Arbeitsplanung, des Budgetierens, der Zuweisung und der Patientenversorgung an. Modelle, die kosteneffektiv sind und das Arbeitsklima verbessern, die Verweildauer der Beschäftigten verlängern und *Comfort* erhöhen, werden zu Vorbildern (Kolcaba, 2000).

Comfort Care-Kliniken werden pflegerische Produktivität in Hinsicht auf den Heilungsprozess des Patienten in der Klinik und zuhause messen. Diese Kliniken sind davon überzeugt, dass pflegespezifischer *Comfort* zu multidisziplinären Patientenergebnissen beiträgt, beispielsweise zur erfolgreichen Entlassungsplanung und Patientenzufriedenheit. *Comfort Care*-Kliniken werden weitere multidisziplinäre Messgrößen auswerten. So könnte sich zeigen, welches Verhältnis zwischen *Comfort* und anderen klinischen Messgrößen besteht. Dann hätten diese Kliniken Belege für die Vorteile empfehlenswerter Pflegemodelle, was wiederum die Fluktuation begrenzen und die klinische Effizienz steigern könnte. Die Patienten würden rascher gesund werden und die Klinik könnte wirtschaftlich profitieren. Auch die Ernennung zur Magnet®-Organisation könnte motivierend wirken.

Comfort auf kommunaler Ebene

Meine Vision von *Comfort Care* auf der Gemeinde-Ebene ist sehr idealistisch. Sie umfasst Strategien, um Patienten und deren Familien nach der Entlassung aus *Comfort Care*-Kliniken zu unterstützen. Dies könnte durch Gemeindepflegende, Pflegemanager, Sozialarbeiter, Pflegeassistentinnen und Ärzte geschehen, die Patienten zu Hause versorgen. *Comfort*-Interventionen wären dann erstattungsfähig. Interprofessionelle Teams wären an zentraler Stelle in Gemeindebüros untergebracht. Dort könnten sie Pflegemodelle entwickeln, bedürfnis- und praxisorientiert, «von unten nach oben». Ganzheitliche und bezahlbare Pflege wäre das gemeinsame Ziel. Patienten könnten selbst bestimmen, welche Dienstleistungen ihnen am besten entsprechen. In Japan erhalten Personen Bonuspunkte, wenn sie kranke oder gebrechliche Nachbarn zuhause unterstützen (An- und Auskleiden, Körperpflege, Haushalt, Einkaufen, Transport, Kochen, finanzielle Angelegenheiten, Freizeitgestaltung). Im zentralen Gemeindebüro werden diese Bonuspunkte (wir könnten sie *Comfort*-Boni nennen) dokumentiert. Wird die *Comfort-leistende* Person ihrerseits hilfebedürftig, tauscht sie ihre Bonuspunkte ein. Diese Methode gegenseitiger Hilfe hat einige Vorteile, da auf diese Weise die Bedürfnisse hilfebedürftiger Menschen in den Gemeinden nicht mehr ignoriert werden.

Ein weiteres Thema kommunaler Gesundheitsversorgung besteht darin, eine sichere Umgebung zu gestalten. Dies bezieht sich auf die Verkehrssicherheit, das öffentliche Nahverkehrsnetz, die Nähe von Dienstleistungen, Lärmschutz, Beleuchtung, saubere Luft und sauberes Wasser, verständnisvolle und verfügbare Mitarbeiter für öffentliche Sicherheit, gerechte Gesetze sowie eine zugängliche Gesundheitsversorgung. Gemeinden, die sich für *Comfort* engagieren, sind in hohem Maß auf mitmenschliche Solidarität und Interaktion ausgerichtet. Diese Faktoren haben Studierende der kommunalen Gesundheitspflege festgestellt. Stellen Sie sich eine Gemeinde vor, in der diese Impulse auf die Politik einwirken und Veränderungen anregen!

Pflegende werden in Zukunft transdisziplinär arbeiten. Sie werden sich in einem breiten Spektrum von Ressourcen auskennen, um ihren Patienten bei Entscheidungen zu helfen. Zugleich werden sie ihre Beziehungen zu Patienten bewusst fürsorglich gestalten und ihre Unterstützung wird die gesamte Lebensspanne umfassen.

Die Idee der Gemeinde beruht auf dem Zusammenleben von Menschen in einem gemeinsamen geografischen Bereich, die gemeinsame Werte haben. Gemeinden funktionieren gut, wenn in Bezug auf Ziele, Werte, Überzeugungen und Erwartungen allgemeine Übereinstimmung herrscht. Menschen haben vor der Einzigartigkeit jedes anderen Menschen Respekt. Sie sind davon überzeugt, dass jeder in seiner Verantwortung gefragt ist.

Eine Woche in New York nach dem 11. September zeigte mir eindrucksvoll, wie stark menschliche Gemeinschaft sein kann. Der Schmerz der New Yorker war unser Schmerz, ihr Einsatz für den Wiederaufbau war auch unser Einsatz. Wir teilten unsere Ängste bezüglich der persönlichen Sicherheit. Wir wurden uns bewusst, wie zerbrechlich und gefährdet unsere Sicherheit ist.

Zu dieser Zeit dachte ich intensiv über *Comfort* nach. Mein *Comfort*-Bedürfnis nach *Linde-*

rung der Angst konnte niemand vollständig befriedigen. Ich fühlte mich nie vollkommen *behaglich*, aber ich erlebte *Transzendenz* und war fähig, meine Reisepläne trotz der Grundangst und des seelischen Schmerzes einzuhalten. *Transzendenz* erlebte ich in Gestalt des greifbaren Gefühls von Gemeinschaft in New York. Bürgermeister Giuliani vermittelte durch seine Anwesenheit und seine Autorität *Comfort*. In Manhattan nahm *Comfort* Gestalt an – durch Menschen jeder Gesellschaftsschicht, Hautfarbe und Sprache: *Transzendenz* machte dies möglich. Erschöpft und zugleich innerlich bewegt durch die starke Gemeinschaft und Mitmenschlichkeit in New York, kehrte ich heim. Meine Vision des 21. Jahrhunderts ist die von Menschen, die in allen Gemeinden, in denen wir leben und arbeiten, ebenso unterstützt und umsorgt werden können wie dies in New York geschehen ist.

Comfort auf nationaler Ebene

Meine Vision von *Comfort* auf nationaler Ebene bezieht sich auf einen Gesundheitsplan, bei dem eine Ausweiskarte Zugang zu kostensparenden kommunalen Dienstleistungen ermöglicht, die ich oben beschrieben habe.

Politische Entscheidungen müssen stärker durch altruistische Ideale von Gleichheit und Einheit getragen werden, weniger von Sonderinteressen.

Individuelle Rechte müssen in ein ausgewogenes Verhältnis zum gegenseitigen Respekt und zur Achtung vor Mitbürgerinnen und Mitbürgern aus anderen Ländern gebracht werden. Die Politik muss mehr als nur nationale Interessen berücksichtigen. Es ist wichtig, dass Menschen aktiv Verantwortung für diese Vision und das politische Handeln übernehmen – wir sitzen alle in einem Boot.

Jean Watson spricht von der Pflegefachperson als «heilsamem Umfeld». Sie bezieht sich dabei auf «die synergistische, organismische vieldimensionale Reaktion der Person als Ganzes», welche so gefördert werden kann, dass ein Empfinden des Heilseins möglich wird (1992: 28). Darüber hinaus regt sie uns dazu an, die Pflegeperson nicht nur als jemanden zu sehen, der sich *in* der Umgebung des Patienten befindet, sondern der diese Umgebung *ist*. Dann können wir fragen:

- «Wenn Pflegende die Umgebung für den Patienten sind, können wir uns dann ein heilsameres Umfeld vorstellen?»
- Wie können Pflegende ihr Bewusstsein, ihr Sein, ihre Stimme, ihre Berührung und ihr Gesicht für den Heilungsprozess einsetzen? (Watson, 1992: 27)

Diese Vorstellung von einer Person oder Gruppe als «heilsames Umfeld» ist bedenkenswert.

Comfort auf globaler Ebene

Comfort ist eine Begrifflichkeit, die uns als Pflegende weltweit miteinander verbindet. Als wissenschaftliche Begrifflichkeit bezieht sich *Comfort* in erster Linie auf die Pflege. Forschungsergebnisse deuten jedoch darauf hin, dass es sich um eine Begrifflichkeit von interprofessioneller Bedeutung handelt. *Comfort* ist als umfassender Bezugsrahmen der Gesundheitsversorgung für alle Disziplinen wichtig, um Interventionen zu konzipieren und auf realistische Ziele hinzuarbeiten, die Patienten und Familien wünschen und für die sie sich einsetzen werden, um sie zu erreichen. Wir gehen davon aus, dass *Comfor*t den Institutionen der Gesundheitsversorgung zugute kommt. Sie werden davon profitieren, dass Pflegende und Mitglieder des Versorgungsteams sich am *Comfort Care*-Bezugsrahmen orientieren. Stellen Sie sich vor, wie sich diese Effekte ausweiten können, wenn mehr Gesundheitsfachpersonen sich weltweit für die Comfort-Bedürfnisse von Personen engagieren, die nicht in eine Ambulanz oder Klinik kommen können.[22]

22 Dies ist möglich in Organisationen wie HOPE Healthcare (Quelle: http://www.icocco-op.org/, Zugriff am 28.2.2012) [A.d.Ü.]

Comfort auf transkultureller Ebene

Es ist viel Arbeit erforderlich, um die *Comfort*-Theorie und dieses Buch in andere Sprachen zu übersetzen. Das Ziel besteht darin, das *Comfort* als messbares Ergebnis der Gesundheitsversorgung zur Geltung kommen kann und Wertschätzung findet.

Die Weltgesundheitsorganisation (WHO) definierte Gesundheit als «Zustand des vollständigen körperlichen, geistigen und sozialen Wohlbefindens und nicht allein die Abwesenheit von Krankheit und Behinderung» (1974: 1).

Die Pflegetheoretikerin Nora Pender (1996) zeigte auf, dass Gesundheit nicht nur vieldimensional, sondern auch überindividuell ist: Gesundheit ist ein dynamischer Prozess, der Familien, Gemeinden und Nationen betrifft.

Die *Comfort*-Theorie besagt, dass erhöhter *Comfort* mit dem Engagement für gesundheitsförderliche Verhaltensweisen zusammenhängt. Dies gilt nicht nur für den einzelnen Patienten, sondern auch für Familien oder Gemeinden. Gesundheit ist ein aktiver, partizipatorischer Prozess. Wir wissen, dass wir uns um unsere Gesundheit kümmern müssen, um sie zu erhalten. Und wir sind dafür verantwortlich, Gemeinden, Nationen und unseren Planeten gesund zu erhalten. Jeder von uns kann einen persönlichen Beitrag dazu leisten, um *Comfort* im eigenen Umfeld zu erhöhen.

Wir können der Sache des Friedens auch dadurch dienen, dass wir uns die *Comfort*-Bedürfnisse anderer Menschen bewusst machen. Es genügt nicht, uns nur für unsere individuelle Freiheit und unsere eigenen Rechte einzusetzen. Wir müssen uns auch für die Freiheit, die Rechte und den *Comfort* anderer Menschen engagieren. Unser Einsatz kann mit dem Erfassen und Erfüllen menschlicher *Comfort*-Bedürfnisse beginnen. Wir können durch alles, was wir tun, *Comfort* für unsere Mitmenschen verwirklichen und auf diese Weise ein friedlicherer Planet werden. Ist mitmenschlicher *Comfort* ein Wert, dem wir uns alle verpflichtet fühlen, werden wir alles tun, um ihn zu verwirklichen – in der Begegnung mit den Menschen, die uns umgeben.

Die Natur des Friedens

Friede geht nicht aus Terror oder Furcht hervor.
Friede ist nicht das Schweigen von Friedhöfen.
Friede ist nicht das Ergebnis gewaltsamer Unterdrückung.
Friede ist der großzügige, friedvolle Beitrag aller zum Guten aller.
Friede ist dynamische Kraft. Friede ist Großzügigkeit. Er ist Recht und Pflicht.

Erzbischof Oscar Romero[23],
«The Church is All of You» (1984)

Comfort-Arbeit für die Zukunft

Indem wir uns selbst als *Comfort*-Instrumente einsetzen, können wir in unseren Gemeinden ehrenamtlich tätig werden. Wir können *Comfort*-Bedürfnisse in unserem unmittelbaren Umfeld ansprechen. Je mehr Menschen aktiv werden, desto mehr werden sich unsere *Comfort*-Zirkel überschneiden und wachsen. Wir können Fürsprechende für andere sein, indem wir am Beispiel zeigen, wie «Friede […] der großzügige, friedvolle Beitrag aller zum Guten aller» (Erzbischof Romero) ist. Friede muss intentional sein und kann gefördert werden, indem man über die ganzheitlichen *Comfort*-Bedürfnisse anderer Menschen nachdenkt.

In einer weniger altruistischen, aber ebenso wichtigen Weise wird die Sorge um *Comfort* für andere Menschen von unserer Gesellschaft mehr gewürdigt werden, wenn wir nachweisen, dass *Comfort* konkrete Vorteile für Institutionen, Behörden und Regierungen hat.

---

23 1917–1980; katholischer Erzbischof von San Salvador, war der Verfechter der «Theologie der Befreiung». Er trat für soziale Gerechtigkeit und politische Reformen ein. Damit richtete er sich gegen die damalige Militärdiktatur in El Salvador. 1980 wurde er am Altar erschossen. Sein Tod markierte den Beginn des Bürgerkriegs. Die Jahresangabe 1984 steht für die Publikation. [A.d.Ü.]

Tabelle 10-1 zeigt aus meiner Sicht eine realistische Auswahl von Prioritäten, um *Comfort Care* im 21. Jahrhundert zu fördern. Falls Sie oder Ihre Kolleginnen in einem dieser Bereiche arbeiten, bitte ich Sie, Ihre Erkenntnisse zu veröffentlichen und in den aktuellen Wissensbestand über *Comfort* einzufügen. Gerne können Sie mit mir Kontakt aufnehmen. Auf diese Weise können wir neues Wissen in das bereits vorhandene integrieren. Ich würde mich auch über Ihre Mitteilungen und Fragen freuen. Aus Ihren Rückmeldungen kann ich viel lernen.

Tabelle 10-1: Zukünftige Ausrichtung von *Comfort Care*

Praxis	Übernehmen Sie *Comfort Care* als Bezugsrahmen für die Praxis auf einzelnen Stationen
	Adaptieren Sie *Comfort Care* für das Praxis-Setting
	Implementieren Sie ein *Bottom-up* Managementmodell
	Intensivieren Sie die Forschung zu *Comfort*-fördernden Interventionen,
	Zeigen Sie im Rahmen von Studien, wie *Comfort* mit gesundheitsförderlichen Verhaltensweisen und institutionellen Ergebnissen zusammenhängt.
	Setzen Sie sich dafür ein, dass ihre Institution Magnet®-Status erreicht (American Nurses Organization, 2001).
Ausbildung	Führen Sie Studierende aller Stufen in *Comfort Care* ein
	Bitten Sie Studierende, Pflegepläne für Patienten und für Familien (s. Abb. 10-1 und 10-2) auszufüllen.
	Präsentieren Sie das Modell in Fortbildungskursen für Pflegende und andere Disziplinen.
	Nehmen Sie am transkulturellen Pflegediskurs teil (Pohlkotte, 2001).
Forschung	Weisen Sie ausgehend von kleinen Pilotstudien die Kosteneffektivität von *Comfort Care* nach (im Vergleich zu Stationen, die ohne *Comfort Care* arbeiten).
	Führen Sie Feldforschung zu Interventionen durch, die *Comfort* erhöhen.
	Zeigen Sie im Rahmen von Feldforschung, wie *Comfort* mit gesundheitsförderlichen Verhaltensweisen und institutionellen Ergebnissen zusammenhängt.
	Übersetzen Sie den «Allgemeinen *Comfort*-Fragebogen» in andere Sprachen und testen Sie die psychometrischen Eigenschaften der übersetzten Instrumente (Reliabilität und Validität).
	Orientieren Sie sich an NIC, NOC (Iowa Intervention Project, 1996; Iowa Outcomes Project, 1997).
	Beachten Sie *Comfort*-Cutoff-Werte, unterhalb derer Maßnahmen ausgelöst werden und entwickeln Sie Regeln.
	Messen Sie *Comfort* bei Kindern, Menschen mit einer Behinderung und anderen einzigartigen Populationen.

Patient: ________ Medizinische Diagnose: ________ Pflegeperson/Studierende/r: ______________

Comfort-Bedürfnisse	Interventionen	Störvariablen	Wahrnehmung des Patienten bezüglich des eigenen *Comfort*	Was kommt als Nächstes?	Gesundheitsförderliche Verhaltensweisen	Institutionelle Ergebnisse
	Die Pflegeperson wird ...		objektive		*Der Patient wird ...*	
physisch						
					intern und/oder	
psycho-spirituell						
			subjektive		extern und/oder	
umgebungsbezogen						
soziokulturell						
			unterstützend		friedvoller Tod	

Abbildung 10-1: *Comfort-Care*-Plan für Patienten

Da *Comfort* komplex ist, müssen viele Bausteine noch entdeckt und in die Wissensstruktur der Gesundheitsversorgung eingebaut werden (Kolcaba/Wykle, 1997). Details in diese Struktur einzufügen, erfordert das Interesse, die Fähigkeiten und die Kooperation vieler Menschen. Die **Abbildungen 10-1** und **10-2** zeigen *Comfort-Care*-Pläne für Patienten und Familien. Treten Sie also unserem *Comfort*-Zirkel bei oder rufen Sie ihren eigenen ins Leben. Tragen Sie dazu bei, dass unsere Zirkel zusammenwachsen.

Gedanken zum *Comfort*-Zitat (Kap. 10)

Landesweit versammelten sich am Freitag, 14. September, Menschen, um sich während eines nationalen Gebetstages gegenseitig zu trösten. [...] Die Teilnehmenden reichten sich für einen Moment des Schweigens die Hände.

Brazaitis, T.,
Cleveland Plain Dealer, 16.09.2001, S. 3

Dieses Zitat zeigt ein angeborenes menschliches Bedürfnis: Wir wenden uns an andere Menschen, wenn wir *Comfort* benötigen. Sobald wir unsere gemeinsamen Bedürfnisse nach *Comfort*

Betreuungsperson/Familie: ____________ Patient: ______________________

Medizinische Diagnose: ____________ Pflegeperson/Studierende/r: ____________

Comfort-Bedürfnisse der Familie	Comfort-Bedürfnisse des Patienten	Interventionen	Störvariablen	Wahrnehmung des Patienten bezüglich des eigenen *Comfort*	Wahrnehmung der Familie bezüglich ihres *Comfort*	Gesundheitsförderliche Verhaltensweisen	Institutionelle Ergebnisse
physisch	physisch	*Die Pflegeperson wird ...*		objektive		*Der Patient wird ...*	
psycho-spirituell	psycho-spirituell			subjektive		interne Verhaltensweisen	
soziokulturell	soziokulturell			unterstützend		externe Verhaltensweisen	
umgebungsbezogen	umgebungsbezogen					friedvoller Tod	

Abbildung 10-2: *Comfort-Care*-Plan für Familie/Patient

anerkennen und entsprechend handeln, erhalten wir *Comfort* von Menschen, denen wir *Comfort* vermitteln. Dies empfand ich auch während unserer Studie zur Handmassage mit Hospizpatienten: Ich verließ dieMassagesitzungen gestärkt und inspiriert! Den *Comfort*-Bedürfnissen anderer zu dienen ist also ein wechselseitiges Geben und Nehmen.

Dzemila Spahovic stammt aus Bosnien und ist Case-Managerin für Flüchtlinge aus dem Bosnien-Krieg. Die Ereignisse des 11. September waren ein Schock für sie: «Als ich hierher kam, hoffte ich, wir wären für alle Zeiten sicher», sagte sie. Sie betreut BosnierInnen, die kriegstraumatisiert sind und immer wieder von Erinnerungen an den Krieg in ihrer Heimat verfolgt werden. Dzemila Spahovic findet es schwierig, *Comfort* zu bieten und selbst unter Ängsten zu leiden. Doch sie fügt hinzu: «Aber jemand muss es tun.»

(Bericht von J. Lieblich und S. Franklin, *Chicago Tribune*, 14. September 2001, S. 1–11)

Bitte denken Sie daran, dass es schwerfallen kann, *Comfort* zu bieten, wenn wir selbst stark belastet sind, eine hohe persönliche Verantwortung für unsere eigene Familie tragen oder selbst erschöpft sind. Doch «jemand muss es tun» und alle, die Comfort leisten, bilden zusammen eine machtvolle Gemeinschaft. Sie wächst und *Comfort* gewinnt an Ausstrahlung. Bitte schließen Sie sich uns an. Werden Sie Teil unseres *Comfort*-Teams! Wir brauchen Sie.

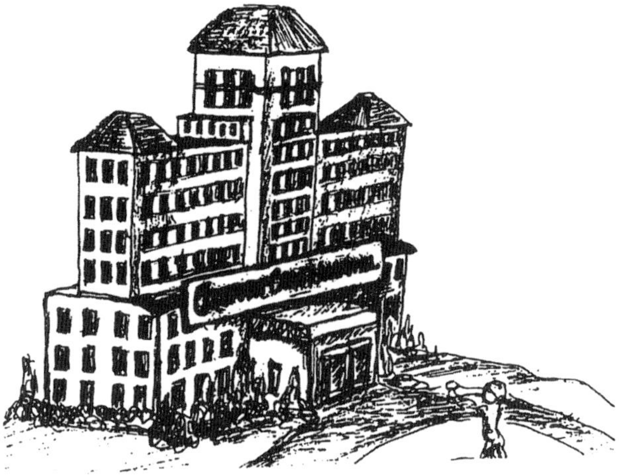

Literaturverzeichnis

Aikens, C. (1908). Making the patient comfortable. *Canadian Nurse and Hospital Review, 4*(9), 422–424.

Ambuel, B., Hamlett, K., Marx, C., & Blumer, J. (1992). Assessing distress in pediatric intensive care environments: The COMFORT scale. *Journal of Pediatric Psychology, 17*(1), 95–109.

American Nurses Association. (1991). *Position statement for promotion of comfort and relief of pain in dying patients.* Washington, DC: Author.

American Nurses Association. (1994). *Position statement against assisted suicide.* Washington, DC: Author.

American Nurses Association. (2001). Mandatory overtime bill caps off successful legislative year. *The American Nurse, 33*(6), 3, 17.

American Nurses Association and Health Ministries Association, Inc. (1998). *Scope and standards of parish nursing practice.* New York: American Nurses Association Publishing.

Andrews, C., & Chrzanowski, M. (1990). Maternal position, labor, and comfort. *Applied Nursing Research, 3*(1), 7–13.

Arrington, D., & Walborn, K. (1989), The comfort caregiver concept. *Caring, 8*(12), 24–27.

Benner, P. (1984). *From novice to expert.* Reading, MA: Addison-Wesley Publishing Co.

Berry, T. (1988). *The dream of the earth.* San Francisco: Sierra Club Books.

Bishop, S. (1998). Logical reasoning. In A. Tomey & M. Alligood (Eds.), *Nursing theorists and their work* (pp. 25–34). St. Louis, MO: Mosby.

Blum, L. (1998). Care. In L. Becker & C. Becker (Eds.), *Encyclopedia of ethics* (Vol. I, A–K; pp. 125–126). New York: Garland Publishing Co.

Brazaitis, T. (2001). September 16, p. H-3. The survivors need help too. The Plain Dealer, Cleveland, OH.

Buerhaus, P., & Needleman, J. (2000). Policy implication of research on nurse staffing and quality of care. *Policy, Politics, & Nursing Practice, 1*, 5–16.

Buerhaus, P., & Norman, L.(2001). It's time to require theory and methods of quality improvement in basic and graduate nursing education. *Nursing Outlook, 49*, 67–69.

Burns, R. (1838). The tree of liberty. In W. Henley & T. Henderson (Eds.), *The poetry of Robert Burns.* Scotland: Edinburgh Press.

Carpenito, L. (1987). *Nursing diagnosis: Application to clinical practice.* Philadelphia: J. B. Lippincott.

Chinn, P. (1992). From the editor. *Advances in Nursing Science, 15*(1), vii.

Coile, Z. (2001, Sept. 23). «Giuliani gains popularity in the aftermath of tragedy.» *The Plain Dealer.* Cleveland, OH, p. A9.

Cook, J. (2000). Caregiver's Comfort. Caregivers' Comfort Creations. LLC, P.O. Box 6323. Evanston, IL, 60204.

Council of Nurses. (1973). Center of Study of Ethics in the Professions [On-line]. International Council of Nurses, Code for Nurses. http://csep.iit.edu/Codes/coe/International

Cox, J. (1996). Assessing patient comfort in radiation therapy. Radiation Therapist, 5(2), 119–125.

Craig, D. (1969). *Friendship.* Norwalk, CT: C.R. Gibson Co.

Daily Word. (2001). Presence. *Daily Word*, July, p. 45.

Derman, M., & Hubert, D. (1999). Patient outcomes: A measure of nursing's value. *American Journal of Nursing, 99*(9), 40–48.

Donahue, M.P. (1989). *Nursing: The finest art.* St. Louis: Mosby.

Dowd, T. (2001), Katharine Kolcaba: Theory of Comfort. In A. Tomey & M. Alligood (Eds.), *Nursing theorists and their work* (5th ed., pp. 430–442). St. Louis: Mosby.

Dowd, T., & Dowd, E.T. (1995). Cognitive therapy in the management of urinary incontinence. *Complessita & Cambiamento (Complexity and Change), 4*(2), 11–15.

Dowd, T., Kolcaba, K. & Steiner, R. (2000). Using cognitive strategies to enhance bladder control and comfort. *Holistic Nursing Practice, 14*(2), 91–103.

Dowd, T., Kolcaba, K. & Steiner, R. (2002). Correlations among measures of bladder function and comfort. *Journal of Nursing Measurement, 10*(1), 27–38.

Downing, J.C. (2000). *Caregiver's Comfort Creations*, LLC. P.O. Box 6323, Evanston, IL, 60204.

Dozor, R., & Addison, R. (1992). Toward a good death: An interpretive investigation of family practice residents' practice with dying patients. *Family Medicine, 24*, 538–543.

Dretske, F. (1988). *Explaining behaviour: Reasons in a world of causes.* Cambridge, MA: MIT Press.

Family Circle. (2001). Comfort is the key to looking good. August, p. 73.

Fawcett, J. (1984). The metaparadigm of nursing: Present status and future refinements, *Image: The Journal of Nursing Scholarship, 16*(2), 84–89.

Ferguson, V. (1989). The nurse executive: Comfort and presence. *Journal of Professional Nursing, 5*(6), 289.

Foley, M. (2001). Staffing: The ANA's primary concern. *American Journal of Nursing, 101*(1), 88.

Fortin, J. (1999). Human needs and nursing theory. In H. Kim & I. Kollak (Eds.), *Nursing theories: Conceptual and philosophical foundations* (pp. 23–54). New York: Springer Publishing.

Fox, C., & Kolcaba, K. (1995). Unsafe practice: A lack of strategies for effective decision making. (News, notes, and tips). *Nurse Educator, 20*(5), 3–4.

Fuller, S. (1978). Holistic man and the science of nursing. *Nursing Outlook, 26*, 700–704.

Funk, S., Tornquist, E., Champagne, M., Copp, L., & Wiese, R. (1989). *Key aspects of comfort: Management of pain, fatigue, and nausea.* New York: Springer Publishing.

Glaser, C., & Strauss, A. (1965). *Awareness of dying.* Chicago: Aldine.

Goodnow, M. (1935). *The technic of nursing.* Philadelphia: W. B. Saunders.

Goodwin, L., & Goodwin, W. (1991). Focus on psychometrics: Estimating construct validity. *Research in Nursing and Health, 14*, 235–243.

Gropper, E. (1992). Promoting health by promoting comfort. *Nursing Forum, 27*(2), 5–8.

Halloway, T. (2001). A day in the life of a nurse. *Registered Nursing, 64*(7), 54.

Hamilton, J. (1989). Comfort and the hospitalized chronically ill. *Journal of Gerontological Nursing, 15*(4), 28–33.

Harmer, B. (1926). *Methods and principles of teaching the principles and practice of nursing.* New York: MacMillan.

Harmer, B. (1931). *Textbook of principles and practice of nursing* (2nd ed.). New York: MacMillan.

Health Information Policy Council. (1985). 1984 revision of the uniform hospital discharge data set. *Federal Register, 50*(147), 31038–31040.

Henderson, V. (1978). *Principles and practice of nursing.* New York: MacMillan.

Hinds, P. (1984). Inducing a definition of «hope» through the use of grounded theory methodology. *Journal of Advanced Nursing, 9*, 357–362.

Hogan-Miller, E., Rustad, D., Sendelbach, S., & Goldenberg, I. (1995). Effects of three methods of femoral site immobilization on bleeding and comfort after coronary angiogram. *American Journal of Critical Care, 4*(2), 143–148.

Howarth, F. (1982). A holistic view of middle management. *Nursing Outlook, 30*, 522–552.

HRSA (2001, April 20). HHS study finds strong link between patient outcomes and nurse staffing in hospitals. *Health Resources and Services Administration Report* [On-line]. http://www.hrsa.gov/Newsroom/releases/2001 %20Releases/nursestudy.htm/

Humphreys, G. (1989). Dear nurse. *American Journal of Nursing*, Nov.

Hurley, A., Volicer, B., Hanrahan, S., & Volicer, L. (1992). Assessment of discomfort in advanced Alzheimer patient. *Research in Nursing & Health, 15*, 369–377.

International Council of Nurses (ICN), Geneva. (2000). *Code for nurses.* Geneva: Imprimeries Populaires. Online: http://www.icn.ch/icncode.pdf

International Parish Nurse Resourcer Center. (1999). Online: www.advocatehealth.com/sites/pnursctr.html/

Iowa Intervention Project. (1996). *Nursing interventions classification (NOC)* (J. McCloskey & C. Bulechek, Eds., 2nd ed.). St. Louis: Mosby.

Iowa Outcomes Project. (1997). *Nursing outcomes classification (NOC)* (M. Johnson & M. Maas, Eds.). St. Louis: Mosby.

Jenkins, G., & Taber, T. (1977). A Monte Carlo study of factors affecting three indices of composite scale reliability. *Journal of Applied Psychology, 62*, 392–398.

Jennings, B., Staggers, N., & Brosch, L. (1999). A classification scheme for outcome indicators. *Image: Journal of Nursing Scholarship, 31*(4), 381–388.

Johnson, M., & Maas, M. (1999). Nursing-sensitive patient outcomes. In E. Cohen & V. DeBack (Eds.), *The outcomes mandate* (pp. 37–48). St. Louis: Mosby.

Johnson, S. (1750). The Rambler #21. In *A Johnson Reader.* New York: Pantheon Books, 1964, p. 172.

Karnofsky, D., & Burchenal, J. (1949). The clinical evaluation of chemotherapeutic agents against cancer. In N. McLeod (Ed.), *Evaluation of chemotherapeutic agents* (pp. 191–205). New York: Columbia University Press.

Keeling, A., Knight, E., Taylor, V., & Nordt, L. (1994). Postcardiac catheterization time-in-bed study: Enhacing patient comfort through nursing research. *Applied Nursing Research, 7*(1), 14–17.

Kemper, B. (2001). «I wish I could comfort every ...» President Bush quote, *Chicago Tribune*, pp. 1–3.

Kendall, G., Hrycaiko, D., & Martino, G. (1990). The effects of an imagery rehearsal, relaxation, and self-talk package on basketball game performance. *Journal of Sport and Exercise Psychology, 12*, 157–166.

Kim, H. (1999). Introduction. In H. Kim & I. Kollak (Eds.), *Nursing theories: Conceptual and philosophical foundations* (pp. 1–7). New York: Springer Publishing.

Knapp, T., Kimble, L., & Dunbar, S. (1998). Distinguishing between the stability of a construct and the stability of an instrument in trait/state measurement. *Nursing Research, 47*, 60–61.

Koff, S. (2001, Jan. 21). He calls for building character, banishing hidden prejudices. *The Plain Dealer.* Cleveland, OH, p. A1.

Kolcaba, K. (1987). Reaching optimum function is realistic goal for elderly. (Letter to the Editor). *Journal of Gerontological Nursing, 13*(12), 36.

Kolcaba, K. (1988). A framework for the nursing care of demented patients. *Mainlines, 9*(6), 12–13.

Kolcaba, K. (1991). A taxonomic structur for the concept comfort. *Image: Journal of Nursing Scholarship, 23*(4), 237–239.

Kolcaba, K. (1992a). The concept of comfort in an environmental framework. *Journal of Gerontological Nursing, 18*(6), 33–38.

Kolcaba, K. (1992b). Holistic comfort: Operationalizing the construct as a nurse-sensitive outcome. *Advances in Nursing Science, 15*(1), 1–10.

Kolcaba, K. (1994). A theory of holistic comfort for nursing. *Journal of Advanced Nursing, 19*, 1178–1184.

Kolcaba, K. (1994, October). «Give Us Better Advice.» Letter to the editor. *The American Nurse.*

Kolcaba, K. (1995a). The process and product of comfort merged in holistic nursing art. *Journal of Holistic Nursing Practice, 13*(2), 117–131.

Kolcaba, K. (1995b). The art of comfort care. *Image: Journal of Nursing Scholarship, 27*(4), 287–289.

Kolcaba, K. (1997). *The Comfort Line* [On-line]. Available: http://www.uakron.edu/comfort/

Kolcaba, K. (1998). The effects of guided imagery on comfort in women with breast cancer choosing conservative therapy. (Doctoral dissertation, Case Western Reserve University, 1997). *Dissertation Abstracts International,* DAI–B 58/07. Jan., p. 3558.

Kolcaba, K. (1998). Comfort. *The encyclopedia of nursing research* (pp. 102–104). New York: Springer Publishing.

Kolcaba, K. (1998, May). The art of comfort care. *Summa Research Progress Newsletter.*

Kolcaba, K. (1999, Sept.). Guided imagery study cited in *American Health Magazine,* p. 47.

Kolcaba, K. (2000). Holistic care: Is it feasible in today's health care environment? [Counterpoint Response]. *Nursing Leadership Forum,* 4(4), 105–107. [Reprinted in *Nursing leaders speak out: Issues and opinions* (pp. 49–45). New York: Springer Publishing.]

Kolcaba, K. (2001). Evolution of the mid-range theory of comfort for outcomes research. *Nursing Outlook, 49*(2), 86–92.

Kolcaba, K. (2001). Kolcaba's Theory of Comfort. *Core concepts for advanced nursing practice* (pp. 418–422). St. Louis: Mosby.

Kolcaba, K. (in review). The Theory of Comfort. Chapter in *Middle Range Theories: Application to Nursing Research.* New York: Lippincott, Williams, & Wilkins.

Kolcaba, K., & Dowd, T. (2000). Kegel exercises: Strengthening the weak pelvic floor muscles that cause urinary incontinence. *American Journal of Nursing, 100*(11), 59.

Kolcaba, K., & Fisher, E. (1996). A holistic perspective on comfort care as an advance directive. *Critical Care Nursing Quarterly, 18*(4), 66–76.

Kolcaba, K., & Fox, C. (1999). The effects of guided imagery on comfort of women with early stage breast cancer undergoing radiation therapy. *Oncology Nursing Forum, 26*(1), 67–72.

Kolcaba, K., & Kolcaba, R. (1991). An analysis of the concept of comfort. *Journal of Advanced Nursing, 16,* 1301–1310.

Kolcaba, K., & Steiner, R. (2000). Empirical evidence for the nature of holistic comfort. *Journal of Holistic Nursing, 18*(1), 46–62.

Kolcaba, K., & Wilson, L. (2002). Comfort Care: A framework for Peri-Anesthesia nursing. *Journal of PeriAnesthesia Nursing, 17*(2), 102–114.

Kolcaba, K., & Wykle, M. (1997). Spreading comfort around the world. *Reflections,* 2nd quarter, 12–13.

Kolcaba, R. (1997). The primary holisms in nursing. *Journal of Advanced Nursing, 25,* 290–296.

Kovner, C., Harrington, C., & Mezey, M. (2001). Counting nurses: What is community health- public health nursing? *American Journal of Nursing, 101*(1), 59–60.

Kozier, B., Erb, G., Berman, A., & Burke, K. (2000). Caring, comforting, and communicating. *Fundamentals of nursing: Concepts, process, and practice* (6th ed., pp. 430–431). New York: Prentice Hall.

Krueger, B. (2001, June 16). Dear Abby. *The Plain Dealer,* p. 10-E.

Labun, E. (1988). Spiritual care: An element in nursing care planning. *Journal of Advanced Nursing, 13,* 316–320.

Landefeld, S., Palmer, R., Kresevic, D., Fortinsky, R., & Kowal, J. (1995). A randomized trail of care in a hospital medical unit especially designed to improve the functional outcomes of acutely ill older patients. *New England Journal of Medicine, 332*(29), 10338–10344.

Laurie, R. (2001, July 1). «We must educate ...» Letter to the editor: Do doctors owe patients optimism, or the truth? *The Plain Dealer,* p. 4-G.

Lee, C. (1990). Psyching up for a muscular endurance task: Effects of image content on performance and mood state. *Journal of Sport and Exercise Psychology, 12,* 66–73.

Lehman, D. (2001, July 22). *Jacobs Field, Game Face.* Dennis Lehman, Indians VP of Business, p. 24.

Levine, M. (1967). The four conservation principles of nursing. *Nursing Forum, 6,* 45–49.

Lieblick, J., & Franklin, S. (2001, Sept. 14). «Somebody has to do it.» Article «Refugees relive homeland terror, comfort U.S. natives.» *Chicago Tribune.* Section 1, p. 11.

Lipsey, M. (1990). *Design sensitivity.* Newbury Park, CA: Sage.

Louden, J. (1992). *The woman's comfort book.* San Francisco: Harper.

Lynn, M. (1986). Determination and quantification of content validity. *Nursing Research, 35,* 352–385.

Mallison, M. (1990). Editorial. *American Journal of Nursing* (Oct.), p. 15.

Malone, B.N. (1999). All I want for Christmas. *The American Nurse* (Nov./Dec.), p. 4.

McClelland, D. (1988). The effect of motivational arousal through films on salivary immunoglobulin A. *Psychological Health, 2,* 31–52.

McIlveen, K., & Morse, J. (1995). The role of comfort in nursing care: 1900–1980. *Clinical Nursing Research, 4*(2), 127–148.

Melzak, R., & Wall, P. (1982). *The challenge of pain.* New York: Basic Books.

Metro Health System. (1999). *Pain management: Comfort with caring* [Brochure '44109–1998]. Cleveland, OH: Author.

Miller, C. (1999). (Contributor, Chapters 1, 2, 22). *Nursing care of older adults* (3rd ed.). New York: J.B. Lippincott.

Morse, J. (1983). An ethnoscientific analysis of comfort: A preliminary investigation. *Nursing Papers, 15,* 6–20.

Morse, J. (1992). Comfort: The refocusing of nursing care. *Clinical Nursing Research, 1*(1), 91–106.

Murray, H. (1938). *Explorations in personality.* New York: Oxford Press.

National Committee on Vital and Health Statistics. (1980). *Long-term health care: Minimum data set* (No. PHS 80-1185). Washington, DC: U.S. Department of Health and Human Services.

National Committee on Vital and Health Statistics. (1981). *Uniform ambulatory medical care: Minimum data set* (No. PHS 81-1161). Washington, DC: U.S. Department of Health and Human Services.

National Hospice Organization. (1994). Standards of a hospice program of care. *The Hospice Journal, 9*(4), 39–74.

Neves-Arruda, E., Larson, P., & Meleis, A. (1992). Comfort: Immigrant Hispanic cancer patients' views. *Cancer Nursing, 15*(6), 387–394.

Nightingale, F. (1859). *Notes on nursing.* London: Harrison.

Nolan, M., & Grant, G. (1992). Mid-range theory building and the nursing theory-practice gap: A respite care case study. *Journal of Advanced Nursing, 17,* 217–223.

Novak, B., Kolcaba, K., Steiner, R., & Dowd, T. (2001). Measuring comfort in caregivers and patients during late end-of-life care. *American Journal of Hospice & Palliative Care, 18*(3), 170–180.

Nowotny, M. (1989). Assessment of hope in patients with cancer: Development of an instrument. *Oncology Nursing Forum, 16*(1), 57–61.

Nursing Outcomes Classification. (2000). M. Johnson, M. Maas, & S. Moorhead (Eds.), 2nd Ed. St. Louis: Mosby.

Oaster, T. (1989). Number of alternative per choice point and stability of Likert-type scales. *Perceptual and Motor Skills, 68,* 549–550.

Oerlemans, M. (1972). Eli. *American Journal of Nursing, 72,* 1440–1441.

Orlando, I. (1961/1990). *The dynamic nurse-patient relationship.* New York: National League for Nursing.

Orr, R., Paris, J., & Siegler, M. (1991). Caring for the terminally ill: Resolving conflicting objectives between patient, physician, family, and institution. *Journal of Family Practice, 33,* 500–504.

Palmer, R., Landefeld, S., Kresevic, D., & Kowal, J. (1994). A medical unit fort he acute care of he elderly. *Journal of the American Geriatric Society, 42*(5), 545–552.

Panno, J., Kolcaba, K., & Holder, C. (2000). Acute care for Elders (ACE): A holistic model for geriatric orthopaedic nursing care. *Orthopaedic Nursing, 19*(6), 1–9.

Paterson, J., & Zderad, L. (1976/1988). *Humanistic nursing.* New York: National League for Nursing.

Pender, N. (1996). *Health promotion in nursing practice* (3rd ed.). Stamford, CT: Appleton & Lange.

Peplau, H. (1952). The art and science of nursing: Similarities, differences, and relations. *Nursing Science Quarterly, 1*(1), 5–15.

Phillips, L., & Ayres, M. (1999). Supportive and nonsupportive care environments for the elderly. In A. Hinshaw, S. Feetham, & J. Shaver (Eds.), *Handbook of clinical nursing research* (pp. 600–603). Thousand Oaks, CA: Sage.

Pohlkotte, A. (2001). The ultimate nursing adventure: Student discovers a passion for transcultural nursing. *Excellence in clinical practice, 4th quarter, 2*(4), 1–4 (Published by Sigma Theta Tau International).

Rader, D. (2001, Dec. 2). I discovered what faith and love are really about. *Parade Magazine, The Sunday Newspaper Magazine* (pp. 4–6). New York: Parade Publications.

Rankin-Box, D. (1986). Comfort. *Nursing (London): The Journal of Clinical Practice, Education, and Management, 3*(9), 340–342.

Rasmussen, J. (1989). Analysis of Likert-scale data: A reinterpretation of Gregoire and Driver. *Psychological Bulletin, 105,* 167–170.

Reed, P. (1987). Spirituality and well-being in terminally ill hospitalized adults. *Research in Nursing and Health, 10,* 335–344.

Robinson, D., & Kish, C. (2001). Core Concepts in Advanced Practice Nursing. Section VI, Theoretical Foundations. *Kolcaba's Theory of Comfort,* pp. 418–422. St. Louis: Mosby.

Robinson, E. (2001). Ethical issues: Caring for incompetent patients and their surrogates. *American Journal of Nursing, 101*(7), 75–76.

Romero, O. (1984). The church is all of you. In J. Brockman (Ed.), *The nature of peace* (p. 24). Minneapolis, MN: Winston Press.

Roy, C., & Roberts, S. (1981). *Theory construction in nursing: An adaptation model.* Englewood Cliffs, NJ: Prentice Hall.

Saltus, R. (2001, April 27). Number of nurses affects patient health. *Cleveland Plain Dealer. Health Section.*

Schlotfeldt, R. (1975). The need for a conceptual framework. In P. Verhonic (Ed.), *Nursing research* (pp. 3–25). Boston: Little & Brown.

Schoener, C., & Krysan, L. (1996). The comfort and discomfort of intertility. *JOGNN, 25*(2), 167–172.

Schuiling, K., & Sampselle, C. (1999). Comfort in labor and midwifery art. *Image: Journal of Nursing Scholarship, 31*(1), 77–81.

Schwab, M., Rader, J., & Doan, J. (1958). Relieving the anxiety and fear in dementia. *Journal of Gerontological Nursing, 11*(5), 8–15.

Shakespear, W. (~1598). King Henry the Fifth. Act II. Scene III. In P. Alexander (Ed.), *The complete works of Shakespeare* (p. 561). London: Collins.

Shrout, P., & Fleiss, J. (1979). Intraclass correlations: Uses in assessing rater reliability. *Psychological Bulletin, 86*, 420–428.

Simon, E. (1999, Dec. 3). Bottom-up management no longer on the fringe. *The Plain Dealer*, p. 3-H.

Spielberger, C. (1983). *Manual for the State-Trait Anxiety Inventory.* Palo Alto, CA: Consulting Psychologists Press, Inc.

Stegner, W. (1988). *Crossing to safety.* New York: Penguin Books.

Stevens, J. (1992). *Applied multivariate statistics for the social sciences* (2nd ed.). Hillsdale, NJ: Lawrence Erlbaum Associates.

Suin, R. (1972). Removing emotional obstacles to learning and performance by visuo-motor behavior rehearsal. *Behavior Therapy,* 3U, 308–310.

Tabachnick, B., & Fidell, L. (1989). *Using multivariate statistics* (2nd ed.). New York: Harper & Row.

Tomey, A., & Alligood, M. (Eds.). (2001). *Nursing theorists and their work* (5th ed.). St. Louis: Mosby.

United Nations. (2000). *The universal declaration of human rights.* New York: Author.

U. S. Department of Health and Human Services. (2000). *Healthy people 2010: Understanding and improving health* (2nd ed.). Washington, DC: U. S. Government Printing Office. Also on-line at http://www.health.gov/healthypeople/

Van Dijk, M., De Boer, J., Koot, H., Tibboel, D., Passchier, J., & Duivenvoorden H. (2000). The reliability and validity oft he comfort scale as a postoperative pain instrument in 0–3 year-old infants. *Pain, 84*(2–3), 367–377.

Vendlinski, S., & Kolcaba, K. (1997). Comfort care: A framework for hospice nursing. *The American Journal of Hospice & Palliative Care, 14*(6), 1–6.

Vullo-Navich, K., Smith, S., Andrews, M., Levine, A., Tischler, J., & Veglis, J. (1998). Comfort and incidence of abnormal serum sodium, BUN, creatinine and osmolality in dehydration of terminal illness. *The American Journal of Hospice & Palliative Care, 15*(2), 7784.

Walker, L., & Avant, K. (1988). *Strategies for theory construction in nursing* (2nd ed.). Norwalk, CT: Appleton & Lange.

Walker, L., & Avant, K. (1995). *Strategies for theory construction in nursing* (3rd ed.). Norwalk, CT: Appleton & Lange.

Watson; J. (1979). *Nursing: The philosophy and science of caring.* Boulder, CO: Colorado Associated University Press.

Watson, J. (1992). Holding sacred space: The nurse as healing environment. *Holistic Nursing Practice, 6*(4), 26–36.

Watson, J. (2001) Post-hospital nursing: Shortage, shifts, and scripts. *Nursing Administration Quarterly, 25*(3), 77–82.

Webster's New Universal Unabridged Dictionary. (1979). Deluxe Second Edition. J. McHechne (Editor). New York: Simon & Shuster.

Webster's New World Dictionary. (1995). V. Neufeldt & A. Sparks (Eds.). New York: Simon & Shuster, Pocket Books Division.

Westberg, G. (1990). The parish nurse: Providing a minister of health for your congregation. Minneapolis: Augsburg Press.

Whall, A. (1996). The structure of nursing knowledge: Analysis and evaluation of practice, middle-range, and grand theory. In J. Fitzpatrick & A. Whall (Eds.), *Conceptual models of nursing:* Analysis and application (3rd ed., pp. 13–24). Stanford, CT: Appleton & Lange.

Wharton, E. (1904). The descent of man. From the *Oxford dictionary of 20th-century quotations* (p. 325). New York: Oxford University Press.

Wolanin, M., & Phillips, L. (1981). *Confusion: prevention and care.* St. Louis: Mosby.

World Health Organization. (1974). *Chronicle of WHO, 1*, 1–2.

Yancey, P., & Brand, P. (1993). *The gift of pain.* Grand Rapids, MI: Zondervan Publishing (Previously titled *The Gift Nobody Wants.*)

Youngblut, J., & Casper, G. (1993). Single-item indicators in nursing research. *Research in Nursing and Health, 16*, 459–465.

Zerwekh, J. (1997). Do dying patients really need IV fluids? *American Journal of Nursing, 97*(3), 26–30.

Anhang A – Häufig gestellte Fragen zu *Comfort*

Im Folgenden finden Sie eine Zusammenstellung häufig gestellter Fragen von Studierenden und LeserInnen. Die meisten dieser Fragen habe ich im Buch ausführlich beantwortet.

Theoretische Entwicklung

1. *Wie definieren Sie Comfort für die Pflegeforschung?*
   Ganzheitlicher *Comfort* ist definiert durch das unmittelbare Erfahren von Lebensenergie, wobei Bedürfnisse nach Linderung, Behaglichkeit und Transzendenz in vier Erlebensbereichen (physisch, psychospirituell, soziokulturell und umgebungsbezogen) erfüllt werden.
2. *Wie definieren Sie die verschiedenen Aspekte und Bereiche von Comfort?*
   Die verschiedenen Aspekte von *Comfort* beziehen sich auf die drei *Comfort*-Komponenten. Ihnen entsprechen jeweils *Comfort*-Faktoren und *Comfort*-Subskalen:
   - *Linderung* bezeichnet den Erlebenszustand eines Patienten, bei dem ein bestimmtes Bedürfnis befriedigt wurde.
   - *Behaglichkeit* ist ein Erlebenszustand der Ruhe oder Zufriedenheit
   - *Transzendenz* ist ein Erlebenszustand, in dem sich ein Mensch sich von seinen Problemen oder Schmerzen distanzieren kann.
   - Es gibt vier Bereiche, in denen *Comfort* erlebbar und wahrnehmbar ist. Zugleich gibt es Quellen von *Comfort* (*Comfort*-fördernde Faktoren) sowie Barrieren von *Comfort* (*Comfort*-hemmende Faktoren).
   - *Der physische Comfort-Bereich:* erstreckt sich auf körperliche Empfindungen und Vorgänge, die zur Homöostase führen.
   - *Der psychospirituelle Comfort-Bereich* bezieht sich auf das Bewusstsein unserer inneren Welt, unseres Selbst, beispielsweise auf die Selbstachtung, das Selbstkonzept, die Sexualität, den Sinn unseres Lebens, unsere Beziehung zu etwas, das grösser ist als wir selbst, einer höhere Ordnung oder ein höheres Wesen.
   - *Der soziokulturelle Comfort-Bereich* erstreckt sich auf die mitmenschliche Dimension, die Familie und die sozialen Beziehungen sowie auf Familientraditionen, Rituale und religiöse Praktiken.
   - *Der umgebungsbezogene Comfort-Bereich* bezieht sich auf alles, was uns umgibt, d. h. die äußere Umgebung, die Lebensbedingungen und die äußeren Einflüsse.
3. *Warum verbinden Sie psychischen und spirituellen Comfort zu einem gemeinsamen Erfahrungsbereich, den Sie als «psychospirituell» bezeichnen?*
   Diese beiden Bereiche füge ich zusammen, weil sie sich auf Merkmale beziehen, die einander entsprechen, beispielsweise Bedeutsamkeit, Glaube, Identität oder Selbstachtung. Unabhängig davon verband auch Judith Spross in ihrer Arbeit über Leiden den psychischen und spirituellen Erlebensbereich.
4. *Welche Beziehung besteht zwischen Comfort und Schmerz?*
   Comfort ist eine übergreifende Dimension, die den Schmerz integriert. Sie ist somit dem Schmerz übergeordnet. Wie oben erwähnt,

gibt es drei Aspekte von *Comfort*: Linderung, Behaglichkeit und Transzendenz. Linderung ist das «Nicht-mehr-empfinden» des zuvor bestehenden Leidens bzw. der Schmerzen, die von unterschiedlicher Intensität sein können. Schmerzen körperlichen Ursprungs sind auch durch psychospirituelle, soziokulturelle und umgebungsbezogene Faktoren beeinflusst.

Ich definiere Schmerz als vieldimensionales Leiden mit sensorischen, kognitiven und affektiven Komponenten (Melzack & Wall, 1982). Schmerz ist eine spezifische Körperempfindung von unterschiedlicher Intensität (von leicht bis schwer oder von 1 bis 10). Schmerz im Sinne von Leiden ist oft ein bedeutsamer Faktor, der *Comfort* beeinträchtigt.

5. *Welche Pflegetheoretikerinnen haben Sie in Ihre Konzeptualisierung von Comfort integriert?*
   - *Linderung*: Ida Orlando (1961/1990)
   - *Behaglichkeit:* Virginia Henderson (1978)
   - *Transzendenz:* Josephine Paterson und Loretta Zderad (1976, 1988).

Die *Comfort*–Erlebensbereiche beruhen auf der Pflegeliteratur über Ganzheitlichkeit.

6. *Warum ist Ihre Definition von Comfort so komplex?*
   Comfort ist vielschichtig. Bisher definierte man *Comfort* auf negative Weise als Abwesenheit von Beschwerden wie Schmerz, Übelkeit oder Juckreiz (Funk et al., 1989). Meine Definition charakterisiert *Comfort* auf positive Weise und erklärt seine vielfältigen Aspekte, die über das Körperliche hinausgehen. Die Klassifikation ermöglicht uns, *Comfort*-Bedürfnisse zu identifizieren, auf diese Bedürfnisse ausgerichtete Interventionen *Comfort*-Maßnahmen zu konzipieren und die Effektivität dieser Interventionen zu messen.
7. *Wie haben Sie mit Ihrer Erforschung von Comfort begonnen?*
   Eine Aufgabe zu Beginn meines MSN-Programms bestand darin, meine Pflegepraxis in Diagrammform wiederzugeben. Zu dieser Zeit war ich Leiterin einer Station für Patienten mit Demenz. Als *Comfort* bezeichnete ich den Zustand, den ich mir für die Patienten wünschte. Nach der Präsentation meines Bezugsrahmens auf einer gerontologischen Tagung wurde ich gefragt, ob ich eine Begriffsanalyse von *Comfort* durchgeführt hätte. «Nein, aber das ist der nächste Schritt», antwortete ich. Daran hatte ich bisher nicht gedacht. Ich erkannte jedoch, dass dies der nächste Schritt sein sollte. So zeigt sich, wie wertvoll es ist, Ideen zu präsentieren und für Feedback offen zu sein.
8. *Warum bezeichnen Sie Ihre Comfort-Theorie als «Theorie mittlerer Reichweite»?*
   Comfort ist keine weitgefasste, abstrakte Theorie. Der Arbeitsteil der Theorie beruht auf der *letzten* durchgehenden Zeile eines jeden konzeptionellen Bezugsrahmens (s. Abb. 5-2 und 9-1), welche die Beziehungen zwischen messbaren und definierten Begrifflichkeiten zeigt. Auch lässt sich die Theorie leicht für geeignete Settings operationalisieren. Wird jede Begrifflichkeit operationalisiert, ergibt sich eine Theorie auf Praxisebene.
9. *Wie definieren Sie die metaparadigmatischen Begrifflichkeiten?*
   Pflege umfasst das gezielte Assessment von *Comfort*-Bedürfnissen sowie das Konzipieren von *Comfort*-Maßnahmen für diese Bedürfnisse und ein erneutes *Comfort*-Assessment, nachdem eine *Comfort*-Maßnahme durchgeführt wurde. Der Vergleich mit den Ausgangswerten ist entscheidend.
   Patient: ein Individuum, eine Familie oder eine Gemeinschaft bzw. eine Nation mit einem Versorgungsbedürfnis.
   Umgebung: ein Aspekt von *Comfort*, der gestaltet werden kann, um *Comfort* für Patienten bzw. Familien zu erhöhen.
   Gesundheit: Die optimale Funktion eines Patienten, einer Familie oder einer Gemeinschaft durch erhöhten *Comfort*.

10. *Was bezieht die Comfort-Theorie aus anderen Quellen und was ist einzigartig?*
Die Ideen von Linderung, Behaglichkeit und Transzendenz habe ich den Pflegetheoretikerinnen entliehen. Die Erlebensbereiche fand ich in Forschungsarbeiten zum Thema «Ganzheitlichkeit». Diese Ideen habe ich auf ganz eigene Weise miteinander verbunden. Später übernahm ich von Henry Murray den Bezugsrahmen für den ersten und zweiten Teil der *Comfort*-Theorie. Allerdings verankerte ich Pflegekonzepte in seinem abstrakten Bezugsrahmen auf eine sehr individuelle Weise. Die Idee der institutionellen Integrität war einzigartig und stammt von mir.
11. *Lässt sich* die *Comfort-Theorie in verschiedenen Kulturen einsetzen?*
Comfort wurde in der kanadischen, hispanischen und australischen Kultur beschrieben. Außerdem hatte ich Anfragen aus dem Iran, der Türkei, Thailand, China, Südamerika, Norwegen und anderen Ländern. Ich bin zu dem Schluss gekommen, dass *Comfort* eine universelle Begrifflichkeit ist. Der erste Schritt, um die *Comfort*-Theorie in anderen Kulturen zu testen, besteht darin, das Instrument in eine andere Sprache zu übersetzen. Für diese Aufgabe suche ich Freiwillige.
12. *Was ist das Gegenteil von Comfort?*
Das Gegenteil von *Comfort* ist Leiden.
13. *Welches sind die neuesten Entwicklungen der Comfort-Theorie?*
Ich habe eine Definition institutioneller Ergebnisse hinzugefügt, da wir in der Pflegeforschung nun die Pflegeergebnisse messen. Diesem Trend wollte ich entsprechen. Außerdem habe ich den Begriff sozialen *Comfort* durch soziokulturellen *Comfort* ersetzt.

Ausbildung und Praxis

1. *Lässt sich Comfort Care auch in einem kleinen Setting umsetzen?*
Comfort Care ist für Patienten und Pflegende effizient bzw. befriedigend und daher in Zeiten begrenzter Ressourcen umso wichtiger. *Comfort Care* bietet einen Bezugsrahmen, um Pflegende an ihrem Handeln erkennbar und auf Grund dieses Handelns unentbehrlich zu machen. Sobald Patienten und ihre Familien erleben, dass sie mit Unterstützung der Pflegefachpersonen erhöhten *Comfort* erleben, werden sie sich dafür einsetzen, dass ihnen *Comfort Care* problemlos zur Verfügung steht.
Außerdem ist *Comfort Care* ein Bezugsrahmen für die interprofessionelle Gesundheitsversorgung, da sie sich auf die gemeinsame Arbeit zum Besten des Patienten konzentriert. Somit ist *Comfort Care* ein Modell für die Pflege der Zukunft.
Als ich Studierenden vor einigen Jahren *Comfort Care* vorstellte, fragte ein Pflegender, der langjährige Arbeitserfahrung in Pflegeheimen hatte: «Ist das ein neues Konzept? Es ist mir noch nie in der Praxis begegnet.» Ich denke, diese Frage ist für uns in der Pflegepraxis und -ausbildung ein Signal, zu den Grundlagen zurückzukehren.
2. *Ist Comfort Care schwierig zu erlernen?*
Nein. *Comfort Care* ist intuitiv, weil wir alle mit unserem eigenen *Comfort* vertraut sind. Wir können das *Comfort Care*-Modell auf die meisten Patienten individuell abstimmen, so dass wir eine sorgfältige und zufriedenstellende Pflege gestalten können.
3. *Erstreckt sich der Bezugsrahmen von Comfort Care auf medizinische Probleme und/oder Schmerzen des Patienten?*
Ja. Zu physischem *Comfort* gehört auch die Ausgewogenheit der Sauerstoffversorgung, der Ausscheidung, der kognitiven Fähigkeiten, des Elektrolythaushalts, des Schmerzmanagements, der Hydratation sowie alle Aspekte des medizinischen Problems.

4. *Pflegepläne werden obsolet. Gibt es für Studierende noch andere Lehr- und Lernmittel?*
   Ja. Auf klinischen Vorbereitungsbögen können Studierende *Comfort*-Bedürfnisse in den vier Erlebensbereichen identifizieren (physisch, psychospirituell, soziokulturell und umgebungsbezogen). Zusätzlich sollten sie die intervenierenden Variablen auflisten, so dass sich ein vollständiges Bild für jeden Patienten ergibt. Dann können sie Interventionen erfassen sowie das *Comfort*-Erleben des Patienten nach den Interventionen, die nächsten Handlungen der Pflegeperson, gesundheitsförderliches Verhalten sowie Ergebnisse, z. B. Patientenzufriedenheit.

Forschung

1. *Zu welchem Thema haben Sie promoviert?*
   An der Graduate School führte ich eine Pilotstudie zum «Allgemeinen Comfort-Fragebogen» («General Comfort Questionnaire») durch. An der CWRU[24] hieß es, dies sei für einen Abschluss unzureichend. Daraufhin empfahl mir meine Betreuungsperson, eine Interventionsstudie durchzuführen, um zu prüfen, ob sich *Comfort* tatsächlich messen lässt. Daher wählte ich eine Population von Personen mit akuten *Comfort*-Bedürfnissen: Frauen mit Mammakarzinom im Frühstadium. Ich führte eine ganzheitliche Intervention durch, die sich praktisch implementieren ließ («Geleitete Imagination», «Guided Imagery»), sowie drei wiederholte Maßnahmen, um eventuell eine Tendenz nachzuweisen. An der FPB[25] promovierte ich 1996. Im Zusammenhang mit meiner Dissertation (Kolcaba, 1998) ist ein Artikel im *Oncology Nursing Forum* (Kolcaba & Fox, 1999) erschienen.
2. *Welche statistische Methode empfehlen Sie für die Comfort-Forschung?*
   Da *Comfort* zustandsspezifisch ist, sollte er vor der Intervention und mindestens zwei Mal nach der Intervention gemessen werden. Zur statistischen Analyse ist die multiple Kovarianzanalyse mit Messwiederholungen («repeated measures MANCOVA») empfehlenswert Die Probanden können sich auch selbst kontrollieren. Die Trendanalyse lässt sich einsetzen, um Unterschiede zwischen Behandlungs- und Kontrollgruppen im zeitlichen Verlauf aufzuzeigen.
   Daten visueller Analogskalen eigenen sich ebenfalls. Unsere visuellen Analogskalen, die *Comfort*-Skalen, sind zehn Zentimeter beziehungsweise 100 Millimeter lang und wir verwenden vier unterschiedliche, um den Gesamt-*Comfort* zu messen und dabei Linderung, Behaglichkeit und Transzendenz einzubeziehen. Messen Sie nach dem umgekehrten Kodieren von Linderung bei jeder Skala – ausgehend von ihrem unteren Ende – die Millimeter-Anzahl (z. B. 64 mm oder 6,4 cm). Um Reliabilitätswerte zu erhalten, führen Sie im Abstand von 10 Minuten Test-Retest-Verfahren durch. Die Test-Retest-Reliabilität ist nicht angemessen, wenn bereits längere Zeit vergangen ist. Dies betrifft meist belastende Situationen in der Gesundheitsversorgung, in denen sich der *Comfort*-Status sehr schnell verändert.
3. *Woran forschen Sie zurzeit?*
   Meine Forschungspartnerin, Dr. Therese Dowd, interessiert sich seit langem für Harninkontinenz und Pollakisurie. Wir haben uns in ein Forschungsprogramm vertieft, um die vielfältigen *Comfort*-Bedürfnisse von Menschen mit Harninkontinenz und Pollakisurie zu erfassen. Wir entwickeln Interventionen, um ihren Anliegen entsprechen zu können, beispielsweise, indem wir Gesundheitsinformationen zusammenstellen, kognitive Strategien erarbeiten. Mithilfe eines speziellen «Harninkontinenz- und Pollakisurie-*Comfort*-Fragebogens» (Dowd et al., 2000) messen wir *Comfort* als unmittelbar gewünschtes Ergebnis, zusammen mit mehreren

24 Case Western University, Cleveland, Ohio [A.d.Ü.]
25 Frances Payne Bolton School of Nursing, Case Western University, Cleveland, Ohio [A.d.Ü.]

anderen gesundheitsförderlichen Verhaltensweisen. Gegenwärtig wenden wir unsere Befunde bei Personen an, die Unterstützung in ihrer Lebensführung benötigen und wir beziehen den Bereich der Langzeitpflege ein.

Ein weiteres Forschungsprogramm widmet sich *Comfort* am Lebensende. Wir führen eine Studie zur Wirksamkeit einer Hand- und Handgelenkmassage bei Personen in der letzten Lebensphase durch. Dabei messen wir *Comfort* sowie die damit verbundenen Ergebnisse. Wir werden den «End of Life-*Comfort*-Fragebogen» an (Novak et al., 2000). Dies ist ein schwieriges Forschungssetting, doch wir haben mit dieser Patientengruppe schon früher gearbeitet. So sind uns die Fragen und Probleme, die sich hier ergeben, schon bewusst und wir arbeiten hart daran, sie zu bewältigen.

Ein drittes Thema, das mich sehr interessiert und das ich mir gerade erarbeite ist «*Community Comfort*» – *Comfort* in der ambulanten Pflege.

4. *Kann ich Ihnen Fragen zur Entwicklung meines Forschungsdesigns stellen?*

   Ja. Schreiben Sie an meine E-Mail-Adresse (kolcaba@uakron.edu). Ich schätze Ihr Interesse, Ihre Fragen und Ihr Feedback, unabhängig davon, ob sie die *Comfort*-Theorie verwenden.

Anhang B – Evaluation der *Comfort*-Theorie[27]

Klarheit

Manche der frühen Publikationen, etwa die Konzeptanalyse, sind schwierig zu lesen, jedoch schlüssig im Hinblick auf Definitionen, Ableitungen, Annahmen und Vorschläge. Der zukunftsweisende Artikel, in dem die *Comfort*-Theorie erläutert wird, ist leichter zu lesen und in nachfolgenden Artikeln wendet Katherine Kolcaba die Theorie auf pflegespezifische Tätigkeiten an. Dabei bedient sie sich einer akademischen, aber verständlichen und in sich stimmigen Sprache. Alle Begrifflichkeiten sind theoretisch und operationell definiert.

Einfachheit

Die *Comfort*-Theorie ist einfach, insofern sie das Spezifische der Pflege und den traditionellen Auftrag der Pflege zum Ausdruck bringt. Ihre Sprache und Anwendung erfordern wenig Aufwand. Dies schliesst jedoch nicht aus, *Comfort* in hoch technologisierten Settings anzuwenden. Die Theorie enthält nur wenige Variablen und nicht alle sind in Forschungs- oder Ausbildungsprojekten erforderlich. Die Theorie zielt hauptsächlich darauf ab, Pflege wieder zu einer Praxis zu machen, die – innerhalb wie außerhalb von Institutionen – auf die Patientenbedürfnisse ausgerichtet ist. Ihrer Einfachheit und intuitiven Anziehungskraft wegen ist die Theorie leicht zu erlernen. Studierende und Pflegende können sie praktisch anwenden.

Allgemeingültigkeit

Katherine Kolcabas Theorie fand in zahlreichen Forschungssettings, Kulturen und Altersgruppen Anwendung. Der einzige einschränkende Faktor besteht im Ausmaß des Einsatzes, den Pflegende und Verwaltungen zu erbringen bereit sind, um *Comfort*-Bedürfnisse von Patienten zu befriedigen. Sind sowohl Pflegeperson als auch Institutionen beziehungsweise Gemeinden zu dieser Art der Gesundheitsversorgung bereit, ermöglicht die *Comfort*-Theorie den Pflegenden und dem Gesundheitsversorgungsteam, effektiv, individuell passend und ganzheitlich zu praktizieren. Die *Comfort*-Theorie erlaubt Forschenden, ihre eigenen *Comfort*-Interventionen und -Instrumente für neue Settings zu entwickeln.

Empirische Präzision

Der erste Teil der Theorie besagt, dass wirksame, im zeitlichen Verlauf geleistete Pflegeinterventionen erhöhten *Comfort* zeigen werden. Dieser Teil wurde in einer Studie mit Frauen getestet, die an einem Mammakarzinom erkrankt waren (Kolcaba & Fox, 1999) sowie in einer zweiten Studie mit Personen, die an Harninkontinenz litten (Dowd et al., 2000). Die Harninkontinenz-Studie stellt auch einen Zusammenhang mit erhöhtem gesundheitsförderlichen Verhalten her, der den zweiten Teil der

---

26 Die folgenden Kriterien für die Evaluation einer Pflegetheorie stammen aus der 5. Auflage von *Nursing Theorists and Their Work* (Thomey & Alligood, 2001). Die Ausführungen zu den Kriterien hat Dr. Therese Dowd, meine Forschungspartnerin, verfasst. Die Publikation erfolgt mit Genehmigung des Verlags Mosby (2001: 439–440).

Comfort-Theorie stützt. Die Beziehung zwischen *Comfort* und «institutioneller Integrität» wird derzeit getestet.

Bei Patientinnen mit Mammakarzinom, Personen mit Harninkontinenz sowie Menschen am Ende des Lebens (Novak et al., 2001) haben die adaptierten *Comfort*-Instrumente starke psychometrische Eigenschaften gezeigt. Diese Fragebögen ermöglichen also reliable und valide *Comfort*-Messungen. Sie können Veränderungen im zeitlichen Verlauf aufzeigen. Diese Befunde untermauern das theoretische Fundament der *Comfort*-Klassifikation.

Konsequenzen

Die *Comfort*-Theorie beschreibt eine patientenzentrierte Praxis. Es ist wichtig, festzustellen, ob *Comfort*-Messungen für Patientenergebnisse und somit für die Institution von Bedeutung sind. Die Theorie geht davon aus, dass effektive *Comfort*-Interventionen gesundheitsförderliches Verhalten auslösen können. Die *Comfort*-Theorie dient dazu, die Pflege zu stärken und den Beruf wieder mit seinen Wurzeln in Kontakt zu bringen. Sie kann aber auch von anderen Fachpersonen in der Gesundheitsversorgung praktiziert werden, z.B. von Ärzten, Sozialarbeitern, Psychologen, Seelsorgern und vom Assistenzpersonal. Hinsichtlich spezifischer Evaluationskriterien für Theorien mittlerer Reichweite lassen sich für die *Comfort*-Theorie folgende Ergebnisse formulieren:

1. Ihre Begrifflichkeiten und Thesen sind pflegespezifisch.
2. Sie lässt sich leicht operationalisieren.
3. Sie ist auf viele Situationen anwendbar.
4. Ihre Thesen sind – je nach Anwendung – kausal bis assoziativ.
5. Ihre Annahmen entsprechen der Theorie.

Dies sind Merkmale einer guten Theorie mittlerer Reichweite, wie sie Whall (1996) dargestellt hat. Nolan und Grant (1992) regten zwei zusätzliche Kriterien für die praktische Umsetzbarkeit einer Theorie an:

Sie sollte relevant sein für Personen, die sie nutzen werden, d.h. für die Pflegenden.

Sie sollte sich an Ergebnissen orientieren, die für Patienten wichtig sind, statt lediglich zu beschreiben, was Pflegende tun. Die *Comfort*-Theorie erfüllt diese Kriterien.

Anhang C – Allgemeiner *Comfort*-Fragebogen

Datum: ____________ Code: ______

Vielen Dank, dass Sie uns dabei unterstützen, Ihr Erleben von *Comfort* einzuschätzen. Nachstehend finden Sie einige Aussagen, die sich auf Ihr aktuelles Erleben von *Comfort* beziehen. Hinter jeder Frage stehen sechs Ziffern. Bitte kreisen Sie die Ziffer ein, die am besten zu Ihrem Erleben passt. Ihre Antworten sollten deutlich machen, wie Sie sich *in diesem Augenblick* fühlen.

		Stimme überhaupt nicht zu					Stimme ausdrücklich zu
1.	Mein Körper ist im Augenblick entspannt.	1	2	3	4	5	6
2.	Ich fühle mich anerkannt, weil ich hart arbeite.	1	2	3	4	5	6
3.	Ich habe genügend Privatsphäre.	1	2	3	4	5	6
4.	Es gibt Menschen, auf die ich mich verlassen kann, wenn ich Hilfe brauche.	1	2	3	4	5	6
5.	Ich möchte nicht körperlich aktiv sein.	1	2	3	4	5	6
6.	Mein Zustand deprimiert mich.	1	2	3	4	5	6
7.	Ich bin zuversichtlich.	1	2	3	4	5	6
8.	Ich fühle mich von anderen abhängig.	1	2	3	4	5	6
9.	Ich empfinde mein Leben als wertvoll.	1	2	3	4	5	6
10.	Es tut mir gut zu wissen, dass ich von einem Menschen geliebt werde.	1	2	3	4	5	6
11.	Diese Umgebung ist angenehm.	1	2	3	4	5	6
12.	Diese Geräusche lassen mich nicht zur Ruhe kommen.	1	2	3	4	5	6
13.	Niemand versteht mich.	1	2	3	4	5	6
14.	Meine Schmerzen sind schwer auszuhalten.	1	2	3	4	5	6
15.	Ich werde mein Bestes tun.	1	2	3	4	5	6

		Stimme überhaupt nicht zu				Stimme ausdrücklich zu
16.	Ich bin unglücklich, wenn ich alleine bin.	1	2	3	4 5	6
17.	Mein Glaube nimmt mir die Angst.	1	2	3	4 5	6
18.	Mir gefällt es hier nicht.	1	2	3	4 5	6
19.	Ich leide unter Verstopfung.	1	2	3	4 5	6
20.	Ich fühle mich im Augenblick nicht gesund.	1	2	3	4 5	6
21.	Dieser Raum löst Angst aus.	1	2	3	4 5	6
22.	Ich fürchte mich vor der Zukunft.	1	2	3	4 5	6
23.	Ich werde gut behandelt.	1	2	3	4 5	6
24.	Mein Leben hat sich verändert und darunter leide ich.	1	2	3	4 5	6
25.	Ich habe Hunger.	1	2	3	4 5	6
26.	Ich würde meinen Arzt gerne häufiger sehen.	1	2	3	4 5	6
27.	Die Temperatur in diesem Raum ist angenehm.	1	2	3	4 5	6
28.	Ich bin sehr müde.	1	2	3	4 5	6
29.	Es gelingt mir, meine Schmerzen nicht mehr wahrzunehmen.	1	2	3	4 5	6
30.	Die Atmosphäre um mich herum ist positiv und motivierend.	1	2	3	4 5	6
31.	Ich bin zufrieden.	1	2	3	4 5	6
32.	Dieser Stuhl (dieses Bett) ist unbequem und tut mir weh.	1	2	3	4 5	6
33.	Meine Pflege ist auf mich abgestimmt.	1	2	3	4 5	6
34.	Ich habe meine persönlichen Wertsachen bei mir.	1	2	3	4 5	6
35.	Ich fühle mich hier nicht wohl.	1	2	3	4 5	6
36.	Ich fühle mich gut genug, um zu gehen.	1	2	3	4 5	6
37.	Meine Freunde/meine Familie denken/denkt an mich und sind/ist mit mir in Kontakt.	1	2	3	4 5	6

		Stimme überhaupt nicht zu				Stimme ausdrücklich zu
38.	Mein Glaube verleiht mir inneren Frieden.	1	2	3	4	5	6
39.	Ich möchte mit jemandem über Sterben und Tod sprechen.	1	2	3	4	5	6
40.	Ich habe das Gefühl, keine Kontrolle zu haben.	1	2	3	4	5	6
41.	Ich fühle mich sicher.	1	2	3	4	5	6
42.	Dieses Zimmer riecht unangenehm.	1	2	3	4	5	6
43.	Ich muss meist lange auf Hilfe warten.	1	2	3	4	5	6
44.	Ich fühle mich zufrieden.	1	2	3	4	5	6
45.	Ich bin deprimiert.	1	2	3	4	5	6
46.	Ich habe in meinem Leben einen Sinn gefunden.	1	2	3	4	5	6
47.	Es fällt mir leicht, hier zurechtzukommen.	1	2	3	4	5	6
48.	Ich hoffe, dass es mir bald wieder besser geht.	1	2	3	4	5	6

Anhang D – *Comfort*-Strahlentherapie-Fragebogen

Datum: ____________ Code: ______

Vielen Dank, dass Sie uns bei meiner Untersuchung Ihres *Comfort-Erlebens* helfen. Im Folgenden finden Sie Aussagen, die sich auf Ihr aktuelles Erleben von *Comfort* beziehen. Hinter jeder Frage stehen sechs Ziffern. Bitte kreisen Sie die Ziffer ein, die Ihrer Ansicht nach am besten zu Ihrem Erleben passt. Beziehen Sie sich beim Beantworten der Fragen auf Ihr Erleben *in diesem Augenblick.*

		Stimme überhaupt nicht zu					Stimme ausdrücklich zu
1.	Mir geht es gerade schlecht.	6	5	4	3	2	1
2.	Ich bin zufrieden mit meiner Situation.	6	5	4	3	2	1
3.	Es hilft mir, mit jemandem über meine Krebserkrankung zu sprechen.	6	5	4	3	2	1
4.	Ich bin körperlich genauso attraktiv wie früher.	6	5	4	3	2	1
5.	Ich bin erschöpft.	6	5	4	3	2	1
6.	Die Atmosphäre in der Bestrahlungsabteilung ist angenehm.	6	5	4	3	2	1
7.	Ich habe nicht genügend Informationen über meine Krebserkrankung.	6	5	4	3	2	1
8.	Meine Brust fühlt sich normal an.	6	5	4	3	2	1
9.	Ich frage mich, ob ich die richtige medizinische Entscheidung getroffen habe.	6	5	4	3	2	1
10.	Ich habe keinen Appetit mehr.	6	5	4	3	2	1
11.	Die Geräte in der Bestrahlungsabteilung wirken nicht beunruhigend auf mich.	6	5	4	3	2	1
12.	Ich bin im Behandlungsraum nicht gerne allein.	6	5	4	3	2	1
13.	Ich kann gut schlafen.	6	5	4	3	2	1

		Stimme überhaupt nicht zu					Stimme ausdrücklich zu
14.	Ich empfinde das Leben als wertvoll.	6	5	4	3	2	1
15.	Die Geräusche des Bestrahlungsgerätes empfinde ich als unangenehm.	6	5	4	3	2	1
16.	Es gibt Menschen, auf die ich mich verlassen kann, wenn ich Hilfe brauche.	6	5	4	3	2	1
17.	Ich habe Schmerzen in der Brust.	6	5	4	3	2	1
18.	Es fällt mir schwer, zu akzeptieren, dass ich an Krebs erkrankt bin.	6	5	4	3	2	1
19.	Ich fühle mich in der Bestrahlungsabteilung unwohl.	6	5	4	3	2	1
20.	Niemand versteht mich.	6	5	4	3	2	1
21.	Die Haut im Brust- und Armbereich fühlt sich straff und gesund an.	6	5	4	3	2	1
22.	Ich habe das Gefühl, keine Kontrolle zu haben.	6	5	4	3	2	1
23.	Meine Freunde/meine Familie denken/denkt an mich und steht in Kontakt mit mir.	6	5	4	3	2	1
24.	Ich fürchte mich vor der Zukunft.	6	5	4	3	2	1
25.	Ich empfinde den Behandlungstisch als hart und unangenehm.	6	5	4	3	2	1
26.	Ich fühle mich in meiner Entscheidung für die Strahlentherapie bestätigt	6	5	4	3	2	1

Anhang E – Perioperativer *Comfort*-Fragebogen

Code-Nr.: ______

Vielen Dank, dass Sie mir bei dieser Untersuchung Ihres *Comfort*-Erlebens helfen. Im Folgenden finden Sie Aussagen, die *Comfort* in Zusammenhang mit Ihrer Operation beschreiben. Hinter jeder Frage stehen sechs Ziffern. Bitte kreisen Sie die Ziffer ein, die Ihrer Ansicht nach am besten zu Ihrem Erleben passt.

		Stimme überhaupt nicht zu					Stimme ausdrücklich zu
1.	Ich war ruhig.	1	2	3	4	5	6
2.	Mir war kalt.	1	2	3	4	5	6
3.	Die Umgebung war unpersönlich.	1	2	3	4	5	6
4.	Mein Zustand deprimierte mich.	1	2	3	4	5	6
5.	Meine Familie/Freunde half/halfen mir, zurechtzukommen	1	2	3	4	5	6
6.	Ich hatte die Möglichkeit, vor der Operation mit meinem Anästhesisten zu sprechen.	1	2	3	4	5	6
7.	Mein Schamgefühl wurde nicht respektiert.	1	2	3	4	5	6
8.	Ich hatte große Angst.	1	2	3	4	5	6
9.	Meine Angst war dem Anästhesiepersonal gleichgültig.	1	2	3	4	5	6
10.	Die Geräusche waren unangenehm und störend.	1	2	3	4	5	6
11.	Der Anästhesist war freundlich.	1	2	3	4	5	6
12.	Ich hätte mir mehr Informationen über meine Narkose gewünscht.	1	2	3	4	5	6
13.	Ich hatte das Gefühl, keine Kontrolle zu haben.	1	2	3	4	5	6
14.	Die Atmosphäre hier war beruhigend.	1	2	3	4	5	6

		Stimme überhaupt nicht zu				Stimme ausdrücklich zu
15.	Meine Pflege war qualitativ nicht zufriedenstellend.	1	2	3	4	5	6
16.	Meine Wünsche wurden erfüllt.	1	2	3	4	5	6
17.	Ich habe meine Selbstachtung verloren.	1	2	3	4	5	6
18.	Ich konnte mir vorstellen, wie es ist, wenn ich wieder gesund bin.	1	2	3	4	5	6
19.	In dieser Umgebung fühle ich mich sicher.	1	2	3	4	5	6
20.	Die Pflegenden haben mein Selbstvertrauen gestärkt.	1	2	3	4	5	6
21.	Ich fürchtete mich nicht vor der Nacht.	1	2	3	4	5	6
22.	Der intravenöse Zugang löste Schmerzen aus.	1	2	3	4	5	6
23.	Ich war mit der Pflege zufrieden.	1	2	3	4	5	6
24.	Der Anästhesist hat sich gut um mich gekümmert.	1	2	3	4	5	6

Anmerkung für Forschende: Dieses Instrument ist nicht getestet.

Anhang F – *Comfort*-Hospiz-Fragebogen (für Patienten)

Datum: ____________ Code: ______

Vielen Dank, dass Sie uns bei der Untersuchung der Hospizpflege helfen. Im Folgenden finden Sie Aussagen zu Ihrem aktuellen *Comfort*-Erleben. Hinter jeder Frage stehen sechs Ziffern Bitte kreisen Sie die Ziffer ein, die Ihrer Ansicht nach am besten zu Ihrem Erleben passt. Beziehen Sie sich beim Beantworten der Fragen auf Ihr *Comfort*-Erleben *in diesem Augenblick*.

		Stimme überhaupt nicht zu					Stimme ausdrücklich zu
1.*	Mein Körper ist im Augenblick entspannt.	6	5	4	3	2	1
2.*	Das Atmen fällt mir schwer.	6	5	4	3	2	1
3.	Ich habe genügend Privatsphäre.	6	5	4	3	2	1
4.*	Es gibt Menschen, auf die ich mich verlassen kann, wenn ich Hilfe brauche.	6	5	4	3	2	1
5.	Ich habe Blähungen.	6	5	4	3	2	1
6.*	Ich mache mir Sorgen um meine Familie.	6	5	4	3	2	1
7.	Mein Glaube verleiht mir inneren Frieden.	6	5	4	3	2	1
8.	Die Pflegenden vermitteln mir Hoffnung.	6	5	4	3	2	1
9.	Ich empfinde mein Leben als wertvoll.	6	5	4	3	2	1
10.*	Ich weiß, dass ich geliebt werde.	6	5	4	3	2	1
11.*	Diese Umgebung ist angenehm.	6	5	4	3	2	1
12.*	Es fällt mir schwer, mich zu entspannen.	6	5	4	3	2	1
13.	Niemand versteht mich.	6	5	4	3	2	1
14.	Meine Schmerzen sind schwer auszuhalten.	6	5	4	3	2	1
15.*	Ich bin zufrieden.	6	5	4	3	2	1

		Stimme überhaupt nicht zu					Stimme ausdrücklich zu
16.*	Ich schlafe gut.	6	5	4	3	2	1
17.	Ich habe Schuldgefühle.	6	5	4	3	2	1
18.*	Ich bin gerne hier.	6	5	4	3	2	1
19.*	Mir ist übel.	6	5	4	3	2	1
20.*	Ich habe Kontakt zu meiner Familie.	6	5	4	3	2	1
21.	Dieser Raum macht mir Angst.	6	5	4	3	2	1
22.*	Ich fürchte mich vor der Zukunft.	6	5	4	3	2	1
23.	Ich habe Menschen, die sich um mich kümmern	6	5	4	3	2	1
24.*	Mein Leben hat sich verändert und darunter leide ich.	6	5	4	3	2	1
25.	Ich habe gerne ein ruhiges Zimmer.	6	5	4	3	2	1
26.	Ich würde meinen Arzt gerne häufiger sehen.	6	5	4	3	2	1
27.*	Mein Mund und meine Haut fühlen sich sehr trocken an.	6	5	4	3	2	1
28.*	Ich bin mit meinen persönlichen Beziehungen zufrieden.	6	5	4	3	2	1
29.*	Es gelingt mir, meine Schmerzen nicht zu spüren.	6	5	4	3	2	1
30.*	Die Stimmung hier ist deprimierend.	6	5	4	3	2	1
31.	Mit geht es körperlich gut.	6	5	4	3	2	1
32.*	Dieser Stuhl (dieses Bett) ist unbequem und tut mir weh.	6	5	4	3	2	1
33.	Dieser Ausblick ist inspirierend.	6	5	4	3	2	1
34.	Ich denke ständig über meine Beschwerden nach.	6	5	4	3	2	1
35.*	Meine Spiritualität verleiht mir Vertrauen.	6	5	4	3	2	1
36.*	Mir geht es gut genug, um etwas für mich selbst zu tun.	6	5	4	3	2	1

		Stimme überhaupt nicht zu					Stimme ausdrücklich zu
37.	Meine Freunde/meine Familie denken/denkt an mich und stehen/steht mit mir in Kontakt.	6	5	4	3	2	1
38.	Ich fühle mich hier unwohl.	6	5	4	3	2	1
39.	Ich möchte besser über meine Erkrankung informiert sein.	6	5	4	3	2	1
40.*	**Ich fühle mich hilflos.**	6	5	4	3	2	1
41.	Gott hilft mir.	6	5	4	3	2	1
42.	Dieser Raum riecht angenehm frisch.	6	5	4	3	2	1
43.*	**Ich fühle mich einsam.**	6	5	4	3	2	1
44.	Ich kann sagen, was ich brauche.	6	5	4	3	2	1
45.	Ich bin deprimiert.	6	5	4	3	2	1
46.	Ich habe in meinem Leben einen Sinn gefunden.	6	5	4	3	2	1
47.*	**Wenn ich zurückblicke, hatte ich ein gutes Leben.**	6	5	4	3	2	1
48.	Die Stimmung in meiner Familie macht mich traurig.	6	5	4	3	2	1
49.	Die Temperatur in diesem Raum ist angenehm.	6	5	4	3	2	1

Anmerkung: Verwenden Sie für eine kürzere Form des Fragebogens nur die mit einem (*) versehenen und fett gesetzten Fragen.

Anhang G – Visuelle Analogskalen

Code-Nr.:________

Bitte setzen Sie einen Punkt auf jede der vier Linien. Dieser Punkt entspricht dem Grad an Zustimmung, die Sie im Augenblick für jede der vier neben den Linien stehenden Aussagen empfinden.

Stimme ausdrücklich zu

1. Ich fühle mich gerade so wohl, wie es nur geht.

Stimme überhaupt nicht zu

Stimme ausdrücklich zu

2. Ich habe gerade viele Beschwerden.

Stimme überhaupt nicht zu

Stimme ausdrücklich zu

3. Ich fühle mich gerade zufrieden und behaglich.

Stimme überhaupt nicht zu

Stimme ausdrücklich zu

4. Ich fühle mich gerade motiviert und gestärkt.

Stimme überhaupt nicht zu

Anmerkung: Jede visuelle Analogskala sollte 10 Zentimeter lang sein.

Anhang H – Der modifizierte Karnofsky-Index

100 % keine Beschwerden, keine manifeste Erkrankung

90 % normale Arbeitsaktivität möglich, geringfügige Kankheitszeichen und Symptome

80 % normale Aktivität mit Anstrengung trotz Krankheitszeichen und -symptomen möglich

70 % die normale Aktivität kann aufgrund von Krankheitszeichen und -symptomen nicht fortgesetzt werden

60 % braucht gelegentlich fremde Hilfe, ist jedoch unabhängig bei den ATL; kann 60–70 % der eigenen Bedürfnisse befriedigen

50 % braucht erhebliche Unterstützung und häufige ärztliche Hilfe; braucht Unterstützung bei den ATL

40 % unterstützungsbedürftig; braucht spezielle Pflege, maximale Assistenz, kann jedoch 20 % der ATL durchführen

30 % sehr unterstützungsbedürftig, auch wenn der Tod nicht unmittelbar bevorsteht; kann nicht mehr schlucken

20 % schwer krank; kann nicht mehr schlucken; ist vollkommen abhängig

10 % moribund

0 % tot.

Quelle: Karnofsky, D. A.; Burchenal, J. H.: The Clinical Evaluation of Chemotherapeutic Agents in Cancer. In: MacLeod, C. M. (Ed.), Evaluation of Chemotherapeutic Agents. Columbia University Press, 1949: 191–205.

Anhang I – ICN-Ethikkodex für Pflegende

1. Pflegende und ihre Mitmenschen
Die grundlegende berufliche Verantwortung der Pflegenden gilt dem pflegebedürftigen Menschen.

Bei ihrer beruflichen Tätigkeit fördert die Pflegende ein Umfeld, in dem die Menschenrechte, die Wertvorstellungen, die Sitten und Gewohnheiten sowie der Glaube des Einzelnen, der Familie und der sozialen Gemeinschaft respektiert werden.

Die Pflegende gewährleistet, dass der Pflegebedürftige ausreichende Informationen erhält, auf die er seine Zustimmung zu seiner pflegerischen Versorgung und Behandlung gründen kann.

Die Pflegende behandelt jede persönliche Information vertraulich und geht verantwortungsvoll mit der Informationsweitergabe um.

Die Pflegende teilt mit der Gesellschaft die Verantwortung, Maßnahmen zugunsten der gesundheitlichen und sozialen Bedürfnisse der Bevölkerung, besonders der von benachteiligten Gruppen, zu veranlassen und zu unterstützen.

Die Pflegende ist auch mitverantwortlich für die Erhaltung und den Schutz der natürlichen Umwelt vor Ausbeutung, Verschmutzung, Missachtung und Zerstörung.

2. Pflegende und die Berufsausübung
Die Pflegende ist persönlich verantwortlich und rechenschaftspflichtig für die Ausübung der Pflege sowie für die Wahrung ihrer fachlichen Kompetenz durch kontinuierliche Fortbildung.

Die Pflegende achtet auf ihre eigene Gesundheit, um ihre Fähigkeit zur Berufsausübung zu erhalten und sie nicht zu beeinträchtigen.

Die Pflegende beurteilt die individuellen Fachkompetenzen, wenn sie Verantwortung übernimmt oder delegiert.

Die Pflegende achtet in ihrem persönlichen Verhalten jederzeit darauf, das Ansehen des Berufes hochzuhalten und das Vertrauen der Bevölkerung in die Pflege zu stärken.

Die Pflegende gewährleistet bei der Ausübung ihrer beruflichen Tätigkeit, dass der Einsatz von Technologie und die Anwendung neuer wissenschaftlicher Erkenntnisse vereinbar sind mit der Sicherheit, der Würde und den Rechten der Menschen.

3. Pflegende und die Profession
Die Pflegende übernimmt die Hauptrolle bei der Festlegung und Umsetzung von Standards für die Pflegepraxis, das Pflegemanagement, die Pflegeforschung und Pflegebildung.

Die Pflegende beteiligt sich an der Entwicklung beruflicher Kenntnisse, die auf Forschungsergebnissen basieren.

Durch ihren Berufsverband setzt sich die Pflegende dafür ein, dass sichere, sozial gerechte und wirtschaftliche Arbeitsbedingungen in der Pflege geschaffen und erhalten werden.

4. Pflegende und ihre Kollegen
Die Pflegende sorgt für eine gute Zusammenarbeit mit ihren Mitkolleginnen und mit den Mitarbeitenden anderer Bereiche.

Die Pflegende greift zum Schutz des Einzelnen, der Familie und der sozialen Gemeinschaft ein, wenn deren Wohl durch eine Kollegin oder eine andere Person gefährdet ist.

Anhang J – Charta der Rechte für hilfe- und pflegebedürftige Menschen

Im Herbst 2005 wurde vom deutschen Bundesministerium für Familie, Senioren, Frauen und Jugend in gemeinsamer Zusammenarbeit mit dem damaligen Bundesministerium für Gesundheit und Soziale Sicherung die erste *Charta der Rechte für hilfe- und pflegebedürftige Menschen* ins Leben gerufen. Die Charta soll die Rolle in der Gesellschaft und die rechtliche Situation, hilfe- und pflegebedürftiger Menschen stärken und dabei helfen, den Pflegeprozess zu gestalten und zu verbessern.

Die Charta gilt für alle Altersgruppen, da sich Menschen jeden Alters in hilfe- oder pflegebedürftigen Situationen befinden können. Sie richtet sich an Pflegende, Ärztinnen und Ärzte und alle Berufsgruppen, die sich mit der Versorgung von Menschen befassen und sich für deren Wohlergehen einsetzen. Ebenso sollen die politischen Entscheidungsträger erreicht werden, damit sie die nötigen Rahmenbedingungen schaffen können, die die Charta fordert. Sämtliche Informationen rund um die Charta können im Internet abgerufen werden. Dort findet sich eine pdf-Version mit den Erläuterungen zu jedem Artikel.

Artikel 1: Selbstbestimmung und Hilfe zur Selbsthilfe
Jeder hilfe- und pflegebedürftige Mensch hat das Recht auf Hilfe zur Selbsthilfe sowie auf Unterstützung, um ein möglichst selbstbestimmtes und selbstständiges Leben führen zu können.

Artikel 2: Körperliche und Seelische Unversehrtheit, Freiheit und Sicherheit
Jeder hilfe- und pflegebedürftige Mensch hat das Recht, vor Gefahren für Leib und Seele geschützt zu werden.

Artikel 3: Privatheit
Jeder hilfe- und pflegebedürftige Mensch hat das Recht auf Wahrung und Schutz seiner Privat- und Intimsphäre.

Artikel 4: Pflege, Betreuung und Behandlung
Jeder hilfe- und pflegebedürftige Mensch hat das Recht auf eine an seinem persönlichen Bedarf ausgerichtete, gesundheitsfördernde und qualifizierte Pflege, Betreuung und Behandlung.

Artikel 5: Information, Beratung und Aufklärung
Jeder hilfe- und pflegebedürftige Mensch hat das Recht auf umfassende Informationen über Möglichkeiten und Angebote der Beratung, der Hilfe, der Pflege sowie der Behandlung.

Artikel 6: Kommunikation, Wertschätzung und Teilhabe an der Gesellschaft
Jeder hilfe- und pflegebedürftige Mensch hat das Recht auf Wertschätzung, Austausch mit anderen Menschen und Teilhabe am gesellschaftlichen Leben.

Artikel 7: Religion, Kultur und Weltanschauung
Jeder hilfe- und pflegebedürftige Mensch hat das Recht, seiner Kultur und Weltanschauung entsprechend zu leben und seine Religion auszuüben.

Artikel 8: Palliative Begleitung, Sterben und Tod
Jeder hilfe- und pflegebedürftige Mensch hat das Recht, in Würde zu sterben.

Stand Mai 2010, 8. Auflage

Kontakt:

Deutsches Zentrum für Altersfragen
«Kompetenz- und Servicestelle Pflege-Charta»
Manfred-von-Richthofenstraße 2
D-12101 Berlin
Tel.: 0049 30 26 07 40 90

Bundesministerium für Familie, Senioren, Frauen und Jugend
D-11018 Berlin
E-Mail: info@bmfsfjservice.bund.de
www.bmfsfj.de
www.pflege-charta.de

Zusammenstellung des Textes zur «Pflegecharta»: Swantje Kubillus

Anhang K – *Comfort* und *Comfort*förderung in Pflegeklassifikationen und im Pflegeprozess

Jürgen Georg

Einführung und Übersicht

In diesem Anhangskapitel werden die Pflegediagnosen rund um das diagnostische Kernkonzept «Comfort» in der NNN- und NANDA-Taxonomie II verortet und visualisiert, den Pflegemodellen der ABEDL von Krohwinkel und den funktionellen Gesundheitsverhaltensmustern von Gordon zugeordnet, und ihre Bezüge zu den klassifikatorischen Bereichen Wohlbefinden und Perzeption werden diskutiert. Comfort wird aus pflegediagnostischer Sicht definiert und differenziert. Die aktuellen und Gesundheitsförderungspflegediagnosen zu Comfort und Wohlbefinden werden ausführlich mit beeinflussenden Faktoren sowie Merkmalen und Symptome eines beeinträchtigten Wohlbefindens/Comforts vorgestellt. Mögliche Pflegeziele und -interventionen werden beschrieben und Verknüpfungsmöglichkeiten mit den Klassifikationen für Pflegeinterventionen (NIC) und Pflegeergebnisse (NOC) aufgezeigt.

Bedeutung, alltagssprachlicher Gebrauch und Herkunft des Wortes

Der Begriff «Comfort» begegnet einem im Alltag auf Packungen für Haushaltstücher, Inkontinenzeinlagen, auf Werbeanzeigen der Schweizerischen Bundesbahnen und in schwedischen Möbelhäusern. Er umschreibt als solcher Dinge, die bequem, behaglich und wohnlich sein sollen. Entgegen dem alltagssprachlichen Gebrauch wird der Begriff in der englischsprachigen Pflege und in diesem Buch umfassender als Konzept, diagnostischer Begriff, Ergebnis und Intervention angewendet und im Folgenden ausführlich beschrieben.

Oberflächlich betrachtet geht es bei *Comfort* um Behaglichkeit, Bequemlichkeit und Annehmlichkeit. Die Bedeutung des Wortes hat sich gewandelt, ursprünglich bedeutete *Comfort* Stärkung, Trost («innere Festigkeit») und Zufriedenheit und setzte sich aus den lateinischen Begriffen «com» und «fortis» (= zusammen stark) zusammen.

Comfort bezeichnet einen Zustand des Getröstet- und Gestärktseins, d. h. einen angenehmen Zustand ohne Schwäche und Leid. Allgemeiner gesprochen geht es um die Befindlichkeit oder das Befinden einer Person. Im positiven Sinne des «Wohl-Befindens» ist *Comfort* ein mehrschichtiger Begriff mit einer körperlichen, emotionalen, sozialen, umgebungsbezogenen und spirituellen Ebene (vgl. Duden, 2014; Kluge 2002). Das Englische *to comfort somebody* oder *comforting* meint jemanden Beistand leisten, trösten, stärken, sich etwas wohler fühlen lassen. *Comfortable* bezeichnet im Englischen zwischenmenschliche Handlungen, die tröstlich oder hilfreich sind. Aber man kann sich auch in jemandes Gegenwart *comfortable*, sprich wohlfühlen, oder bei einer Sache ein gutes Gefühl haben. Bezüglich der Umgebung meint *comfortable* behaglich, z. B. im Sinne einer angenehmen Raumtemperatur oder von wohnlich, mit allen Bequemlichkeiten des modernen Lebens ausgestattet. Daher auch der Name «Komfort-Hotel». Als *Comfort Measures* werden alle Handlungen bezeichnet, die einen Patienten beruhigen, entspannen, besänftigen und Schmerzen lindern, z. B. eine Rückeneinreibung, ein Lagewechsel, das Anwärmen eines Stethoskops oder einer Bettpfanne oder einen Menschen in den Arm zu nehmen. *Komfort-Therapie* oder *Comfort Care* taucht in letzter Zeit häufiger in Pflegedokumentationen in der Schweiz auf und umschreibt den Übergang von einem kurativ-rehabilitativen zu einem palliativen Versorgungsniveau, bei dem die Pflege und Betreuung statt auf Heilung und funktionelle Wiederherstellung auf Förderung von Wohlbefinden ausgerichtet ist und sich Methoden des Symptommanagements bedient (vgl. Rolling Ferrell/Coyle, 2010). Die sprachlichen Konnotationen des Begriffs «Comfort» veranschaulicht die nachfolgende Wortwolke (Abbildung K-1).

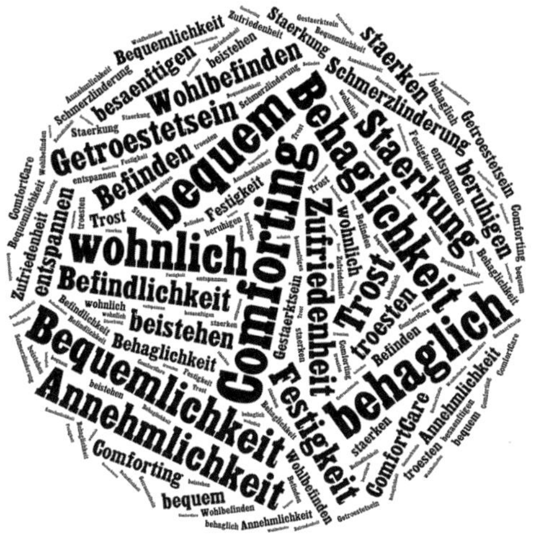

Abbildung K-1: Wortwolke mit Konnotationen zum Begriff «Comfort»
Copyright 2014 tagxedo.com

Klassifikatorische Zuordnung

Comfort wurde erstmals im Jahr 2006 als Gesundheitsförderungspflegediagnose «Bereitschaft für ein verbessertes Wohlbefinden» (engl. «readiness for enhanced comfort») und im Jahr 2008 als aktuelle Pflegediagnose «beeinträchtigtes Wohlbefinden» (engl.: impaired comfort) in die Klassifikation der Pflegediagnosen der NANDA-International aufgenommen (NANDA-I, 2013). Auf deutsch wurden die offiziellen Comfort-bezogenen Pflegediagnosen in der NANDA-Klassifikation 2012–2014 (NANDA-I, 2013: 470–472) publiziert und ausführlich bibliografisch dokumentiert. Der Aufnahme des Konzepts Comfort in den Pflegediagnosenkatalog der NANDA-I gingen die in diesem Buch dargestellten Pflegeforschungsarbeiten von Katharine Kolcaba in den USA voraus.

Die klassifikatorische Zuordnung im Rahmen der NANDA-Taxonomie II erfolgte im Bereich der Domäne «Wohlbefinden» (engl. comfort) unter der Klassen physisches, umfeldbezogenes und soziales Wohlbefinden (engl. physical, environmental, social comfort) (s. Abb. K-2). Die Domäne Wohlbefinden (engl. comfort) wird als «Gefühl des geistigen, körperlichen und sozialen Wohlbefindens oder der Behaglichkeit» definiert, wobei die deutsche Übersetzung aus Sicht des Autors nicht das englische Original trifft, das Comfort als «sense of mental, physical or social well-being or ease» definiert (NANDA-I, 2012). Insbesondere der englische Begriff «ease» wird je nach Kontext als Leichtigkeit, Mühelosigkeit, Bequemlichkeit und Unbefangenheit übersetzt. Die Domäne Wohlbefinden (comfort) wird wie folgt differenziert (NANDA-I, 2013: 60–61), die Definitionen werden um zentrale englische Begriffe [in Klammern] des englischen Originals ergänzt (NANDA-I, 2012):

- «Physisches Wohlbefinden [physical comfort]: Gefühl des Wohlbefindens [well-being] oder der Behaglichkeit [ease] und/oder des Freiseins von Schmerz [pain]»

- «Umfeldbezogenes Wohlbefinden [environmental comfort]: Gefühl des Wohlbefindens [well-being] oder der Behaglichkeit [ease] in/mit der eigenen Umgebung [environment]»
- «Soziales Wohlbefinden [social comfort]: Gefühl des Wohlbefindens (well-being] oder der Behaglichkeit [ease] mit den eigenen sozialen Situationen [social situation]».

Neben den unmittelbar Comfort-bezogenen Pflegediagnosen werden den einzelnen Klassen die Pflegediagnosen akuter und chronischer Schmerz, Übelkeit und soziale Isolation zugeordnet.

Formal beschreibt die NANDA-I Comfort-bezogene Pflegediagnosen als die aktuelle Pflegediagnose «beeinträchtigtes Wohlbefinden» sowie als die Gesundheitsförderungspflegediagnose «Bereitschaft für ein verbessertes Wohlbefinden». Eine Risikopflegediagnose «Gefahr eines beeinträchtigten Wohlbefindens» wurde bislang noch nicht entwickelt und beschrieben.

Im Rahmen der gemeinsamen Klassifikation und Ordnungsstruktur für Pflegediagnosen, -interventionen und -ergebnisse, die entsprechend ihres englischen Begriffs als NNN-Klassifikation bezeichnet wird, erfolgt die Zuordnung der Comfort-bezogenen Pflegediagnosen in die Domäne I «funktionaler Bereich», die Pflegediagnosen, -interventionen und -ergebnisse zur «Förderung von Grundbedürfnissen» umfasst (Doenges et al., 2013: 1448). Dort wird die Pflegediagnose der Klasse «Befinden (Comfort)» zugeordnet, die u. a. Pflegediagnosen über «ein Gefühl emotionalen, körperlichen und spirituellen Wohlbefindens und relativer Freiheit von Leiden» zusammenfasst. Die

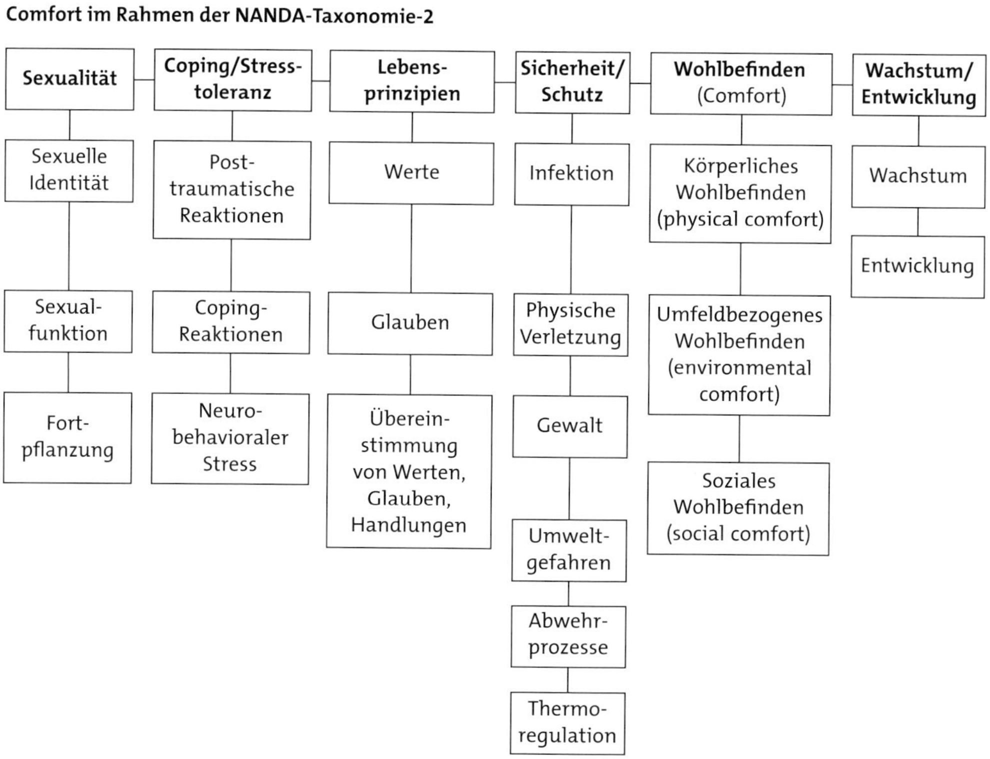

Abbildung K-2: Einordnung Comfort-bezogener Pflegediagnosen im Rahmen der NANDA-Taxonomie-2. (NANDA-I, 2013)

Klassifikatorische Zuordnung der Comfort-bezogener Pflegediagnosen im Rahmen der NANDA-I-Taxonomie II (NANDA, 2013: 60-61)

Domäne 12 Wohlbefinden

Klasse 1 Physisches Wohlbefinden

Pflegediagnosen

- 00214 Beeinträchtigtes Wohlbefinden
- 00183 Bereitschaft zu einem verbesserten Wohlbefinden
- 00134 Übelkeit
- 00132 Akuter Schmerz
- 00133 Chronischer Schmerz [Pruritus]

Klasse 2 Umfeldbezogenes Wohlbefinden

Pflegediagnosen

- 00214 Beeinträchtigtes Wohlbefinden
- 00183 Bereitschaft für ein verbessertes Wohlbefinden

Klasse 3 Soziales Wohlbefinden

Pflegediagnosen

- 00214 Beeinträchtigtes Wohlbefinden
- 00053 Soziale Isolation

Tabelle K-1: Einordnung Comfort-bezogener Pflegediagnosen in die NNN-Taxonomie für Pflegediagnosen, -interventionen und -ergebnisse

Bereiche/Domänen	Klassen	Pflegediagnosen, Ergebnisse und Interventionen	NANDA-Pflegediagnosen
I. Funktionaler Bereich mit Pflegediagnosen, -ergebnissen und -interventionen zur Förderung von Grundbedürfnissen	**Aktivität/Bewegung**		
	Befinden/Comfort	ein Gefühl emotionalen, körperlichen, und spirituellen Wohlbefindens und relativer Freiheit von Leiden	• Energiefeldstörung • akuter Schmerz • chronischer Schmerz • Übelkeit • [Pruritus] • beeinträchtigtes Wohlbefinden • Bereitschaft für ein verbessertes Wohlbefinden
	Wachstum und Entwicklung		
	Ernährung		
	Selbstversorgung		
	Sexualität		
	Schlaf/Ruhe		

Quellen:

Doenges M. E., Moorhouse M. F., Murr A. C. (2013): Pflegediagnosen und Pflegemaßnahmen. Bern: Verlag Hans Huber.

NANDA International (2013): NANDA-Pflegediagnosen 2012–2014 – Definitionen und Klassifikation. Kassel: Recom.

Doenges M. E. et al. (2014). Pflegediagnosen und Pflegemaßnahmen. Bern: Verlag Hans Huber (Plan).

einzelnen Pflegediagnosen dieser Klassen, die sich im Einzelnen auf die Konzepte Aktivität und Bewegung, Befinden/Comfort, Wachstum/Entwicklung, Ernährung, Selbstversorgung, Sexualität sowie Schlaf und Ruhe beziehen, werden in Tabelle K-1 dargestellt.

Pflegemodelle und Comfort

Will man die Comfort-bezogenen Pflegediagnosen im Rahmen von Pflegemodellen verorten, dann können dazu u.a. das Strukturmodell der Aktivitäten, Beziehungen und existenziellen Erfahrungen des Lebens (ABEDL) von Monika Krohwinkel (2008) im Rahmen der fördernden Prozesspflege (Krohwinkel, 2013) sowie das Basisassessmentmodell der «funktionellen Gesundheitsverhaltensmuster» von Marjory Gordon (2013a) genutzt werden (Abb. K-3). Kolcaba selbst stellt Comfort in diesem Buch als Theorie mittlerer Reichweite vor.

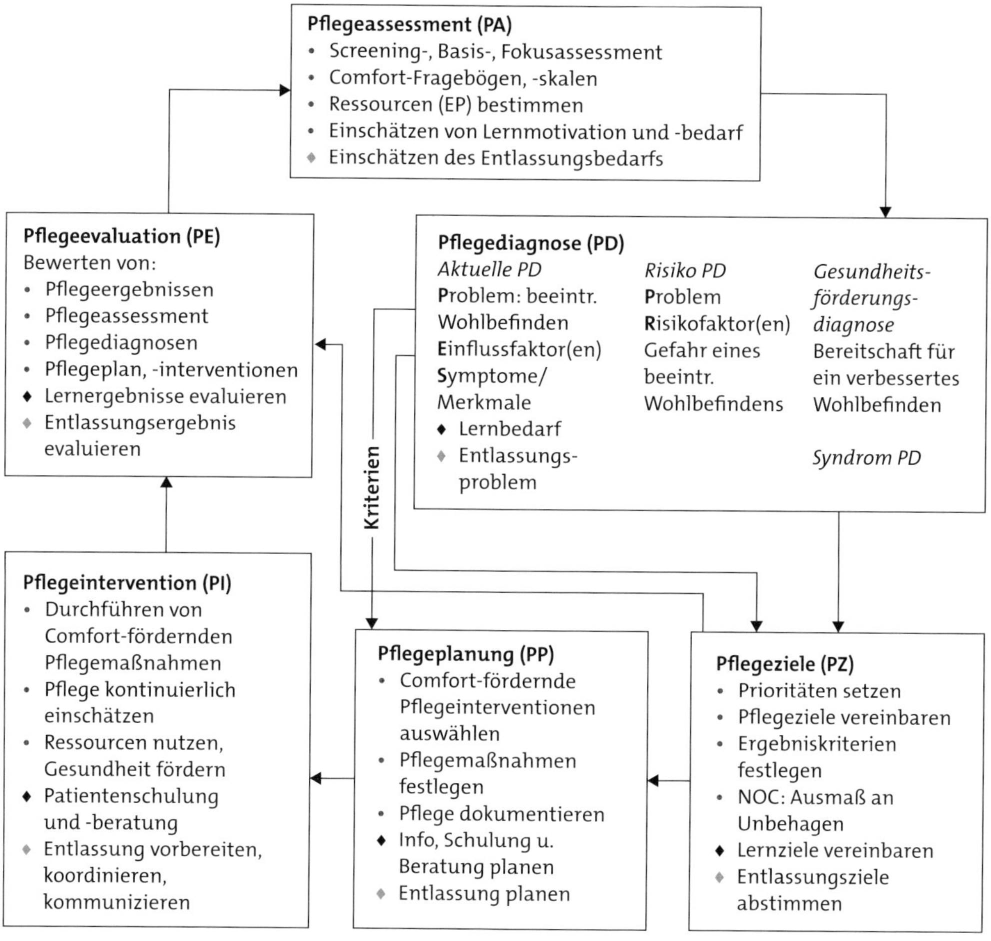

Pflegeprozess (•), Beratungsprozess(◆) und Entlassungsprozess (◆)

Abbildung K-3: Comfort-bezogene Pflegediagnosen im Pflegeprozess (Quelle: J. Georg, 2014).

Comfort-bezogene Pflegediagnosen eingeordnet im Rahmen des ABEDL-Strukturmodells

III. soziale Beziehungen sichern und gestalten und dabei mit existenziellen Erfahrungen umgehen können

1. fördernde Erfahrungen machen

- **Hoffnung**, Bereitschaft für gesteigerte
- **Resilienz**, Bereitschaft für eine verbesserte
- **Selbstfürsorge**, Bereitschaft für eine verbesserte
- **Selbstbestimmung**, Bereitschaft für eine verbesserte
- **Selbstkonzept**, Bereitschaft für ein verbessertes
- **Selbstfürsorge**, Bereitschaft für eine verbesserte
- **Wohlbefinden**, Bereitschaft für ein verbessertes

2. mit belastenden und gefährdenden Erfahrungen umgehen

- **Angst**
- **Angst**, Todes-
- **Coping**, defensives
- **Coping**, gefährdendes familiäres
- **Coping**, verhindertes familiäres
- **Coping**, unwirksames
- **Coping**, unwirksames gemeinschaftliches
- **Coping**, Bereitschaft für ein verbessertes
- **Coping**, Bereitschaft für ein verbessertes familiäres
- **Coping**, Bereitschaft für ein verbessertes gemeinschaftliches
- **Energiefeld**störung
- **Entwicklung**, Gefahr einer verzögerten
- **Furcht**
- **Gewalttätigkeit**, Gefahr einer fremdgefährdenden
- **Gewalttätigkeit**, Gefahr einer selbstgefährdenden
- **Hoffnung**slosigkeit
- **Kummer**, chronischer
- **Macht**losigkeit
- **Macht**losigkeit, Gefahr einer
- **Menschenwürde**, Gefahr einer beeinträchtigten
- **Posttraumatisch**es Syndrom
- **Posttraumatisch**en Syndroms, Gefahr eines
- **Resilienz**, beeinträchtigte individuelle
- **Resilienz**, Gefahr einer beeinträchtigten
- **Schmerz**, akuter
- **Schmerz**, chronischer
- **Selbstverletzung**
- **Selbstverletzung**sgefahr
- **Stress**überlastung
- **Suizid**gefahr
- **Trauern**
- **Trauern**, erschwertes
- **Trauern**s, Gefahr eines erschwerten
- **Wohlbefinden**, beeinträchtigtes
- **Verleugnung**, unwirksame

Comfort, fördernde Prozesspflege und ABEDLs

Im Rahmen der fördernden Prozesspflege von Krohwinkel (2013) kann im Zuge des Assessments der ABEDL «soziale Beziehungen sichern und gestalten und dabei mit existenziellen Erfahrungen umgehen können» eingeschätzt werden, ob ein beeinträchtigtes oder förderbares Wohlbefinden vorliegt. Dabei gilt es im Rahmen der ABEDLs einzuschätzen, ob Wohlbefinden/Comfort als eine fördernde existenzielle Erfahrung erlebt wird oder als belastende gefährdende existenzielle Erfahrung (s. Kasten). Definiert man im Kontext dieses Modells allgemein den Gegenstand von Pflegediagnosen [und ergänzt diese um für die Wohlbefinden und Comfort spezifischen Aspekte], dann kann die Definition wie folgt lauten:

> Eine Pflegediagnose ist eine klinische Beurteilung *[des Wohlbefindens eines Individuums]*, die von einer/m Pflegefachfrau/-mann nach einem Pflegeassessment (bestehend aus Beobachtung, Interview, körperlicher Untersuchung und Ressourceneinschätzung) gemacht wird. Diese Aussage bezieht sich auf die Art, die möglichen Einflussfaktoren und die Merkmale oder Risikofaktoren für aktuelle oder potenzielle Gesundheitsprobleme *[des Wohlbefindens]*, für Entwicklungspotenziale oder -syndrome eines Individuums oder einer Familie, deren Unabhängigkeit hinsichtlich der Aktivitäten sowie Beziehungen und existenziellen Erfahrungen *[des Wohlbefindens]* des Lebens (ABEDL) beeinträchtigt ist.
> Pflegediagnosen liegen im Zuständigkeits- und Verantwortungsbereich von Pflegefachfrauen und -männern. Sie bilden die Grundlage, um Pflegeinterventionen *[zum Aufbau und zur Stärkung von Wohlbefinden/Comfort]* auswählen, planen und durchführen zu können und um Pflegeziele und -ergebnisse *[in den Bereichen des Wohlbefindens]* erreichen und bewerten zu können (Georg, 2006).

Comfort und funktionelle Gesundheitsverhaltensmuster

Marjory Gordon ordnet das Phänomen des Wohlbefindens/Comforts dem Verhaltensmuster «Kognition und Perzeption» zu und richtet den diagnostischen Fokus somit auf die kognitiven und wahrnehmungsbezogenen Fähigkeiten und Verhaltensmuster einer Person aus. Das Gesundheitsverhaltensmuster «Kognition und Perzeption» charakterisiert sie in der Typologie der funktionellen Gesundheitsverhaltensmuster wie folgt:

> Mit diesem Gesundheitsverhaltensmuster werden sensorische und kognitive Wahrnehmungsmuster beschrieben. Es umfasst den Leistungsgrad von Sinnesmodalitäten wie Sehen, Hören, Riechen, Schmecken und Tasten sowie eine gegenwärtige Kompensation oder eingesetzte Hilfsmittel. Auch Angaben zur Schmerzwahrnehmung und zum Umgang mit Schmerz [und Wohlbefinden/-behagen (engl. comfort)] werden aufgenommen. Weiterer Bestandteil dieses Gesundheitsverhaltensmusters sind kognitiv-funktionelle Fähigkeiten wie Denken, Sprache, Wissen, Gedächtnis, [Aufmerksamkeit, Orientierungsvermögen, exekutive Funktionen], Urteilsvermögen und Entscheidungsfindung (Gordon, 2013a: 39).

Definiert man Pflegediagnosen allgemein im Kontext von Marjory Gordons funktionellen Gesundheitsverhaltensmustern und ergänzt diese um Comfort-spezifische Aspekte, dann kann die Definition wie folgt lauten:

> Eine Pflegediagnose ist eine klinische Beurteilung, die von einer/m Pflegefachfrau/-mann nach einem Pflegeassessment (bestehend aus Beobachtung, Interview, körperlicher Untersuchung und Ressourceneinschätzung) gemacht wird. Diese Aussage bezieht sich auf die Art, die möglichen Einflussfaktoren und die Merkmale oder Risikofaktoren für aktuelle oder potenzielle Gesundheitsprobleme *[des*

Wohlbefindens/Comforts], für Entwicklungspotenziale oder -syndrome eines Individuums oder einer Familie, deren Gesundheitsverhaltensmuster funktionell oder gestört sind.

Comfort-bezogene Pflegediagnosen im Kontext des funktionellen Gesundheitsverhaltensmusters «Kognition und Perzeption» von Marjory Gordon (2013a)

- **Gesundheitsverhaltensmuster: Kognition und Perzeption**
- **Unwirksame Aktivitätsplanung**
- Aufmerksamkeitsdefizit*
- **gestörte Denkprozesse**
- **Entscheidungskonflikt**
- **Bereitschaft für eine verbesserte Entscheidungsfindung**
- **beeinträchtigte Gedächtnisleistung**
- nicht kompensierter Gedächtnisverlust*
- Gefahr einer kognitiven Beeinträchtigung*
- **Ineffektive Impulskontrolle**
- **Neglect**
- **Orientierungsstörung**
- *Pruritus*
- **akuter Schmerz**
- **chronischer Schmerz**
- Selbstmanagementdefizit: chronischer Schmerz*
- sensorische Überstimulation*
- **akute Verwirrtheit**
- **Gefahr einer akuten Verwirrtheit**
- **chronische Verwirrtheit**
- **Wahrnehmungsstörung (näher zu bestimmen: visuell, auditiv, kinästhetisch, gustatorisch, taktil, olfaktorisch)**
- nicht kompensierter Wahrnehmungsverlust*
- **Wissensdefizit**
- **Bereitschaft für vermehrtes Wissen**
- sensorische Deprivation*
- **Beeinträchtigtes Wohlbefinden**
- **Bereitschaft für ein verbessertes Wohlbefinden**

[Comfort-bezogene] Pflegediagnosen liegen im Zuständigkeits- und Verantwortungsbereich von Pflegefachfrauen und -männern. Sie bilden die Grundlage, um Pflegeinterventionen *[zum Aufbau und zur Stärkung des Wohlbefindens/Comforts]* auswählen, planen und durchführen zu können und um Pflegeziele und -ergebnisse *[in den Bereichen der Kognition, der Perzeption und des individuellen Wohlbefindens]* erreichen und bewerten zu können.

Comfort im Pflegeprozess

Die Diagnose eines beeinträchtigten, gefährdeten oder förderbaren Wohlbefindens (Comfort) erfolgt im Rahmen des Pflegeprozesses nach einem systematischen pflegerischen Assessment. Dabei ist der Pflegeprozess ein logischer, klientenzentrierter, zielgerichteter, universell anwendbarer und systematischer Denk- und Handlungsansatz, den Pflegende während ihrer Arbeit nutzen (Wilkinson, 2012). Im Rahmen dieses in Abbildung K-3 dargestellten Prozesses werden aktuelle Gesundheitsprobleme, wie das «beeinträchtigte Wohlfbefinden», und potenzielle Gesundheitsprobleme, wie die «Gefahr eines beeinträchtigten Wohlbefindens», Entwicklungspotenziale und Ressourcen, wie die «Bereitschaft für ein verbessertes Wohlbefinden», eingeschätzt, diagnostiziert sowie gezielte Interventionen mit Personen geplant, ausgeführt und bewertet, die sich in ihrem Wohlbefinden beeinträchtigt oder gefährdet erleben oder ihr Wohlbefinden verbessern möchten. Ziel ist es, Ressourcen und Möglichkeiten zur Förderung des Wohlbefindens zu nutzen, zu entwickeln und aktuelle und potenzielle Gesundheitsprobleme und Krisen zu lösen, zu lindern oder Menschen bei deren Bewältigung zu unterstützen. Comfort-bezogene Pflegediagnosen werden nach einem *Pflegeassessment* erstellt. Dabei schätzt die Pflegende systematisch Klienten und deren Wohlbefinden (Comfort) ein, indem sie sie beobachtet, befragt und untersucht. Das Pflegeassessment klärt, ob ein Bedarf an Comfort-fördernden pflegerischen Interventionen für Personen besteht, weil Aktivitäten, Beziehungen und existenzielle Erfahrungen des Lebens nicht mehr unabhängig ausgeführt, gestaltet oder bewältigt oder weil Gesundheitsverhaltensmuster nicht mehr funktionell ausgeführt werden können.

Comfort-bezogene *Pflegediagnosen* bilden den Ausgangspunkt, um mit Klienten festzulegen, wie sie prioritär betreut und beraten werden möchten, und um gemeinsame *Pflegeziele* und Kriterien für die Bewertung der Ergebnisse der Pflegeinterventionen zu vereinbaren. Ausgehend von den Einfluss- oder Risikofaktoren der Pflegediagnosen wird ein *Pflegeplan* zur pflegerischen Betreuung entwickelt, in dem geeignete und effektive *Pflegeinterventionen* ausgewählt und festlegt sind, um aktuelle Comfort-bezogene Gesundheitsprobleme zu lösen, zu lindern oder zu bewältigen, um potenziellen Comfortgefährdende Gesundheitsproblemen vorzubeugen und um dem Wunsch nach Gesundheitsförderung und Förderung des Wohlbefindens nachzukommen. Im Rahmen der *Pflegeinterventionen* werden Ressourcen genutzt, Maßnahmen ausgeführt und der Gesundheitszustand von Klienten kontinuierlich eingeschätzt. Abschließend wird mittels *Pflegeevaluation* bewertet, ob die angestrebten Ziele erreicht wurden, das Assessment umfassend, die Diagnosen akkurat und die geplanten Interventionen effektiv waren.

Parallel zum Pflegeprozess läuft ein *Beratungs- und Entlassungsprozess* (s. Abb. K-3). Während des *Beratungsprozesses* werden die Lernfähigkeiten und -motivation eingeschätzt, der Lernbedarf benannt, Lernziele vereinbart, ein Informations-, Schulungs- und Beratungsplan entwickelt, durchgeführt und bewertet. Im Rahmen des *Entlassungsprozesses* wird prognostiziert, ob der Patient oder Angehörige nach der Entlassung noch von einer Pflegeperson betreut oder beraten werden muss, weil er/sie sich nicht selbst sein Wohlbefinden aufrecht erhalten kann. Während des Entlassungsprozesses werden mögliche Entlassungsprobleme erkannt und benannt, Entlassungsziele gemeinsam formuliert, ein Entlassungsplan entwickelt, ausgeführt und bewertet (Georg, 2009).

Comfort und Pflegeassessment

Die pflegerische Einschätzung und Beurteilung, ob das Wohlbefinden (der Comfort) einer Person beeinträchtigt, gefährdet oder förderbar ist, erfolgt im Rahmen des Pflegeassessments. Das *Pflegeassessment* ist bezüglich des Erkennens eines beeinträchtigten, gefährdeten oder förderbaren Wohlbefindens der erste Schritt des Pflegeprozesses. Mittels eines Pflegeassessments schätzen Pflegende Klienten oder Patienten ein. Der Begriff des Assessments wurde aus dem Englischen («assessment» = Einschätzung, Beurteilung, Bewertung, Einstufung) übernommen. Bezogen auf das Wohlbefinden einer Person geht es darum, Patienten und Familien systematisch einzuschätzen. Pflegende tun dies allgemein, indem sie Patienten beobachten, befragen und körperlich untersuchen. Im besonderen Fall des Wohlbefindens konzentriert sich die Einschätzung auf das individuelle Wohlbefinden oder Comfort-Level einer Person. Als Systematik dienen Strukturierungshilfen für pflegerische Informationen, wie ABEDL (Krohwinkel, 2013) oder funktionelle Gesundheitsverhaltensmuster (Gordon, 2013a). Pflegende schätzen in diesem Sinne systematisch die Ressourcen, gesundheitlichen Entwicklungspotenziale, Risiken und Pflegeprobleme sowie potenzielle Komplikationen ein. Sie erkennen damit aktuelle und potenzielle Gesundheitsprobleme und Entwicklungspotenziale bezüglich der unabhängigen Ausführung von Lebensaktivitäten, der Gestaltung von Beziehungen und der Bewältigung existenzieller Erfahrungen des Lebens (ABEDL) oder der funktionellen Ausführung gesundheitsbezogener Verhaltensmuster.

Pflegeassessments erfolgen zeitlich betrachtet *initial*, zu Beginn einer professionellen Pflegebeziehung, *fortlaufend* während des Pflegeprozesses und *rückwirkend*, um Pflegeergebnisse zu bewerten oder zu evaluieren. Ein Pflegeassessment kann übersichtsartiger *(Screening-Assessment)*, umfassender *(Basisassessment)* und/oder spezifischer *(Fokusassessment)* Natur sein und beinhaltet die *Elemente* des Beobachtens, Befragens und Untersuchens. *Ziel* des Pflegeassessments ist es, aktuelle und potenzielle Gesundheitsprobleme in Form von Comfort-bezogenen Pflegediagnosen zu erkennen sowie Ressourcen und Entwicklungspotenziale zum unabhängigen Ausführen von Aktivitäten des Lebens, zum Gestalten von Beziehungen und zum Bewältigen existenzieller Erfahrungen des Lebens zu identifizieren (Georg, 2009).

Allegorisch bildhaft gesprochen geht es bei einem Pflegeassessment darum, sich ein Bild vom Klienten zu machen, indem man Stück für Stück einzelne Puzzleteile (Informationen) in einem Rahmen (Pflegemodell) zu einem Ganzen zusammenfügt (Georg, 2009).

Für ein fokussiertes Assessment von Wohlbefinden und Comfort können die in den Anhängen C–G angefügten Fragebögen und Skalen genutzt werden.

Ein Pflegeassessment stellt, wie eingangs beschrieben, den ersten Schritt im Rahmen des Pflegeprozesses dar. Es bildet die Informationsbasis, aus der sich eventuell Pflegediagnosen, Ressourcen und potenzielle Komplikationen ableiten lassen. Ohne ein systematisches Pflegeassessment ist es nicht möglich, akkurate und genaue Pflegediagnosen zu erstellen (Lunney, 2007). Der Weg vom Pflegeassessment zur Pflegediagnose wird in Form des *diagnostischen Prozesses* beschrieben. In dessen Rahmen werden, wie in **Abbildung K-4** dargestellt, ein Vertrauensverhältnis zum Klienten aufgebaut, Informationen über den Gesundheitszustand und das Wohlbefinden einer Person gesammelt, geprüft und geordnet, Muster erkannt, erste Eindrücke getestet und Informationen aufgeführt und dokumentiert, um über das Deuten und Erklären der Informationen zu einer Pflegediagnose zu gelangen (Alfaro-LeFevre, 2013).

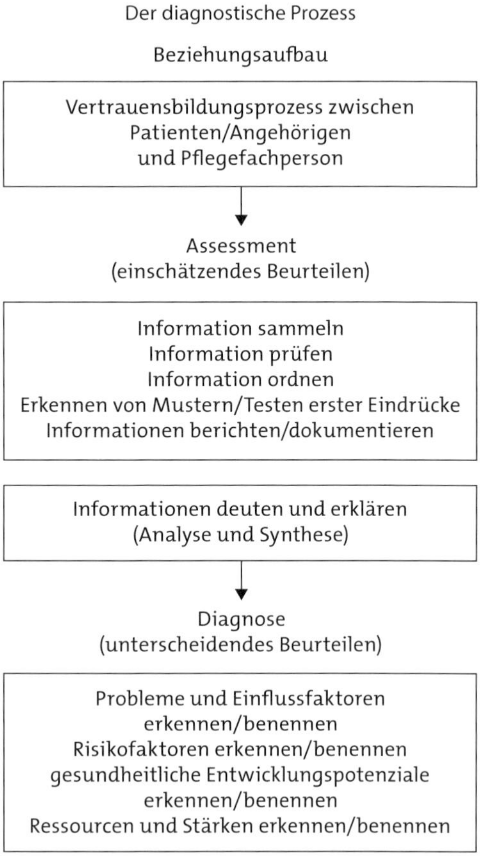

Abbildung K-4: Der diagnostische Prozess. Beziehungsaufbau und Vertrauensbildung als Basis für unterscheidendes Beurteilen von Wohlbefinden und Comfort im Rahmen des diagnostischen Prozesses. Modell erweitert n. Alfaro-LeFevre, 2013 und Domenig, 2007: 214 von J. Georg in Doenges et al. (2013)

Wenn Pflegende einzuschätzen und zu erkennen versuchen, ob bei einem Klienten ein gefährdetes, beeinträchtigtes oder förderbares Wohlbefinden besteht, dann liegt die Besonderheit des diagnostischen Prozesses zum einen im Bereich kognitiven Erkennens oder kritischen Denkens, zum anderen in der Berücksichtigung der physischen, umgebungsbezogenen, sozialen und spirituellen Ebene des Wohlbefindens (Comforts).

Pflegeassessment und Pflegeevaluation (frz.: «évaluer» = [ab]schätzen, berechnen) stellen einschätzende und bewertende Elemente am

Anfang und am Ende des Pflegeprozesses dar. Beim Pflegeassessment handelt es sich primär um das initiale und fortlaufende Einschätzen der Pflegebedürftigkeit. Bei der Pflegeevaluation (s. Abb. K-3) wird rückwirkend bewertet, ob Pflegediagnosen akkurat gestellt, Pflegeziele erreicht wurden und Pflegeinterventionen wirksam waren.

Formen des Pflegeassessments
Hinsichtlich der Spezifität der gesammelten Informationen lassen sich drei Formen des Pflegeassessments – Screening-, Basis- und Fokusassessment – unterscheiden. Ein *Screeningassessment* (engl.: «to screen sb/st» = etwas genauer untersuchen, jemanden einer Auswahlprüfung unterziehen, jemanden auf etwas hin untersuchen, «durchsieben») ist eine initiale Einschätzung des Gesundheitszustandes eines Patienten, die dazu dient, sich einen ersten Eindruck über möglicherweise vorliegende Gesundheitsprobleme zu verschaffen. Man arbeitet mit einem groben Raster an geschlossenen Fragen, Beobachtungskriterien und Untersuchung und schaut, was im «Sieb» hängen bleibt (Alfaro-LeFevre, 2013).

Ein *Basisassessment* ist eine umfassende initiale Informationssammlung über einen Patienten mittels Gespräch, Beobachtung und Untersuchung. Es dient dazu, dessen Gesundheitszustand und Pflegebedürftigkeit umfassend einzuschätzen und eine professionelle Pflegebeziehung aufzubauen (Alfaro-LeFevre, 2013; Wilkinson, 2012). Wenn es das Wohlbefinden einer Person einzuschätzen gilt, empfiehlt es sich, die in den Anhängen angefügten Comfort-Fragebögen und Skalen zu nutzen, da sie ein gut ausgearbeitetes Instrumentarium an Fragen und Beobachtungskriterien und Instrumenten bieten.

Ein *Fokusassessment* ist eine spezifische Form der Informationssammlung, die sich auf die Erhebung weitergehender Informationen über ein spezifisches Problem oder einen spezifischen Zustand konzentriert (Alfaro-LeFevre, 2013). Schlüsselfragen im Rahmen eines Fokusassessments sind:

- Was ist der gegenwärtige Status des Problems [hier: körperliches, soziales, umgebungsbezogenes Wohlbefinden] (liegen Kennzeichen, Symptome oder Risikofaktoren eines Problems vor)?
- Weisen die mit den Ausgangsinformationen verglichenen Daten darauf hin, dass sich das Problem gebessert, verschlechtert hat oder unverändert ist?
- Welche Faktoren beeinflussen das Problem; wie wurde bislang mit diesen Faktoren umgegangen?
- Wie sieht der Patient das Problem, wie wurde bislang damit umgegangen? (Georg, 2009)

Ein pflegerisches Basis- oder Fokusassesment sollte sich stark an der Einschätzung von Einfluss und Schutzfaktoren orientieren. Die Kenntnis dieser Einfluss- und Schutzfaktoren ist beim pflegerischen Assessment wichtig, um Faktoren und Umstände zu identifizieren, die es ermöglichen, Wohlbefinden unter aktuellen Belastungen aufrechtzuerhalten und zu einer Erholung von schwerwiegenden Einwirkungen zu verhelfen (vgl. Georg, 2010).

Comfort, Pflegediagnosen und -diagnostik

Im folgenden Abschnitt werden die Comfortbezogenen Pflegediagnosen definiert und differenziert sowie hinsichtlich ihrer beeinflussenden Faktoren und Merkmale beschrieben.

Definition und Differenzierungen
Die NANDA International (2013) listet in ihrer Klassifikation 2012–2014 zwei Diagnosen zum Thema Wohlbefinden (Comfort) auf, die sich der Form nach in aktuelle und Gesundheitsförderungspflegediagnosen unterscheiden lassen (s. Tab K-2). Sie beschreibt ein beeinträchtigtes Wohlbefinden als «wahrgenommenen Mangel an Ruhe, Erleichterung und Transzendenz in physischen, psychospirituellen, umgebungsbezogenen, kulturellen und sozialen Dimensionen». Im gesundheitsförderlichen Sinne beschreibt die Bereitschaft für ein verbessertes

Tabelle K-2: Comfort-bezogene Pflegediagnosen der NANDA-I (2013)

Beeinträchtigtes Wohlbefinden	Bereitschaft für ein verbessertes Wohlbefinden
Definition Wahrgenommener Mangel an Ruhe, Erleichterung und Transzendenz in physischen, psychospirituellen, umgebungsbezogenen, kulturellen und sozialen Dimensionen	**Definition** Verhaltensmuster der Ruhe, Erleichterung und Transzendenz in physischen, psychospirituellen, umgebungsbezogenen und/oder sozialen Dimensionen, das für das Wohlbefinden ausreichend ist und gestärkt werden kann
Einflussfaktoren • krankheitsbezogene Symptome • behandlungsbezogene Nebenwirkungen (z. B. Medikation, Strahlung) • fehlende Einflussmöglichkeiten auf das Umfeld • fehlende Einflussmöglichkeiten auf die Situation • fehlende Privatsphäre • schädliche umweltbezogene Reize • ungenügende Ressourcen (z. B. finanzielle, soziale Unterstützung).	**Einflussfaktoren** • zu bearbeiten
Symptome und Merkmale **subjektive** • berichtet von belastenden [quälenden] Symptomen • berichtet von fehlender situativer Zufriedenheit • berichtet von fehlender situativer Leichtigkeit • berichtet von Hunger • berichtet von Juckreiz • berichtet, sich unwohl zu fühlen • berichtet, sich kalt zu fühlen • berichtet, sich heiß zu fühlen • gestörtes Schlafmuster • Unfähigkeit, sich zu entspannen • Angst • Furcht **objektive** • Ruhelosigkeit • Erregbarkeit [Reizbarkeit] • Seufzen • Stöhnen • Weinen	**Symptome und Merkmale** **subjektive** • drückt den Wunsch aus, das Wohlbefinden zu steigern • drückt den Wunsch aus, das Gefühl der Zufriedenheit zu verstärken • drückt den Wunsch aus, dass Beschwerden verstärkt zurückgehen • drückt den Wunsch aus, die Entspannung zu verbessern **objektive** • [erscheint entspannt/ruhig] • [Teilnahme an ausgewählten Maßnahmen für das Wohlbefinden]

Wohlbefinden ein «Verhaltensmuster der Ruhe, Erleichterung und Transzendenz in physischen, psychospirituellen, umgebungsbezogenen und/ oder sozialen Dimensionen, das für das Wohlbefinden ausreichend ist und gestärkt werden kann». Pflegende, die ein beeinträchtigtes oder gefährdetes Wohlbefinden zu erkennen suchen, sollten sich fragen, ob die in Tabelle K-2 genannten Einflussfaktoren vorliegen und ob dem Individuum eine Anpassung misslingt und zu den in der Tabelle genannten Symptomen führt. Im gesundheitsförderlichen Sinne gilt es bei einem Individuum zu erkennen, ob trotz beeinträchtigender oder gefährdender Faktoren die Bereitschaft für eine gelungene Anpassung und ein verbessertes Wohlbefinden besteht, wie es bezüglich seiner Merkmale in der zweiten Spalte von Tabelle K-2 beschrieben wird.

Erweiterter diagnostischer Fokus

Carpenito (2014: 234) bündelt in ihrem Lehrbuch zur Pflegediagnostik neben der Pflegediagnose eines beeinträchtigen Wohlbefindens ausdrücklich weitere Pflegediagnosen, die das körperliche Wohlbefinden beeinträchtigen, wie akuter und chronischer Schmerz sowie Übelkeit, und beschreibt das Phänomen Pruritus ausführlicher. Sie führt dazu detailliertere Einflussfaktoren aus und bietet eine umfassende Fragenliste für ein Fokusassessment.

Pflegeentscheidungen – Pflegeziele und -ergebnisse

Falls sich im Zuge des pflegediagnostischen Prozesses der Pflegebedarf einer Person mit einer Comfort-bezogenen Pflegediagnose angemessen und genau beschreiben lässt, gilt es, mit den folgenden Pflegeprozessschritten in Absprache mit dem Klienten zu klären.

- was Pflegende tun können, um einem pflegebedürftigen, in seinem Wohlbefinden gefährdeten, beeinträchtigten oder entwicklungsfähigen Klienten zu helfen. Das Wissen und die Aktivitäten für die dazu erforderlichen Pflegeinterventionen sind in der Pflegeinterventionsklassifikation (NIC) von Bulechek et al. (2014) gespeichert und abrufbar (⇨ Pflegeinterventionen ⇨ NIC).
- wie das Ziel und die gewünschten Ergebnisse lauten, auf die Pflegende und Klienten hinarbeiten. Das Wissen und die Ergebniskriterien und -messinstrumente für die dazu erforderlichen Pflegeergebnisse sind in der Pflegeergebnisklassifikation (NOC) von Moorhead et al. (2013) gespeichert und abrufbar (⇨ Pflegeziele ⇨ NOC).

Mit Hilfe des Pflegewissens- und Entscheidungsfindungsmodells (Abb. K-5) können systematische klinische Entscheidungen hinsichtlich folgender Fragen getroffen werden:

- Welches sind die richtigen Pflegediagnosen?
- Welche Pflegeinterventionen lösen die Probleme des in seinem Wohlbefinden gefährdeten oder beeinträchtigten Klienten am besten oder helfen, Comfort-Potenziale am besten zu entfalten?
- Welche Ziele sind mit dem Klienten anzustreben, wie können wir erkennen, dass wir ein Ergebnis erreicht haben?

Bei diesen professionellen Entscheidungen im Pflegeprozess können Pflegende auf geordnetes und strukturiertes Wissen zurückgreifen, das in Klassifikationen für Pflegediagnosen (NANDA), Pflegeinterventionen (NIC) und Pflegeergebnisse (NOC) zusammengefasst wurde. Das Pflegewissens- und Entscheidungsfindungsmodell veranschaulicht diese Zusammenhänge und erleichtert es Pflegenden, im Pflegeprozess die richtigen Entscheidungen zu fällen, warum sie was mit welchem Ziel tun.

Pflegeziele und -ergebnisse

Zufriedenheit und eine «wahrgenommene körperliche und psychosoziale Entspanntheit» beschreibt Marjory Gordon (2013a) als ein zentrales Pflegeziel bei beeinträchtigtem Wohlbefinden. Im Umgang mit Menschen, die in ihrem

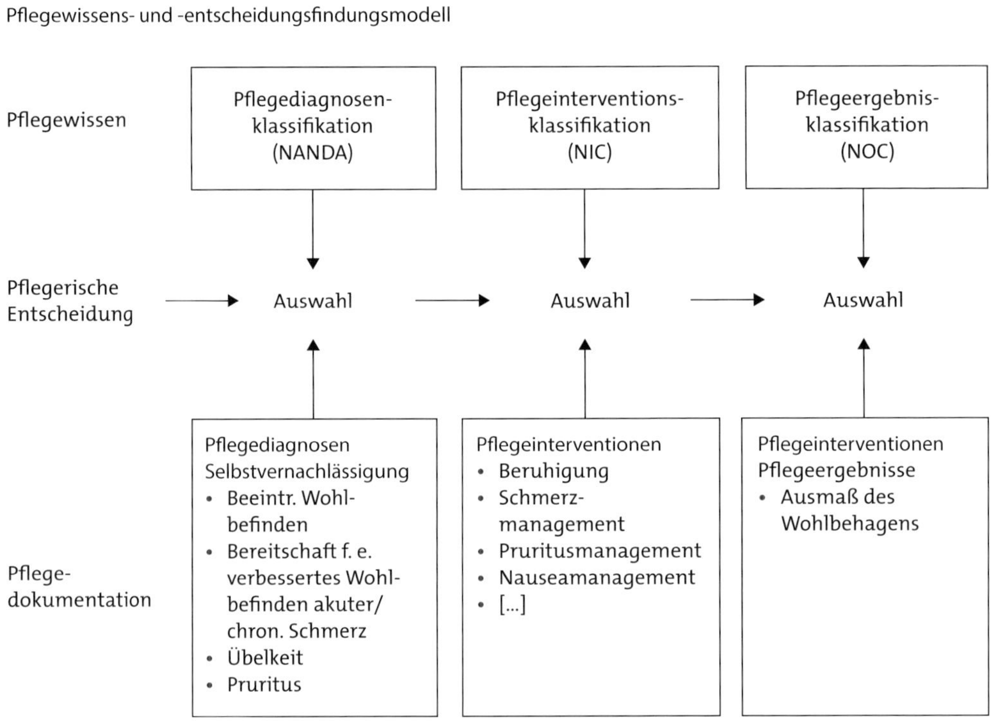

Abbildung K-5: Pflegewissens- und Entscheidungsfindungsmodell (Bulechek 2014).

Wohlbefinden gefährdet oder beeinträchtigt sind, empfehlen Doenges et al. (2013) sowie Kolcaba (2014) die folgenden Pflegeziele:

Der Klient
- bringt ein Gefühl von Wohlbefinden/Zufriedenheit zum Ausdruck
- zeigt Verhaltensweisen optimalen Behagens
- beteiligt sich an wünschenswerten und realistischen gesundheitsfördernden Verhaltensweisen
- wird Merkmale eines verbesserten Wohlbefindens im Vergleich zur Ausgangssituation zeigen
- wird Strategien identifizieren, mit denen er selbst oder mithilfe von Bezugspersonen ein akzeptables Maß an Wohlbefinden erreichen oder erhalten wird
- wird Handlungen ausführen, mit denen er selbst oder mithilfe von Bezugspersonen, ein akzeptables Maß an Wohlbefinden erreichen oder erhalten wird
- wird die Strategien zur Erreichung und Erhaltung eines akzeptablen Maßes an Wohlbefinden evaluieren
- wird eine ein akzeptables Maß an Wohlbefinden aufrechterhalten wenn möglich.

Pflegeergebniskriterien für die Absprache von pflegerisch beeinflussbaren Patientenzielen können der Pflegeergebnisklassifikation (NOC) entnommen werden (Moorhead et al., 2013). Tabelle K-3 stellt das NOC-Pflegeergebnis «Ausmaß an Unbehagen» vor und definiert dieses als den » Schweregrad beobachteten oder geäußerten geistigen oder körperlichen Unbehagens».

Tabelle K-3: NOC-Pflegeergebnis: Persönliche Resilienz

(2109) Ausmaß von Unbehagen

Bereich: Wahrgenommene Gesundheit – V
Klasse: Symptomstatus – V
Skala (n): «Schwer» bis «Kein(e)»

PflegeempfängerIn:
Datenquelle:
Originalbezeichnung: Discomfort Level

Definition: Der Schweregrad beobachteten oder geäußerten geistigen oder körperlichen Unbehagens

Rating-Ziele für dieses Ergebnis Aufrechterhalten bei: ____________ Steigern auf: ____________

Ausmaß von Unbehagen		Schwer	Weit-gehend	Mäßig	Leicht	Kein(e)	Nicht zutreffend
Gesamtwertung		1	2	3	4	5	n. z.
Indikatoren:							
210901	Schmerzen	1	2	3	4	5	n. z.
210902	Angst	1	2	3	4	5	n. z.
210903	Stöhnen	1	2	3	4	5	n. z.
210904	Leiden	1	2	3	4	5	n. z.
210905	Um-sich-Schlagen	1	2	3	4	5	n. z.
210906	Stress	1	2	3	4	5	n. z.
210907	Furcht	1	2	3	4	5	n. z.
210908	Depression	1	2	3	4	5	n. z.
210909	Halluzinationen	1	2	3	4	5	n. z.
210910	Wahnvorstellungen	1	2	3	4	5	n. z.
210911	Paranoide Gedanken	1	2	3	4	5	n. z.
210912	Zwanghaftes Verhalten	1	2	3	4	5	n. z.
210913	Hyperaktivität	1	2	3	4	5	n. z.
210914	Unruhe	1	2	3	4	5	n. z.
210915	Restless-legs-Syndrom	1	2	3	4	5	n. z.
210916	Juckreiz	1	2	3	4	5	n. z.
210917	Muskelschmerzen	1	2	3	4	5	n. z.
210918	Grimassieren	1	2	3	4	5	n. z.
210919	Angespannte Gesichtszüge	1	2	3	4	5	n. z.
210921	Zuckungen	1	2	3	4	5	n. z.

Ausmaß von Unbehagen		Schwer	Weit-gehend	Mäßig	Leicht	Kein(e)	Nicht zutreffend
Gesamtwertung		1	2	3	4	5	n. z.
210922	Schlechte Körperhaltung	1	2	3	4	5	n. z.
210923	Erschwerte Atmung	1	2	3	4	5	n. z.
210924	Atemnot	1	2	3	4	5	n. z.
210925	Appetitlosigkeit	1	2	3	4	5	n. z.
210926	Schüttelfrost	1	2	3	4	5	n. z.
210927	Hypothermie	1	2	3	4	5	n. z.
210928	Übelkeit	1	2	3	4	5	n. z.
210929	Erbrechen	1	2	3	4	5	n. z.
210930	Diarrhö	1	2	3	4	5	n. z.
210931	Stuhlinkontinenz	1	2	3	4	5	n. z.
210932	Obstipation	1	2	3	4	5	n. z.
210933	Harninkontinenz	1	2	3	4	5	n. z.
210934	Unvermögen, zu kommunizieren	1	2	3	4	5	n. z.
210935	Suizidgedanken	1	2	3	4	5	n. z.
210936	Verlust des Glaubens	1	2	3	4	5	n. z.
210937	Gefühl spirituellen Verlassenseins	1	2	3	4	5	n. z.

4. Aufl. 2008

Pflegeinterventionen zur Comfort-Förderung

Die Pflegeinterventionsklassifikation (NIC) von Bulechek et al. (2014) führt zur Förderung des Wohlbefindens zahlreiche Pflegeinterventionen an, die bei beeinträchtigtem Wohlbefinden und bei der Bereitschaft für ein verbessertes Wohlbefinden angewendet werden können. Tabelle K-4 fasst diese Interventionen zusammen und hebt die zentralen Pflegeinterventionen fett hervor.

Pflegemaßnahmen zur Wiederherstellung von beeinträchtigtem Wohlbefinden und Discomfort

Der pflegediagnostischen Fachliteratur (Doenges et al., 2013; Ackley/Ladwig, 2014) sind Empfehlungen für einschätzende und intervenierende Pflegemaßnahmen zur Wiederherstellung von Wohlbefinden (Comfort) mit folgenden Schwerpunkten pflegerischen Handelns zu entnehmen.

Doenges et al. (2013: 1328 ff.) sowie Kolcaba (2014: 211 ff.) empfehlen, das Wohlbefinden oder Comfort-Level einer Person hinsichtlich

Tabelle K-4: Pflegeinterventionen der NIC zur Förderung von Wohlbefinden/Comfort (Bulechek, 2014)

PD: Beeinträchtigtes Wohlbefinden	PD: Bereitschaft für ein verbessertes Wohlbefinden
Empfohlene Pflegeinterventionen	**Empfohlene Pflegeinterventionen**
• Angstminderung • Beruhigung • Demenzpflege • Demenzpflege: Baden/Waschen [Körperpflege] • Entspannungstherapie • Kulturelle Vermittlung • Lagerung • Medikamentenverabreichung • Schmerzmanagement • Selbstwirksamkeitsverbesserung • Sicherheitsförderung • Spirituelle Unterstützung • Umgebungsmanagement: Comfort • Verhaltensmodifikationsunterstützung • Unterstützungssystemförderung	• Copingförderung • Durchsetzungsvermögenstraining • Emotionale Unterstützung • Entscheidungsfindungsunterstützung • Entwicklungserleichterung: spirituell • Gesundheitsbildung • Hoffnungsvermittlung • Schmerzmanagement • Schuldverarbeitungserleichterung • Selbsteinschätzungsverbesserung • Selbstwertgefühlsverbesserung • Selbstwirksamkeitsverbesserung • Sozialisationsverbesserung • Spirituelle Unterstützung • Trauerarbeitserleichterung • Umgebungsmanagement • Verhaltensmodifikationsunterstützung • Verzeihungsförderung/-erleichterung • Werteklärung • Umgebungsmanagement
Zusätzliche optionale Pflegeinterventionen	**Zusätzliche optionale Pflegeinterventionen**
• Bestrahlungsmanagement • Chemotherapiemanagement • Medikationsmanagement • Pruritusmanagement • Schlafförderung • Selbsthilfegruppennutzung	• Angstminderung • Angeleitete Imagination • Angeleitete Antizipation • Beratung • Entspannungstherapie • Freizeit-/Erholungsförderung • Humor • Progressive Muskelrelaxation • Selbsthilfegruppennutzung • Stimmungsmanagement • Umgebungsmanagement: Comfort

folgender beeinflussender Faktoren einzuschätzen:

Allgemeine Faktoren

- Feststellen der Art der Beschwerden des Klienten, wie etwa körperliche Schmerzen, das Gefühl von Unzufriedenheit, fehlende Leichtigkeit im Umgang mit sich selbst, der Umgebung oder soziokulturellen Settings oder die Unfähigkeit, sich über die eigenen Probleme oder Schmerzen zu erheben (Fehlen/Mangel an Transzendenz). Den Klienten das Gesamtwohlbefinden einschätzen lassen unter Einsatz einer Skala von 1 bis 10, wobei 10 für «So gut wie nur möglich» steht, oder eines «Fragebogens zum allgemeinen Wohlbefinden» mit einer Likert-Skala (Doenges et al., 2013) sowie Skalen in diesem Buch.

- Beachten kultureller/religiöser Überzeugungen und Werte, die sich auf Wahrnehmungen von und Erwartungen an Wohlbefinden auswirken (Doenges et al., 2013).
- Feststellen der Kontrollüberzeugung (Doenges et al., 2013; Fitzgerald Miller, 2003).
- Erörtern von Sorgen und Bedenken mit dem Klienten und aktives Zuhören, um Hintergrundthemen zu erkennen, wie z. B. körperliche und emotionale Stressoren oder äußere Faktoren wie das Umfeld, soziale Interaktionen, welche die Fähigkeit des Klienten zur Kontrolle des eigenen Wohlbefindens beeinträchtigen könnten (Doenges et al., 2013).
- Herausstellen von Kontexten, in denen ein Mangel an Wohlbefinden festgestellt wird: körperlich (in Verbindung mit Körperempfindungen), psychospirituell (in Verbindung mit innerer Selbstwahrnehmung und Bedeutung im eigenen Leben, Beziehung zu einer höheren Ordnung oder einem höheren Wesen), umgebungsbedingt (in Verbindung mit der äußeren Umgebung, externen Bedingungen und Einflüssen), soziokulturell (in Verbindung mit zwischenmenschlichen, familiären und gesellschaftlichen Beziehungen) (Doenges et al., 2013).

Körperliche Faktoren

- Feststellen, wie der Klient mit Schmerz und Schmerzkomponenten umgeht (Doenges et al., 2013).
- Herausfinden, was für Wohlbefinden oder Ruhe versucht wurde oder nötig ist (z. B. Hoch-/Tiefstellen des Kopfendes am Bett, An-/Ausschalten der Musik, weißes Rauschen, Schaukeln, bestimmte Personen oder Dinge) (Doenges et al., 2013).

Psychospirituelle Faktoren

- Feststellen, wie sich psychologische und spirituelle Indikatoren bei dem Klienten überschneiden (z. B. Bedeutsamkeit, Glaube, Identität, Selbstwertgefühl) (Doenges et al., 2013).
- Herausfinden, ob der Klient/die Bezugsperson Unterstützung im Hinblick auf spirituelle Bereicherung inkl. Gebet, Meditation oder Zugang zu einer spirituellen Beratungsperson seiner Wahl wünscht (Doenges et al., 2013).

Umgebungsbedingte Faktoren

- Feststellen, ob im Umfeld des Klienten sowohl die Privatsphäre respektiert wird als auch natürliche Beleuchtung herrscht und man leicht nach draußen schauen kann (Doenges et al., 2013).

Soziale Faktoren

- Herausfinden der Bedeutung von Wohlbefinden im Kontext zwischenmenschlicher, familiärer und kultureller Werte und gesellschaftlicher Beziehungen (Doenges et al., 2013).
- Validieren des Verstehens des Klienten/der Bezugsperson in Bezug auf die Situation des Klienten und die laufenden Maßnahmen im Umgang mit der Krankheit, soweit angemessen und/oder vom Klienten gewünscht (Doenges et al., 2013).
- Berücksichtigen weiterer Aspekte des Wohlbefindens, wie Angst, fehlende Informationen, soziale Isolation oder finanzielle Schwierigkeiten, um Unbehagen zu verstehen und anzugehen (Kolcaba, 2014: 211).

Doenges et al. (2013: 1330 ff.) sowie Kolcaba (2014: 211 ff.) empfehlen, durch die folgenden Pflegemaßnahmen das Wohlbefinden oder Comfort-Level einer Person zu fördern und das Unbehagen zu lindern:

- Überprüfen der Wissensgrundlage und Beachten der Coping-Fertigkeiten, die zuvor eingesetzt wurden, um Verhalten zu ändern/Wohlbefinden zu fördern (Doenges et al., 2013).

- Würdigen der Stärken des Klienten in der gegenwärtigen Situation und Nutzen als Grundlage beim Planen der Zukunft (Doenges et al., 2013).

körperlich

- Zusammenarbeiten bei der Behandlung oder dem Management medizinischer Krankheiten, bei denen es um Oxygenierung, Ausscheidung, kognitive Fähigkeiten, Elektrolytgleichgewicht, Thermoregulation und Hydration geht (Doenges et al., 2013).
- Arbeiten mit dem Klienten, um Schmerzen, Übelkeit, Juckreiz, Durst bzw. sonstige körperliche Beschwerden zu verhindern (Doenges et al., 2013).
- Überprüfen der Medikationen oder des Behandlungsplans, um mögliche Veränderungen oder Möglichkeiten zur Reduktion von Nebenwirkungen festzustellen (Doenges et al., 2013).
- Anregen, dass die Eltern bei Prozeduren anwesend sind, um das Kind zu trösten (Doenges et al., 2013).
- Sorgen für altersgerechte Maßnahmen zum Trösten (z. B. Rückeneinreibung, Umlagern, In-den Arm-Nehmen, Anwendung von Wärme/Kälte [u. a. periphere, kutane Stimulation] (Doenges et al., 2013).
- Auflösen von Ängstlichkeit, Gefühlen des Unbehagens infolge von Kälteempfinden durch selbstgesteuerte Anwendung von Wärmedecken (Kolcaba, 2014: 212)
- Einsetzen von Entspannungstechniken, um Gefühle der Angst, des Schmerzes, der Depression und der Erschöpfung zu reduzieren (Kolcaba, 2014: 211).
- Erörtern von Interventionen/Maßnahmen zur Förderung von Wohlbehagen, wie etwa therapeutische Berührung, ASE, (Hand-) Massage, heilende Berührung, Bio-Feedback, Selbsthypnose, gelenkte/angeleitete Imagination, Atemübungen, Spieltherapie und Humor, um Behaglichkeit zu fördern und die Aufmerksamkeit zu refokussieren (Doenges et al., 2013; Kolcaba, 2014: 211).
- Einsetzen von Berührung und reflexologischen Interventionen bei Menschen mit Demenz, um Schmerzen und Stress zu reduzieren (Kolcaba, 2014: 212).
- Einsetzen von einfachen Massagen oder Einreibungen bei Menschen mit Demenz, um Unruhe und Agitation zu verringern (Kolcaba, 2014: 212).
- Frühmobilisation von und regelmäßige Lagewechsel bei bettlägerigen Klienten (Kolcaba, 2014: 211)
- Unterstützen des Klienten, den Medikationsplan zu nutzen und zu modifizieren, um bestmöglichen Gebrauch von einem medikamentösen Schmerz- oder Symptommanagement zu machen (Doenges et al., 2013).
- Unterstützen des Klienten/der Bezugsperson(en) beim Entwickeln eines Maßnahmen- und Übungsplans im Rahmen der individuellen Fähigkeiten unter Betonen der Notwendigkeit, genügend Zeit zur Beendigung der Maßnahmen einzuräumen (Doenges et al., 2013).
- Aufrechterhalten offener und flexibler Besuche der dem Klienten erwünschten Personen (Doenges et al., 2013).
- Ermutigen/Planen der Pflege, um individuell adäquate Ruhephasen zu ermöglichen und Erschöpfung zu verhindern. Einplanen von Maßnahmen in Phasen, in denen der Klient die meiste Energie hat, um die Teilnahme auf ein Höchstmaß zu steigern (Doenges et al., 2013).
- Erörtern von Routinen, um einen geruhsamen Schlaf zu fördern (Doenges et al., 2013).

psychospirituell

- Aufbauen einer vertrauensvollen Beziehung zwischen Pflegenden, Klienten und Angehörigen (Kolcaba, 2014: 211).
- Interagieren mit dem Klienten in therapeutischer Manier (Doenges et al., 2013).
- Ermutigen zum Äußern von Gefühlen und Einräumen von Zeit zum Zuhören/Interagieren (Doenges et al., 2013).

- Reagieren mit Empathie auf negative Emotionen des Klienten, um ein Gefühl von Wohlbefinden zu fördern (Kolcaba, 2014: 211).
- Benennen von Wegen, Verbundenheit oder Harmonie mit sich selbst, mit anderen, mit der Natur oder mit einer höheren Macht zu erreichen (z. B. Meditation, sich anderen mitteilen, in der Natur/im Garten sein, sonstige spirituelle Aktivitäten) (Doenges et al., 2013).
- Festlegen realistischer Aktivitätsziele mit dem Klienten, um das Engagement beim Fördern optimaler Ergebnisse zu erhöhen (Doenges et al., 2013).
- Ermöglichen, an Musikgenuss und Übungen zur verbal-kognitiven Entspannung teilhaben zu können, um Ängste zu reduzieren (Kolcaba, 2014: 211).
- Beteiligen des Klienten/der Bezugsperson(en) an der Zeitplanung und an Entscheidungen hinsichtlich des Timings und der zeitlichen Abstände von Behandlungen, um Entspannung zu fördern/das Gefühl von Langeweile zu verringern (Doenges et al., 2013).
- Anwenden altersgerechter Ablenkung durch Musik, Lesen, Plaudern oder das Erstellen von Texten mit der Familie und Freunden, durch Fernsehen oder Kino, Video- oder Computerspiele, um ein Verharren in unangenehmen Empfindungen und Situationen zu begrenzen und zu überwinden (Doenges et al., 2013).
- Anerkennen von unbefriedigten physischen, psychischen, emotionalen, spirituellen und umgebungsbezogenen Bedürfnissen bei Menschen mit Demenz (Kolcaba, 2014: 212).
- Ermutigen des Klienten zum Entwickeln von Selbstsicherheitsfertigkeiten, Prioritätensetzen bei Zielen/Aktivitäten und Nutzen vorteilhaften Coping-Verhaltens (Doenges et al., 2013).
- Benennen von Gelegenheiten für den Klienten, an Erfahrungen teilzuhaben, die Kontrolle und Unabhängigkeit erhöhen (Doenges et al., 2013).

umgebungsbedingt

- Sorgen für eine ruhige Umgebung, ruhige Aktivitäten (Doenges et al., 2013).
- Sorgen für regelmäßige Veränderungen im persönlichen Umfeld, wenn der Klient bettlägerig ist, um das Wohlbefinden zu fördern. Nutzen dessen, was das Individuum einbringt, um die Veränderungen zu bewirken (z. B. nach Jahreszeit geschmückte Pinnwände, Farbveränderungen, Umstellen des Mobiliars, Lagerung, Bilder, Beleuchtung), um das Gefühl der Selbstkontrolle und des Wohlbefindens des Klienten zu fördern (Doenges et al., 2013; Kolcaba, 2014: 211).
- Anregen von tier- und pflanzengestützten Aktivitäten, wie dem Beobachten von Vögeln in Vogelhäuschen oder -tränken, eines Gartens, eines Terrariums oder eines Aquariums, um die Beobachtung und die Einbindung und Beteiligung an einer Aktivität und die Naturverbundenheit des Klienten zu fördern und zu stärken (Doenges et al., 2013).

sozial

- Ermutigen zu altersgerechten Freizeitaktivitäten (z. B. Fernsehen/Radiohören, Computerspiele, Zusammensein/Ausflüge mit anderen) (Doenges et al., 2013).
- Vermeiden einer Überstimulation (kognitiv und sensorisch) (Doenges et al., 2013).
- Klienten und Angehörige ermuntern, den Humor in beiderseitigem Austausch und beiderseitiger Sorge nicht zu kurz kommen zu lassen, weil er Wohlbefinden fördert und für positive Lebensereignisse sorgt (Kolcaba, 2014: 212).
- Geeignete Vermittlungen an Selbsthilfegruppen, Hobby-Clubs, Dienstleistungsorganisationen (Doenges et al., 2013).

Doenges et al. (2013: 1332 ff.) sowie Kolcaba (2014: 211 ff.) empfehlen, das Wohlbefinden einer Person zu fördern und mit folgenden beratenden Pflegemaßnahmen zu verbessern:

- Sorgen für Informationen über Erkrankungen/Gesundheitsrisikofaktoren oder -themen im gewünschten Format (z. B. Bilder, Fernsehprogramme, Zeitungs-/Zeitschriftenartikel, Broschüren, audiovisuelles Material, Kurse, Gruppengespräche, Internet-Seiten und andere Datenbanken), soweit angemessen (Doenges et al., 2013).

körperlich

- Fördern von Gesundheitsmaßnahmen insgesamt (z. B. Ernährung, ausreichende Flüssigkeitszufuhr, Ausscheidung, angemessene Vitamin- und Eisenzufuhr) (Doenges et al., 2013).
- Erörtern potenzieller Komplikationen und eines möglichen Bedarfs an medizinischer Nachsorge oder alternativer Therapien (Doenges et al., 2013).
- Unterstützen des Klienten/der Bezugsperson(en) beim Herausfinden und Erwerben der nötigen Gerätschaften/Ausrüstung (z. B. Fahrstuhl, Toilettenstuhl, Handläufe, Materialien zur Körperpflege), um individuelle Bedürfnisse zu erfüllen (Doenges et al., 2013).

psychospirituell

- Zusammenarbeiten mit Dritten, wenn der Klient Interesse an Schulungen, Beratung, Coaching und/oder Mentoring wünscht (Doenges et al., 2013).
- Fördern und Ermutigen des Klienten, zu realistischen Zielen beizutragen.
- Ermutigen des Klienten, sich Zeit zu nehmen, um introspektiv nach Zufriedenheit/Transzendenz zu suchen (Doenges et al., 2013).

umgebungsbedingt

- Schaffen eines mitfühlenden, stützenden und therapeutischen Umfelds unter Einbezug der Kultur und alters- oder entwicklungsbedingter Faktoren des Klienten (Doenges et al., 2013).
- Beseitigen von Gefahrenquellen im Umfeld, welche die Sicherheit beeinträchtigen oder das Wohlbefinden negativ beeinflussen könnten (Doenges et al., 2013).
- Arrangieren eines Besuchs zu Hause oder Evaluation der Wohnung/des Hauses des Klienten (Doenges et al., 2013).
- Erörtern eines langfristigen Plans für den Umgang mit umfeldbedingten Bedürfnissen (Doenges et al., 2013).

sozial

- Fürsprache für ein wachstumsförderndes Umfeld in Konfliktsituationen und Berücksichtigen der Themen aus der Sicht des Klienten/der Familie (Doenges et al., 2013).
- Herausfinden von Ressourcen oder Vermittlungen (z. B. Wissen und Fertigkeiten, finanzielle Ressourcen oder Assistenz, Gruppen zur persönlichen oder psychologischen Unterstützung, soziale Aktivitäten) (Doenges et al., 2013).

Pflegemaßnahmen zur Förderung von Wohlbefinden und Comfort

Neben den pflegerischen Aktivitäten, die beeinträchtigtes Wohlbefinden wiederherstellen und erhalten, gilt es, im Hinblick auf die Gesundheitsförderungspflegediagnose «Bereitschaft für ein verbessertes Wohlbefinden» den Schwerpunkt pflegerischen Handelns auf gesundheitsförderliche und präventive Interventionen auszurichten. Ziel ist es, ein Verhaltensmuster der Ruhe, Erleichterung und Transzendenz in physischen, psychospirituellen, umgebungsbezogenen und/oder sozialen Dimensionen zu stärken.

Doenges et al. (2013: 1335 ff.) sowie Fischetti (2014) empfehlen, den aktuellen Grad des Wohlbefindens, den ein Klient empfindet, und die Motivation, persönlich zu wachsen, einzuschätzen bezüglich erstens Linderung z. B. von Schmerzen, Übelkeit oder Juckreiz, zweitens Leichtigkeit im Sinne eines Zustandes der Ruhe oder Zufriedenheit oder drittens Transzendenz, d. h. ein Zustand, in dem man sich über die eigenen Probleme oder Schmerzen erhebt. Bezüglich der Motivation zu einem Wandel und der Erwartungen an eine Veränderung raten sie festzustellen, wie der Kontext und Zusammenhang beschaffen sind, innerhalb derer das Wohlbefinden realisiert wird. Dabei raten sie, sich auf folgende Ebenen zu konzentrieren: Erstens körperlich in Bezug auf Körperempfindungen, zweitens psychospirituell in Bezug auf das innere Sich-bewusst-Sein der eigenen Person und der Bedeutung des eigenen Lebens und bezüglich der Beziehung zu einer höheren Ordnung/einem höheren Wesen, drittens umgebungsbezogen in Bezug auf die äußere Umgebung, Zustände und Einflüsse sowie viertens soziokulturell in Bezug auf zwischenmenschliche, familiäre und gesellschaftliche Beziehungen (vgl. Doenges et al., 2013: 1336). Im Einzelnen empfehlen Doenges et al. (2013) die folgenden zusätzlichen Interventionen:

- Prüfen, ob der Klient effektiv mit Schmerzen und Schmerzkomponenten (Pruritus und Übelkeit) zurechtkommt. Erfolg in diesem Bereich wirkt sich gewöhnlich auch auf andere Themen/Emotionen (z.B. Furcht, Einsamkeit, Angst, Schadreize, Wut) aus (Doenges et al., 2013).
- Anwenden von Wärmeanwendungen (Wickel/Kompressen) zur Schmerzlinderung (Fischetti, 2014: 215).
- Herausfinden, was für das Wohlbefinden/die Ruhe verwandt/benötigt wird (z.B. Hoch-/Tiefstellen des Kopfteils am Bett, Musik an/aus, weißes Rauschen, Schaukeln, eine bestimmte Person/Sache, Basale Stimulation, kutane Stimulation, Massagen, Einreibungen) (Doenges et al., 2013; Fischetti, 2014: 215).
- Feststellen, wie sich bei dem Klienten psychische und spirituelle Indikatoren (z.B. Bedeutsamkeit, Glaube, Identität, Selbstwertgefühl) beim Verbessern des Wohlbefindens überschneiden (Doenges et al., 2013).
- Feststellen, welchen Einfluss kulturelle Überzeugungen/Wertvorstellungen ausüben (Doenges et al., 2013).
- Aufbauen einer vertrauensvollen Beziehung zwischen Pflegenden, Klienten und Angehörigen (Fischetti, 2014: 215).
- Fördern von sozialer und familiärer Unterstützung (Fischetti, 2014: 215).
- Aufbauen und Vermitteln von Hoffnung, um die Schmerztoleranz eines Klienten zu erhöhen (Fischetti, 2014: 214).
- Ermutigen des Klienten, spirituelle Handlungen auszuführen, da diese ein Gefühl von Sicherheit, Vergebung, innerem Frieden und Erneuerung vermitteln können (Fischetti, 2014: 214)
- Sicherstellen, dass der Klient/seine Bezugsperson(en) die gewünschte Unterstützung in Bezug auf spirituelle Bereicherung inkl. Gebet/Meditation/Zugang zu einem geistlichen Berater ihrer Wahl erhalten hat (Doenges et al., 2013).

Doenges et al. (2013) sowie Fischetti (2014) empfehlen Pflegenden, das Wohlbefinden einer Person zu fördern, indem sie sie unterstützen, einen Plan zu entwickeln, wie das Wohlbefinden verbessert werden kann. Dieser Plan umfasst neben den eingangs genannten Pflegemaßnahmen zur Wiederherstellung von beeinträchtigtem Wohlbefinden und Discomfort die folgenden pflegerischen Aktivitäten:

- Überprüfen von Interventionen/Aktivitäten, um die Leichtigkeit zu fördern (z.B. therapeutische Berührung, Biofeedback, Achtsamkeitsübung, Selbsthypnose, gelenkte/angeleitete Imagination, Medikation, Atemübungen, Spieltherapie, Yoga und Humor), um Entspannung zu fördern, Angst und Depression zu lindern und die Aufmerksamkeit zu refokussieren (Doenges et al., 2013).
- Unterstützen des Klienten beim Umsetzen und Modifizieren des Behandlungsplans, um die medikamentöse Schmerzbehandlung optimal zu nutzen (Doenges et al., 2013).
- Unterstützen des Klienten/der Bezugsperson(en), im Rahmen der eigenen Fähigkeiten einen Aktivitäts- und Übungsplan zu entwickeln, bei dem vor allem genügend Zeit zum Abschließen der Aktivitäten eingeräumt werden muss (Doenges et al., 2013).

- Anhalten zu angemessenen und dosierten Ruhephasen (Timing u. Pacing), um Erschöpfung zu verhindern (Doenges et al., 2013).
- Fördern der Teilnahme an Kreativ- und Beschäftigungsprogrammen in Form von Musik, Malen und Plastizieren (Fischetti, 2014: 215)
- Ermutigen des Klienten, das zu tun, was immer ihm möglich ist (z. B. Selbstversorgung, sich im Stuhl aufsetzen, umhergehen). Erhöht das Selbstwertgefühl und die Unabhängigkeit (Doenges et al., 2013).
- Ermutigen des Klienten, Selbstsicherheitsfertigkeiten zu entwickeln, Prioritäten bei Zielen/Aktivitäten zu setzen und positives, effektives Coping-Verhalten anzuwenden. Fördert das Gefühl von Kontrolle und hebt das Selbstwertgefühl (Doenges et al., 2013).
- Dem Klienten Gelegenheiten zu Erfahrungen anbieten/nennen, bei denen sich Kontrolle und Unabhängigkeit steigern lassen (Doenges et al., 2013).
- Vermeiden einer kognitiven und sensorischen Über-/Unterstimulation.

Doenges et al. (2013) sowie Fischetti (2014) empfehlen das Wohlbefinden einer Person zu fördern und mit folgenden beratenden Pflegemaßnahmen zu verbessern:

- Fördern von Gesundheitsmaßnahmen insgesamt (z. B. Ernährung, ausreichende Flüssigkeitszufuhr, angemessene Vitamin-/Eisensubstitution) (Doenges et al., 2013).
- Erläutern jeder Prozedur oder Untersuchung, mit der sich ein Klient konfrontiert sieht, um ein Gefühl der Kontrolle über die eigenen Geschicke aufrechtzuerhalten (Fischetti, 2014: 215)
- Erörtern potenzieller Komplikationen und ggf. des Bedarfs an medizinischer Nachsorge oder alternativen Therapien. Rechtzeitiges Erkennen und Intervenieren können das Wohlbefinden steigern (Doenges et al., 2013).
- Unterstützen des Klienten/der Bezugsperson(en) beim Auffinden und Erwerben notwendiger Gerätschaften (z. B. Lifter, Toilettenstuhl, Handläufe, Material zur Körperpflege), um den individuellen instrumentellen (IADL-)Bedarf zu befriedigen (Doenges et al., 2013).
- Unterstützen des Klienten, sich Informationen über seriöse Internetadressen zu beschaffen.
- Kooperieren mit Dritten, wenn der Klient Interesse an Unterricht, Beratung, Coaching und/oder Mentoring äußert, um emotionales und/oder spirituelles Wohlbefinden zu schaffen bzw. zu steigern (Doenges et al., 2013).
- Fördern/dazu ermutigen, dass der Klient selbst beiträgt, realistische Ziele zu erreichen (Doenges et al., 2013).
- Ermutigen des Klienten, sich auf der Suche nach Zufriedenheit/Transzendenz Zeit zur Introspektion zu nehmen (Doenges et al., 2013).
- Unterstützen des Klienten/der Bezugsperson(en) beim Zugang zu Ressourcen (z. B. Kenntnisse und Fertigkeiten, finanzielle Ressourcen/Unterstützung, persönliche/psychologische Unterstützung, soziale Systeme) (Doenges et al., 2013).

Ausblick

Die Beschreibung der Merkmale von Comfort und Wohlbefinden und der damit verbundenen Interventionen macht deutlich, dass Pflegende alltäglich mit dem Phänomen konfrontiert sind und ihnen ein umfassendes Repertoire an pflegerischen Aktivitäten zur Verfügung steht. Daher lohnt es sich, das Konzept *Comfort* besser zu verstehen, zu erklären und zu untersuchen, Merkmale und Einflussfaktoren von *Dis-Comfort* oder beeinträchtigtem Wohlbefinden zu (er)kennen und sich gemeinsam dafür stark zu machen (lat.: comfort: com = zusammen, fortis = stark), dass Patienten und Bewohner das Pflegeziel Wohlbefinden erreichen. Das wäre ein für beide Seiten komfortables Ziel auf einem unkomfortablen Weg.

Literatur

Ackley, B. J.; Ladwig, G. B. (2014): Nursing Diagnosis Handbook. St. Louis: Mosby.

Alfaro-LeFevre, R. (2013): Pflegeprozess und kritisches Denken – Praxishandbuch zum kritischen Denken, Lösen von Problemen und Fördern von Entwicklungsmöglichkeiten. Bern: Verlag Hans Huber.

Bulechek, G. et al. (2014): Pflegeinterventionsklassifikation (NIC). Bern: Verlag Hans Huber.

Carpenito, L. J. (2013): Handbook of Nursing Diagnosis. Philadelphia: Lippincott.

Carpenito, L. J. (2014): Lehrbuch Pflegediagnosen. Bern: Verlag Hans Huber.

Doenges, E.; Moorhouse, M.; Murr A. C. (2013): Pflegediagnosen und Pflegemaßnahmen, 4. A. Bern: Verlag Hans Huber.

Doenges, E.; Moorhouse, M.; Murr A. C. (2014): Pflegediagnosen und Pflegemaßnahmen, 5. A. Bern: Verlag Hans Huber.

DUDEN (2014): Das Herkunftswörterbuch. Mannheim: Dudenverlag.

Fischetti, N (2014). Readiness for enhanced Comfort. In: Ackley, B. J.; Ladwig, G. B. (2014): Nursing Diagnosis Handbook. St. Louis: Mosby, S. 210–213.

Fitzgerald-Miller, J. (2003): Coping fördern – Machtlosigkeit überwinden – Hilfen zur Bewältigung chronischen Krankseins. Bern: Verlag Hans Huber.

Georg, J. (2002): Übelkeit und Erbrechen – Pflegeassessment, -diagnose und -interventionen. NOVA 33, 11: 22–24.

Georg, J. (2005): Wohlbefinden bei alten Menschen fördern. Comfort – Konzept – Diagnose – Intervention. NOVA 36, 11: 10–13.

Georg, J. (2006): Prozessgestaltung in der Pflege. In: Haubrock, M.; Schär, W.: Betriebswirtschaft und Management. Bern: Verlag Hans Huber.

Georg, J. (2009): Prozessgestaltung in der Pflege. In: Haubrock, M.; Schär, W. (2009): Betriebswirtschaft und Management. Bern: Verlag Hans Huber, 546–564.

Georg, J. (2010): Resilienz – Unwiderstehlich widerständig werden. NOVA 41, 9: 2–4.

Gordon, M. (2013a): Handbuch Pflegediagnosen, 5. Aufl. Bern: Verlag Hans Huber.

Gordon, M. (2013b): Pflegeassessment Notes. Bern: Verlag Hans Huber.

Kluge (2002): Etymologisches Wörterbuch der deutschen Sprache. Berlin: de Gruyter.

Kolcaba, K (2014). Impaired Comfort. In: Ackley, B. J.; Ladwig, G. B. (2014): Nursing Diagnosis Handbook. St. Louis: Mosby, S. 210–213.

Krohwinkel, M. (2008): Rehabilitierende Prozesspflege am Beispiel von Apoplexiekranken. Fördernde Prozesspflege als System, 3. Aufl. Bern: Verlag Hans Huber.

Krohwinkel, M. (2013): Fördernde Prozesspflege mit ABEDLs. Forschung - Theorie - Praxis. Bern: Verlag Hans Huber.

Lunney, M. (2007): Arbeitsbuch Pflegediagnostik. Pflegerische Entscheidungsfindung, kritisches Denken und diagnostischer Prozess - Fallstudien und -analysen. Bern: Verlag Hans Huber.

Moorhead, S.; Johnson, M.; Maas, M.; Swanson, E. (2013): Pflegeergebnisklassifikation (NOC). Bern: Verlag Hans Huber.

NANDA International (2010): Pflegediagnosen. Definitionen und Klassifikation 2009-2011. Kassel: Recom.

NANDA International (2013): Pflegediagnosen. Definitionen und Klassifikation 2012-2014. Kassel: Recom.

Rolling Ferrell, B.; Coyle, N. (2010): Oxford Textbook of Palliative Nursing. Oxford: OUP.

Wilkinson, J. W. (2012): Das Pflegeprozess-Lehrbuch. Bern: Verlag Hans Huber.

Dieser Beitrag basiert strukturell und konzeptionell auf dem folgenden inhaltlich veränderten und aktualisierten Texten des Autors:

Georg, J. (2013): Selbstvernachlässigung. Pflegeklassifikation, Pflegeprozess und Pflegediagnose. In Gogl, A. (2013): Selbstvernachlässigung bei alten Menschen. Bern: Verlag Hans Huber. 265–295.

Georg, J. (2013): Resilienz - Pflegeklassifikationenm Pflegeprozess und Pflegediagnosen. In: McAllister, M.; Lowe, J. B. (2014): Resilienz und Resilienzförderung bei Pflegenden. Bern: Verlag Hans Huber. 217-268.

Autorin

Dr. Katharine Kolcaba. RN, MScN, geboren in Cleveland Ohio. Sie ist eine amerikanische Pflegetheoretikerin und -professorin. Im Rahmen ihrer beruflichen Laufbahn hat sie die *«Comfort-Theorie»* entwickelt, eine Pflegetheorie mittlerer Reichweite, die auf institutioneller Ebene eingeführt wurde.

Katharine Kolcaba hat ihr Pflegediplom an der St. Luke's Hospital School of Nursing mit Schwerpunkten in internistisch-chirurgischer Pflege, Langzeitpflege und häuslicher Pflege erworben. Ihren Master in Pflegewissenschaft erwarb sie an der Case Western Reserve University im Jahr 1987 und ihren PhD an derselben Universität im Jahr 1997. Dr. Kolcaba ist Associate Professor Emeritus an der University of Akron und hat eine beratende und lehrende Funktion am Ursuline College inne.

HerausgeberInnen der deutschen Ausgabe

Dr. Diana Staudacher (dt. Hrsg.) ist freie Publizistin mit Schwerpunkt Pflege, Medizin und Gesundheit. Sie arbeitet als wissenschaftliche Mitarbeiterin am Universitätsspital Zürich.

Kontakt: diana.staudacher@gmail.com

Jürgen Georg (dt. Hrsg.), RN, MScN, ist Pflegefachmann, -lehrer, -wissenschaftler (MScN). Er arbeitet als Programmplaner und Redakteur beim Verlag Hans Huber in Bern und ist als Dozent u. a. zu den Themen «Pflegediagnosen und -diagnostik» sowie «Schmerz und Schmerzmanagement» sowie «Pruritus und Pruritusmanagement» tätig.

Kontakt: juergen.georg@hanshuber.com

Angelika Zegelin, Hon.-Prof. Dr., Krankenschwester, Lehrerin für Pflegeberufe, Mag. Erziehungswissenschaft. Pflegewissenschaftlerin und Curriculumsbeauftragte an der Universität Witten-Herdecke. Honorarprofessorin an der Fachhochschule Rheine.

Universität Witten/Herdecke, Fakultät für Gesundheit (Department für Pflegewissenschaft), Stockumerstr. 12, DE-58453 Witten

Kontakt: Zegelin@uni-wh.de

Abkürzungsverzeichnis

ACE	Acute care for Elders
ANA	American Nurses Association
ATL	Aktivitäten des täglichen Lebens
CWRU	Case Western Reserve University
Cinahl	Cumulative Index of Nursing and Allied Health Literature
DBfK	Deutscher Berufsverband für Pflegeberufe
HRSA	Health Resources and Services Administration
ICN	International Council of Nurses
MANCOVA	multiple Kovarianzanalyse
MIT	Massachusetts Institute of Technology
MSN	Master in Nursing Science
RN	Registered Nurse
STT	Sigma Theta Tau
UA	University of Akron

Sachwortverzeichnis